国家“十一五”重点图书
现代心理治疗与咨询丛书

传统思想与心理治疗：临床上的应用

朱金富　著

北京大学医学出版社

图书在版编目（CIP）数据

传统思想与心理治疗：临床上的应用/朱金富著．
北京：北京大学医学出版社，2009
（现代心理治疗与咨询丛书）
ISBN 978-7-81116-781-8

Ⅰ．传…　Ⅱ．朱…　Ⅲ．精神疗法　Ⅳ．R749.055

中国版本图书馆 CIP 数据核字（2009）第 033120 号

传统思想与心理治疗：临床上的应用

著：朱金富
出版发行：北京大学医学出版社（电话：010-82802230）
地　　址：（100191）北京市海淀区学院路 38 号 北京大学医学部院内
网　　址：http：//www. pumpress. com. cn
E - mail：booksale@bjmu. edu. cn
印　　刷：莱芜市圣龙印务有限责任公司
经　　销：新华书店
责任编辑：冯智勇　　**责任校对**：王怀玲　　**责任印制**：张京生
开　　本：880mm×1230mm　1/32　　**印张**：9.375　　**字数**：247 千字
版　　次：2009 年 5 月第 1 版　2009 年 5 月第 1 次印刷　　**印数**：1—3000 册
书　　号：ISBN 978-7-81116-781-8
定　　价：23.80 元

《现代心理治疗与咨询丛书》编委会

序

随着社会水准的提高与进步，大家都会关注心理健康，而且对心理辅导感兴趣逐渐成为需要。现代的心理治疗大都是根源于西方，因此，如何发展适合本国文化的心理治疗是很迫切的事情。所谓文化指的是一个群体或社会人士共同遵循的特殊生活方式，包括生活习惯、规律、思想与价值观念，这是文化人类学家对“文化”的观念与定义，跟文明或者教育水平无关。

从学理的观点说来如何推展配合文化的心理治疗有几个方向与途径可以进行研究而运用。研讨原始性、土族性的心理辅导或者心理疗法是一个途径。研究如何进行跨文化的心理治疗也是一个办法。研究具有特殊性的、富于文化色彩的本土性心理疗法也是一个途径。如何研究本国的传统思想及民俗观念，而应用于心理治疗的理论根据与临床上的操作，也是很重要的途径。

近年来，大家对心理治疗的关心变得很浓厚，也时时讨论如何发展实施适合中国文化的心理治疗，也有不少学者与专家分别就我国的传统思想儒家学说、道家哲学、佛教教义、中医理论、常用格言和成语等文化产品来分别讨论对心理治疗的可用性。但是多半都是只就一个思想系统而做分析与探讨，少有全盘性的一起研究，而且比较少于叙述临床上实际应用，发挥实际性、实践性的探讨。

朱金富教授几年来跟杨德森教授学习道家认知治疗并且对如何使用这种方法来治疗患心身疾病的病人，有相当的临床研究与经验。朱教授曾经到美国夏威夷大学医学院精神科短期访问，有机会共同学习讨论，而决定从比较广泛的角度及综合性的立场来讨论中国各种传统思维，以及风俗性思想，并从分析、认知、行为的层次来讨论如何实际运用于心理治疗的临床工作。最主要的，还是透过过去实际经验的个案而做讨论与解释，做到理论与实际相结合。本人相信本书将对国内的学者、临床工作者以及对心理卫生与心理治疗关心的人士们将有很大的帮助。同时，对中国推进心理治疗的本土化有相当的推动作用。本人很愿意热心地推荐。

曾文星

美国夏威夷大学医学院精神科教授

2009 年 5 月

前　言

本书的编写目的是讨论如何运用传统思想来开展中国文化的心理治疗，有效地解决中国传统文化背景下的心理问题。本书的特点首先是阐述各种传统思想的要义，进而结合临床案例进行分析、讨论，把中国传统文化与临床实践相结合，对临床上的治疗工作更具指导意义。

社会文化背景影响着个体心理发育、性格的形成、思考与行为以及心理治疗的方式。在心理治疗时针对不同的文化背景去理解患者的问题，进一步对他们进行适当而有效的干预，是心理工作者实际工作中经常面对或遭遇的课题。传统思想一方面影响着人们的价值观念，使患者在传统思想的影响下出现心理困惑或心理应激；另一方面，传统思想还影响着人们的行为模式，对人们处理心理问题和心理应激的方式具有引导作用。

随着我国临床心理治疗工作的不断开展和应用，西方各种心理治疗模式和方法传入我国，这些模式与方法从学理和技术上都是在一定社会文化背景下发展应用与演变过来的。如果只是把这些理论方法机械地套用在东方社会文化背景下的患者身上，有时不合适，或者效果不佳，甚至事倍功半。原因在于东方文化背景下的患者生活和面对的社会文化环境与这些源于西方的治疗上的理论与方法常存在若干分歧或冲突。因此我们需要在心理治疗学理的基础上以及临床实际操作中，从文化的角度和层次对他们进行润色或修改，这样对华人的心理治疗才更能有效，有望收到事半功倍的效果。

本书所指并讨论的传统思想包括：儒家思想、老庄哲学、佛教教义、中医理论、常用格言、俗语、寓言故事。这些都是文化产品，传统性的思考，行为的左右因素，深深地影响中国人的思维与行为。

如何渗透并运用这些传统思想来进行适合东方文化背景的心理治疗是本书的主要目的。以往有不少学者就这些传统思想进行过单方面的分析与讨论，论述对华人心理治疗的适用性，但缺乏有综合性的探讨，也没有通过临床上的实际个案而给予具体的论述，使所研究的传统思想理论与临床的指导不能很好地相结合，因此失去了临床的指导意义。本书的特点与作用就在于把这些传统性的文化产品分别进行系统性的分析与论述，从而起到指导及推广的意义。

本书从理论到实践，不但介绍如何适当采用我国传统思想来进行实际的心理治疗，而且特别运用实际案例说明与分析。因此，有利于专业技术人员在实际工作中参考。本书撰写内容主要是介绍中国的传统思想如何运用于心理治疗。中国传统思想以儒、道、释三家为主。儒家思想是中国社会文化的主流，文化中的价值观反映社会过去的生活经验与处理社会问题的知识，提供给我们行为的参考准绳与规范。本书将分析儒家思想对中国人的心理和人格的形成和发展所具有的深远影响，进而论述和讨论。在心理治疗过程中，道家哲学影响着人们解决人生问题的思维方式和面对挫折时的行为反应，引导人们用豁达、坦然的人生态度面对生活中的不幸，从而怎样减少心理痛苦，追求精神的超脱。中国特色的心理治疗，即“道家认知治疗”在中国的发展和应用已有10多年的历史，如何把中国道家思想和西方的心理治疗相融合，去指导人们正确面对心理问题或心理困惑，书中将有详细案例以及分析和讨论。佛教教义是告诉人们在我们的人生历程中我们的心理痛苦的根源。根据佛教的教义，如何使人们减轻精神痛苦或解决矛盾冲突，本书将结合生活中的具体案例来进行阐述和讨论，以便能够给人们的生活或工作带来益处。中医思想是中国几千年传统医学的结晶，中医理论对于人们心理的调适和平衡有着很多论述，本书将讨论如何就具体情况而给患者进行心理治疗。格言是人们日常生活中经常应用的文化智慧，对人生各种问题的处理要点有精辟的指导意义，对人们的思想和行动有着指导作用。因此，如何运用格言的智慧并用于心理治疗，也是本书讨论的内容。中国传统文化博大精深，各种文化的产生和流传都是一定社会发展阶段人们自然生活的需要，对人们的心理健康产生各种不同的影响，有的禁锢了人们的思想，限制了人们的自由；有的稳定了家庭关系，促进了社会的文明等。文化不是一成不变的，社会及历史的发展赋予文化不同的内容及内涵，致使人们在面对心理问题、心理困惑时显得无所适从，因而提取传统文化中的精髓，去其糟粕，运用于指导现代人的思想及行为就显得尤为重要。然而文化的传承和变迁，使得成长在传统文化背景下的人们，在面对各种新文化和新思想的过程中，出现这样或那样的矛盾和心理冲突。

本书从理论到实践，循序渐进，由浅入深，并结合实际案例进行分析和讨论，增加了实际运用的可操作性。主要读者对象是有基本的理论和实践经验的心理咨询和心理治疗工作者；将要从事临床心理咨询与治疗的初学者，以及社会文化工作者。由于是关系到心理问题的治疗，对有心理治疗需求的患者及家属都适合。本书通俗易读，具有很强的可读性，因此，除了专业人员以外，也会适合一般人士阅读，特别是关心中国传统文化和心理问题的各界人士。

本书能够顺利完成，首先感谢中南大学湘雅医学院杨德森教授。我在攻读博士期间，在导师杨德森教授的悉心指导下，从事道家认知治疗在临床上的应用工作，并在随后的几年中随杨教授先后到全国各地进行道家认知治疗的理论和经验交流及推广应用。使我从实际的经历中得到许多临床的切身体验，从研究里得到许多关于心理治疗的经验。更重要的是我深深地体会到了文化对人们心理健康的影响，以及文化产品在心理治疗中应用的必要和价值，在这个过程中开阔了我的学术视野并逐渐确定了自己的研究方向。接着我以访问学者的身份有机会到美国夏威夷大学医学院精神科访问，期间主要学习如何推展配合文化的心理咨询与治疗，师从世界文化精神医学协会会长曾文星教授学习，共同探讨中西文化背景的心理咨询与治疗，积累了一定的经验，产生了新的构思，萌生了结合中国传统思想在心理治疗中应用的实际案例进行创作的想法。曾教授从本书的构思到写作给予了极大支持、帮助和鼓励，使得我有信心和毅力来完成。令我感动的是曾文星教授在百忙中亲自为本书写序，更使我倍受鼓舞，并由衷地对他的无私帮助表示崇敬和感激。

本书是自然科学和人文社会科学相结合的产物，由于本人知识和水平有限，尽管做了万分的努力，但书中缺点错误在所难免，欢迎广大读者在使用和阅读的过程中，能够批评指正。

朱金富

2009 年 5 月

目　　录

第一章　传统思想与心理治疗的本土化

第一节　配合文化的心理治疗

所谓心理治疗就是运用心理学的原则与方法来帮助来访者解决所患的心理、情绪与行为上的问题。从广义上来说，所有的人类都有（人类）共同的心理功能，表露基本上类似的情绪与行为，针对心理应激呈现大同小异的反应，也表现大致相似的病理症状与精神疾患，也可通过基本的心理治疗原则与方法，来帮助人们面对与处理所遭遇的困难。因此，心理治疗有其配合人类的（共同性）基本原则与方法可循。从狭义上来说，每个来访者都有各自不同的独特性，每个人的生活背景与人生经历不可能完全相同，对同一问题会有各自不同的思维方式和情绪反应，也会遭遇和面对不同的心理问题。所以，在针对每一个具体的个体进行心理辅导的时候，需要针对每个来访者其个人问题提供适当有效的心理辅导。从“文化”的立场看，我们每个社会有其不同或特异性的思想与价值观念，也有不同的生活方式与习惯，以及比较常遭遇的心理困难与应对方式，因此，其心理的治疗方式与途径也需要随其文化背景而施与调节与变化。换句话说，要提供配合文化的心理治疗（曾文星，2002）。

所谓“文化”，在此所使用的，是根据文化人类学家的定义，指的是一组人群所共同遵循的特殊性生活方式与价值观念，表现于其生活上的各种形式与内容，包括思想、观念、信仰、行为、习惯与风俗等，以别于其他人群。文化经由世代传递，有其延续性，有其传统性，但也随社会本身的变化及时代的变迁，或者与外来文化的接触而时时缓慢或急速演变。虽然是同一个种族，也可有不同的文化，如同不同的社会，而同一个社会，也可有不同的亚文化，形成多文化的社会。在文化系统的影响下，在社会里所表现与存在的各种结构与制度有所不同，包括不同的医疗系统观念与操作方法（Tseng，2001）。

现代的心理治疗大都起源于西方社会，是基于西方的文化与临床经验而创立的，因此，是否能适合东方的社会很值得去推敲、考虑与斟酌，并且要研究如何更改与调节来适合不同文化背景的东方社会，同时也要考虑是否需要创立适合我们自己社会的本土化心理治疗模式，好让我们自己社会的人们比较容易去了解、体会、接受与运用。总之，如何发展适合我们自己文化的心理治疗，是我们的职业性、学术性挑战，也是实际性的要求与课题（Tseng & Streltzer，2001）。

第二节　心理治疗本土化的途径与方式

要推展适合文化的心理治疗以便达到本土化的要求，原则上有三个途径可循，即：技术上的调节、学理上的更改、哲学上的考虑（Tseng，1995）。

所谓技术上的调节，就是对目前既有的（西方创立的）治疗方法与模式而进行技术上的调节，以便适合我们自己社会的情况。比如：如何与来访者沟通、会谈，如何保持适当的医患关系，如何遵循治疗上的规约，如何提供支持，同时如何适当地了解心理问题的性质，而提供分析与指点解释，适当地进行认知上的更改，都是在技术与方法上做调整，以便适合我们华人背景的来访者（曾文星，1997）。

学理上的更改，就不同。要从文化的角度去彻底了解华人的人格发展、人格结构、人际关系、常遭遇的心理问题、适应困难的方法与机制，配合文化价值观念的辅导方向，而去建立治疗上的模式。

哲学上的考虑，就是要从哲学的层次并配合文化的立场去探讨对人生的基本看法，生活的目的，对心理问题的了解，处理问题的态度，从而根据这样的哲学性出发点来施与心理的辅导。

为了这些目的，就需要了解我们文化的特点与本质，而为了解自己的文化根源，就要首先去体会我们的传统思想与民俗观念，对自己的文化有了适当的了解以后，才能从技术、学理、哲学这三个层次去进行并发展配合文化的心理辅导。

第三节　现代心理治疗的各种模式

心理治疗的施行，可有各种不同的模式，而各种治疗模式依据其各自的学理与理念。因此，心理治疗的要点与性质可以依其主要重点及学理，并从不同的角度来说明其操作的重心是什么。

譬如：以精神分析为依据的学者们把心理治疗看成是在解决潜意识的情结，其操作主要是在处理"阻抗作用"，以便能分析与解决潜意识的情结。也就是说，通过患者的阻抗与防御机制，去探讨潜意识层次的心理冲突，经由其意识性的认识和分析，使患者的自我能够从本我与超我之间的矛盾冲突中解放出来，达到自我的健康状态。一个有经验的精神分析师，常常可以通过一个人主要特征性的防御机制来推测这个人的性格。个人的文化就是个人的防御机制，社会的文化就是社会的防御机制（许又新，2007）。

认知治疗为主的临床心理学家认为治疗的要点是在修改来访者非功能性或非适应性的看法、解释和意念，经由认知的更改，进而改善情绪与行为，实现认知、情感和行为三者之间的和谐与协调，达到非功能性或非适应性的认知改善。认知治疗有三条基本原理，第一，认知是情感和行为反应的中介，引起人们情绪和行为问题的原因不是事件本身，而是人们对事件的解释。第二，认知和情感、行为互相联系，互相影响。负性认知和情感、行为障碍互相加强，形成恶性循环，是情感、行为障碍迁延不愈的重要原因，因此，打破恶性循环是治疗的关键。第三，情绪障碍患者往往存在较大的认知歪曲，这些认知歪曲是患者痛苦的真正原因，一旦曲解得到识别和矫正，患者的情绪障碍必将获得迅速改善（许又新，2007）。

至于施行行为治疗的治疗者，认为其操作主要是针对非适应性的行为的直接改善与更改，进行行为系统的实际性改变。所注重的是去认定非适应性的、非功能性的（病态）行为，经由惩罚与嘉奖的行为原则与条件化的过程，将其更改为适应性与功能性的新行为。

至于文化精神医学家则从另外一个角度看待心理治疗。即认为心理治疗是治疗者与来访者之间交换对人、对事的看法与价值观念。换言之，就是治疗师和来访者之间发生“文化上的沟通与影响”。也就是说，治疗者提供比较适合、健康的看法与价值观念，让来访者去接收，更改、代替原来比较不成熟、非适应的价值观念，以便能比较适当地适应所处的现实，包括生活环境与社会背景。因此，在心理治疗的过程中很需要考虑到病人所具有的不成熟、非适应的看法与价值观念，而同时也要时时检讨治疗者本身的想法与价值观念；也就是说，治疗者向病人所提供的文化与价值观念的适合性、接受性与功用性（Tseng，1995）。

第四节 文化与心理健康的观念与定义

随着社会的发展和进步，人们在追求物质生活享受的过程中越来越意识到心理健康的重要作用，日益丰富的物质生活并不能满足人们的精神需求，矛盾冲突带来人们心里的困扰，甚至人们在对物质生活不断追求的过程中，体会到了人世的艰辛和痛苦，出现各种内心矛盾和冲突。但是对于“怎样才算一个心理健康的人，什么是心理健康?”是国内外学者经常面对和讨论的问题。截至目前，大家对“心理健康”一词还没有一个完全一致的具体说法。更多的是，不同学者从不同的角度对心理健康进行了描述性的解释。

我们可以模仿使用对躯体健康的认识，来对比性地理解心理健康的概念。据我们所知，对于躯体健康，不同的种族和个体有着不同的标准和要求，因此躯体健康的生物学指标对不同年龄、不同性别、不同种族的个体是不完全一致的。即使对于同一个个体，在不同环境和状态下，其体内的各种生态学指标也会不断变化，只有各个器官和系统的结构和功能相互协调和统一才算是健康的身体。因此，身体的健康必须要用动态的理念去评价和观察。同样，我们理解心理健康时，也要按照躯体健康的思路和理念去认识和分析。即心理健康也有种族或年龄之间的差异，只是心理健康的指标不像躯体健康的指标那样客观、具体，容易被检测。而且我们需要指出心理健康总是与社会文化因素密切相关，即不同的社会环境和价值取向，有着不同行为规范的要求和社会约束；在这一个环境中认为是正常的行为，到另外一个环境中可能会被认为是不健康的行为，不被周围人接受；不同的年龄阶段、不同的教育背景以及不同的性别都有着不同的心理健康准则。心理治疗要解决的是这些文化的适应性是否导致个体的紧张与焦虑，是否影响他们的生活与社会交往。因此，从文化的立场来说，除要求具有一定专业知识与技能以外，还得有文化上的体会，这样的心理咨询师才能进行适合文化的指导和帮助。

所以从“心理健康”一词的理解和讨论中，我们不难看出，心理治疗和心理咨询的方法虽然种类繁多和方式多样，但不管怎样，心理咨询的目的就是帮助来访者解决他个人在实际生活中遇到的个人难以忍受的内心痛苦，使其与所处的实际社会环境与文化背景相适应。这就要求心理咨询师必须要了解和体会来访者所处的社会文化背景，并且用来访者可以接受和理解的方式与其进行交流和沟通，影响其对人对事的看法，协助其文化价值观念的选择使用，有效、适当地处理所面对的问题。简要说来，近年来，心理治疗本土化已成为国际学术界所强调的方向与发展的目标。

目前，我们的社会正处于社会结构与文化系统逐渐改变而去适应现代化的过程当中。因此，怎样才是健康的、适应性的文化观念，需要时时研究与考虑。特别是在主张本土化的心理治疗时，首先要考虑并了解我们本社会的传统文化观念。并且要讨论我们如何适当地去选择与使用我们的传统思想与观念，并运用于心理治疗的临床工作。

中国特色的文化，渊源于中华民族五千年的文明史，又植根于具有中国特色的社会生活中。文化的发展离不开民族的传统，我国传统文化源远流长，博大精深，在各方面都积累了许多优秀成果。一般说来，身处社会的每一个人，其基本活动都是在一定文化观念指导下，在一定社会关系和制度的框架内，依靠一定的物质条件进行的。人们的观念，包括各种思想和理论，是直接由精神产生并提供的；在不同时期，它的构成要素、基本特点、社会作用都有所不同。所以，必须对传统文化科学地分析，批判地继承，形成民族的、科学的、大众的新社会文化，使治疗者依据科学的、传统的文化理论体系，引导来访者的思想和行为，使其适应于他们赖以生存的社会文化环境之中。

总之，要推展成功的本土化心理治疗，需要我们追根溯源，去了解中国传统文化在不同历史时期的构成要素和基本特点，结合现代的社会文化批判地继承，使民族传统文化的精华成为现代人的良药，满足人们的精神需求，这是书写本书的宗旨与目的。

第五节 什么是传统思想与民俗观念

传统思想

传统思想是指历史上流传下来的主要思想系统，对社会和个人有显著影响并且成为被大家运用的哲学理念、价值观念和行为依据。传统思想来源于人们的社会实践过程中，并发展成为价值体系。传统思想是世代相传，并且经过筛选而存流下来的，影响着下一代的人。传统思想源远流长，内容丰富多彩。但传统思想本身也时时经历社会与时代的考验与筛选、变化、继承，而并非刻板性、固定性存在的。并且，随着不同地区、不同性别、不同年龄以及不同的教育经历和知识结构等因素，每个人对传统思想的理解和受传统思想的影响也不尽相同。从社会发展的角度来看，任何一种社会文化或者一个社会的稳定与变迁都是不可避免的。换句话说，一方面，不可能稳定下来完全不变；另一方面，也不可能完全失去原来的面目。中国社会经过几千年的演化和发展，给人类社会留下了很多有价值的文化产品，这些产品对当今社会和人们有着各种影响和作用。

在中国两千多年浩如烟海的历史长河中，蕴藏着极为丰富的思想内涵，支撑和影响着中华民族的精神与健康。为了方便起见，本书所指的传统思想主要包括：儒家思想、道家哲学、佛教教义、中医观念、格言智慧、俗语精华和寓言故事等，这些都是文化的产物。

从历史的眼光看来，魏晋以降，儒、释、道三家鼎足而立，并称显学，它们既相互排斥，又彼此吸收，融通变异，争雄于世；从各个方面推进了中国思想文化的综合性、整体性发展。

儒家思想是中华民族文化遗产的重要组成部分，儒家“修身、齐家、治国、平天下”的人生价值理念，对社会发展、家庭稳定及个人成长有着重要而积极推进作用，至今仍能启发人们的心智，影响人们的心理健康。现代心理卫生学研究表明，心理因素对人的健康有重要作用，道德感是人的社会性高级情感，提高个人的道德修养对于保持心境平静，减少心理冲突有着重要作用。如果缺乏道德修养，势必使一些人斤斤计较，患得患失，失去内心的平静，难以保持内心的恬淡状态。

道家哲学和儒家思想交互并行。道家在辩证思维上提出了许多深刻的理论，而“效法自然”是道家最突出的特点。道家理论认为：人类生命的价值与人类智慧的功能，对于缺憾的天地，悲苦的人生，生息繁衍的生命，都可以弥补天地物理的缺憾。生命具有“参赞天地之化有”的功能，如果自己把它发掘出来就可以弥补天地物理的缺憾。老子告诫我们，我们是富有创造性地存在，我们是创造者，并不表示只有幸福没有痛苦，痛苦存在于生活中，也是情理之中。如果不得不面对生活中的痛苦，就需要从他人那里（包括从治疗师）得到温暖，得到拯救。道家的处世养生哲学理念，将以母亲般伟大的胸怀含纳包容，解除来访者的痛苦，特别是当人们面对挫折和痛苦时，道家学说给人一条安全的退路，道家的处事养生哲学理念可以作为心理辅导的原则，提供并施行于患者使之接受。

佛教教义是人们对“超自然”能力的一种信仰，有些人在生活中靠对教义的信仰而获得某种心理上的满足和安慰，解除心理上的痛苦。南怀谨先生指出，道教重生理，儒教重社会，佛教重心理。佛教中“禅定”是调练心意的工夫，使之专注一境而不散乱，“禅定”是获得确定的认识、作出确定的判断、根治迷惑烦恼、成就各种功德的条件和方法。在许多地方它已成为人们放松自我、调节身心的一种技术与手段，因此，把佛教与心理治疗结合起来也许能形成一种具有东方特色的本土化心理疗法。

中医观念是在古老的中国文化背景下发展起来的。中医不仅包含医学知识与技术，还包含基本的人生与健康启示。因此，人们日常生活的观念和医学思想，颇受其影响。中医对身（形）、心（神）关系和心理治疗的有关理论，以及各种心理治疗方法都有着精辟的论述。这些古代的思想与方法和现代心理治疗理论相结合，取东方之精长，补西方之短缺，融汇创新，将对人的心理特质和个体人格塑造有很大的影响。

民俗观念

格言智慧是语言中俗语风格分化的一个品种，它是含有教育意义并可作为准则的话。虽然许多格言并没有作者的记录，但它历史渊源，传播极广，富有很强的生命力，是人民群众实践和经验之谈，对人们的心理有很好的教育及指导价值。假如在心理治疗中应用适当，还能起到良好的作用。

俗语是人民群众在日常生活实践中创造的口头词汇，具有题材广泛、思想活跃、风格幽默、形式凝练等特点，是人民群众世世代代集体经验和智慧的结晶，是一种表现力很强的语言艺术。它不仅“摭千古之虑，成一家一言”，而且“逸文不坠于世，奇言不绝于今”，充满了真知灼见。由于其朗朗上口，耳熟能详，易于被世人所接受，因此在心理治疗过程中运用俗语能贴近来访者的生活，使他们感觉亲切实际，容易体会，将有效地影响来访者的思想、行为以及为人处世的方法。

寓言故事即通过简短的小故事来说明深刻的道理，它是人们在日常生活过程中，提炼出来的具有现实意义的经典故事，能够说明和体现现实生活意义和行为规律。庄子对寓言的解释为“寓，寄也，以人不信己，故托之他人，十言而九见信也。”故而在心理治疗过程中适当地运用贴切的寓言故事进行心理辅导，可增加可信度，减轻来访者的痛苦，在心理治疗中适当应用可以起到示范和借鉴作用。

此外还有成语、笑话等文化产品，由于成语故事在国内同行中已有专门的书籍论述，故本书不再赘述。

总之，我们将在本书中就这些文化产品分别进行分析，并且探讨这些思想体系如何影响我们的心理和行为，并通过实际的案例来研究与说明如何在心理治疗中加以实际应用。

第六节　传统思想、民俗观念与心理健康

中国近百年的文化演变过程，是一部充满文化冲突的历史，近百年来的文化冲突，造成的后果之一就是生活的严重失调，生活的失调又更加强了文化冲突，二者的交互影响，是当代中国人痛苦的根源，也是中国文化再生付出的代价。时至今日，传统与现代之间的冲突仍然存在并继续，经济和生活的外观已经逐渐现代化了，精神和价值观念却落后于现实，教育在依违之间进行，使社会成员的心理普遍陷入无所归宿的状态，许多人在彷徨困惑中造成生活失调，传统思想对人的心理健康和人格发展造成极大的影响。列举一个简单的例子，在强调男女有别的社会里，男孩在成长过程中，面对挫折和痛苦时，社会文化的价值观念就强调不要哭泣，认为“男儿有泪不轻弹，只是未到伤心处”，即使到了伤心处，有时还甚至推崇“男儿流血不流泪”。那些自幼在这种思想影响下成长起来的男士们，当他们在生活中面对挫折和灾难时，不习惯于公开地表达个人的内心痛苦和情绪体验，他们会以社会和自己可接收的方式去处理这些问题。譬如有的忍耐，有的自身内化，转化为躯体症状，以至于一些宣传媒体和广告节目，到处是卖“补肾”的药物或者保健品，这就是这种文化背景下的社会现象的根源；有的转换对象而攻击其他人，或者依靠抽烟、喝酒、赌博等不良生活方式来宣泄内心的痛苦和不满。由此可见，文化因素显著地影响着个体的心理应付方式和行为准则。还有在中国古代过度讲究贞洁的年代里，对女性的限制和束缚更是严重，对女子要求“从一而终”，“好女不事二夫”等贞操观念如同林立的贞节牌坊，驻存在女性的心灵深处，强烈地影响着她们的日常心

理和行为方式。譬如，用个极端的例子来说明，在过去，当一个女子的手被自己丈夫以外的男士有意去触摸过的话，该女子就要断臂来表明自己的清白。当我把这样的事情讲给一位美国朋友时，她随口就问为什么这样？那个男子触摸了妻子以外的女子的手，是不是也要断臂呢？当他们得到否定的回答时，都显出不可思议状，用西方的观念如何也理解不了传统思想束缚下妇女的贞操甚于生命，这就是不同文化对同样一件事的理解和看法的差异。

从功用上来说，传统的文化系统提供生活上的准绳，保持心理上的稳定，有助于人们自觉地顺应文化规律，促进民族成员挖掘潜能，发展个性，对人们的生活具有启迪意义和调节功能，但是由于时代和阶级给传统思想带来的局限性也会成为阻碍人们向现代化迈进的历史惰性力，妨碍民族的进步和发展，阻碍人生价值的全面体现，形成心理上的负担和痛苦。例如一位年轻的女性，婚后丈夫意外丧生而成为寡妇，她一方面被传统贞洁思想束缚着，另一方面又被青春的活力和激素催化着，如果患者接受社会与文化系统的要求她终生守寡，负责带养孩子，不得再嫁的话，可想她要遭受多大的内心痛苦和煎熬；可是，如果她不顾世俗的传统观念的约束，面对人生，重新选择自己的人生伴侣时，她又会受到或多或少的来自周围社会文化和内心价值观念的挑战，她也会同样在矛盾和冲突中生活。可见，传统思想与规矩对心理健康有正性与负性的各种作用。谢恩说：“并非传统变成无用，而是它不再告诉我们何去何从。”当一个现代人真要去追寻何去何从的依据时，决不能凭空臆想，还应该以传统思想为基础，然后把现实生活中存在的问题引入现实的处境。因为人类的改变是个极其缓慢的过程，传统道德对人们并没有失去效力，只是在面临现实问题及处境时，感到困惑和迷茫，作为现代社会的现代人，必须改变自己，调适自己，建立人类新的自我形象、自我观念，形成健康的心理品质和完善的人格。

总之，中国传统思想具有鲜明的民族特色，其对人们心理和行为的影响贯穿在生活、工作以及人际交往的各方面，如何把传统思想对心理治疗的作用运用到心理治疗过程中，在以后的各章中将分别加以阐述。

第七节 心理治疗中运用传统思想与民俗观念的好处

为了推展本土化的心理治疗，有几个方向，而采用传统思想与民俗观念是其中的一种途径，以便配合文化的层次而达到好的效果（曾文星，2002）。其理由如下，即：

（1）接受辅导的求医者对传统思想与民俗观念感到熟悉，容易了解，对辅导的过程与操作有亲近感；

（2）使用传统思想与民俗观念来做病情的解析，容易让求医者了解并接受，特别是依靠第三者的语气来说明，可减少病人被当面直接指点而发生尴尬的情况，可减少阻抗作用，有助于辅导工作的进行；

（3）采用传统思想与民俗观念来提供意见，有其特别的效果，可依靠过去知识的力量而加强作用；特别是间接地增加治疗者的权威性，增强辅导的功效；

（4）传统思想与民俗观念是文化上的产品，无形中加强了文化上的价值观念，适合文化的辅导工作。

第二章　儒家思想在心理治疗中的应用

第一节　引　言

儒家思想是我们中华文化的传统性根源，历史上曾很深刻地影响着人们的思维与观念，也左右人们的言行。虽然在近代曾屡次被评判，但是在一般人的心里还是有不可忽略的影响。历史上有数不尽的思想家，曾经对儒家思想做过系统性的研究与讨论，而近代的心理学家与精神医学家，也从心理学的立场探讨儒家思想对人性、人格发展、人格构造等方面的看法，直接地帮助我们去了解儒家思想所影响下的华人的心理，包括对心理卫生的观念，也间接地协助我们去了解如何运用儒家思维去从事配合文化的心理辅导（Tseng，1973；许又新，1997；严和骏，1997，2005，2008）。

在国外，曾文星（1973）早在20世纪70年代以英文报告孔子思想对人格的论述，包括对人性的看法、人格的自我培养与训练、适当的人际关系、人格发展及理想人格等，也讨论儒家思想对中国文化的影响与心理卫生观念的关系等。

在国内，许又新（1997）对孔子的思想在心理辅导中的解释和应用也有过相关的论述。即：如何应用孔子思想中对“知命”的理解和解释。一方面，知命就是知道自己的天赋和使命；另一方面，告诉人们客观规律不依个人意志为转移，这对于个人的潜力和局限性给予了很好的解释和理解，对于精神痛苦的人，有时候面对自己不能够做到而又应该做到的事情，往往推卸责任、强求于人或者诿过于人，而不愿意承认个人的局限性，倾向于自我苛求，容易导致人际冲突尖锐化，或者心理冲突的痛苦加剧。还有孔子思想中对于行动、体验和志向都有着合乎心理健康的看法和理解，都值得我们结合华人实际的心理问题进行分析和讨论，帮助来访者解除内心的痛苦。

严和骏在2005年和2008年先后提出儒家思想如何对华人心理治疗的可运用性的看法。他特别指出，儒家对仁的观念、和谐处世的理念、中庸的处理问题的原则、在社会扮演适当的角色、发挥对他人的同理心以及自我培养人格等想法，在心理辅导中都可运用。

第二节　儒家思想对人性、人格发展、人际关系的看法

中国传统儒家思想对心理卫生有过详细的论述，我们用心理学的观点讨论和分析儒家思想中关于人性、人格发展、人际关系、家庭关系、心理健康和心理卫生等方面的有关论述，以便在心理治疗中适当地运用。

一、儒家思想对人本性的基本看法

1. 告子曰：食色，性也。（四书注释 下孟 卷六 告子上）

此句话的意思是说：饮食男女是人的本性，说明人类的基本人性都有饮食和性的需要。社会发展的历史告诉我们无论人类享受了多么高度发达的物质文明，都离不开“食、色”这两方面的需求。这句话和现代心理学发展过程中人本主义的观点相接近，我们人类的进步和发展都离不开人的本性的需要，在心理治疗和咨询过程中有时需要帮助来访者正确接受和面对自己的基本人性的需要和满足。当人的需求和社会伦理道德的要求相互冲突或矛盾时，如何合理解决这类问题，怎样选择才既符合人的愿望又不违背社会的道德规范，需要心理学家帮助当事人去分析并帮助其做

出选择。特别是一些青年男女，进入青春期后，如何正确解决来自家庭和社会对自己知识能力的期盼和体内分泌旺盛的性激素对异性的蠢蠢欲动的本性需求，是很重要的心理课题。

2. 子曰：吾未见好德如好色者也。（四书注释 上论 卷五 子罕）

孔子说他自己没有发现喜爱道德的人能比喜爱美色的人多。这说明在社会生活中，男女之间的相互吸引是基本的人性特征，社会的进步与发展不能改变人类好色（性）的原动力。日常生活中我们也常说“男女搭配，干活不累”，说明的就是这个道理。可是，在心理辅导过程中，有时我们会遇到一些青年男女，由于受中国传统“男女授受不亲”思想的影响，在进入青春期以前，就形成了对男女之事感到肮脏和丑陋的先行认知，等进入青春期后对“色”的欲望的控制过度或者完全拒绝，结果导致个体内心对生理欲望的渴求和社会伦理道德之间的心理矛盾和冲突，出现各种心理问题或者心理疾病。现代医学研究认为，性的满足首先是生物性的需求占主导地位，不管文化和社会价值的影响力有多么强大，性激素是产生性冲动的必备基础。但是人类满足性需求的社会途径，主要是通过固定的婚姻关系而所经营的夫妻间的性生活，而这种关系的建立和稳定是社会稳定的基本保障。因此，我国古人就有“关关雎鸠，在河之洲，窈窕淑女，君子好逑。”的精美绝句，来疏导人们的内心需求和社会情感之间的矛盾。

3. 孟子曰：口之于味也，目之于色也，耳之于声也，鼻之于嗅也，四肢之于安佚也，性也。有命焉。君子不谓性也。（四书注释 下孟 卷七 尽心下）

孟子说：口对于美味，眼睛对于美色，耳朵对于好听的声音，鼻子对于好闻的气味，四肢对于安逸，这些爱好都属于人的天性，但是能否享受这些却有天命，是命中注定的，所以真正的君子不会否认这些天性而强求的。这里的味是指各种美食美味，人类发展到今天，几乎吃遍了所有能够吃的东西，来满足各种口味的需求。眼睛对于美色的留恋是天性使然。这里的美色广义地讲，我们可以理解为各种自然的景色和各种美好的事物以及缤纷的色彩，如巍峨的高山、广阔的大海、奇丽的瀑布等，还有充分体现人类智慧和创造力的人文景观等。狭义的美色还包括俊男靓女，大家相互吸引和欣赏，男人喜欢看漂亮的美女，女人喜欢欣赏英俊的帅男。现代社会俊男靓女走在大街上追求回头率就是一个例子。耳朵喜欢听悦耳动听的声音，这里的声，广义的是指各种带给人类美好的感受的声音，包括自然的如风吹树动，鸟鸣虫喃，花开水流；人类创造的艺术产品，如歌曲、戏剧等美好的音乐。狭义的声可以指奉承别人的话，或者好听的话，可以使人百听不厌。现实生活中经常看到说坏话、难听的话、得罪了人，甚至使昔日的朋友反目成仇。很少听到说别人好话或者表扬别人，而不被接受或者拒绝的。俗话说“良言一句三冬暖，恶语伤人六月寒。”生动地印证了这一点。鼻子喜欢芬芳的气味，这里的味是指各种可以闻到的气味，当人们闻到美味时会觉得心旷神怡，当人们闻到臭味时会感到十分痛苦。手足四肢喜欢安逸，这里的安逸是指各种使身体肌肉放松和休闲的感受。当我们工作劳累了，拖着疲惫的身躯到桑拿馆，蒸去体内的酸痛，按摩一下紧张的肌肉，便会感觉全身通泰，俱疲的身心得到了恢复。由此可见人类的需求便是现代社会中按摩、桑拿、酒吧、咖啡馆等休闲场所得以发展和昌盛的基础。以上这些人体感官的基本需求是每个人都需要与享受的，也是人类社会进步和发展的动力，孔子认为每个人对这些正确问题的享受情况，都是先天注定的，这显然是唯心主义的宿命论，但是当我们面对这些问题不能很好满足的时候，坦然接受或者泰然处之，也不愧是一种很好的心理解脱方式和认知方式。对于个体适应社会发展和满足自身需求非常有用和必要。

4. 恻隐之心，人皆有之。羞恶之心，人皆有之。恭敬之心，人皆有之。是非之心，人皆有之。（四书注释 下孟 卷六 告子上）

孟子认为：同情心、羞耻心、恭敬心、是非心，这些都是每个人先天具有的。现实生活中，当我们面对是非曲直的时候，隐藏在我们内心深处的是非观念会自觉或不自觉地影响着我们的思维或行为，左右着我们对人对事的看法。在解决实际问题的时候，每个人的情感表达方式和方法并非完全一样的，但是内心的感受和是非观念的确是相近和相同的。因此，在人际交往和日常生活中，要正确看待周围人的反应，不能要求千篇一律。

5. 子曰：性相近也，习相远也。（四书注释 下论 卷九 阳货）

孔子说：人的本性本来是相似的，但由于后天环境习俗的熏陶不同，才使得人的行为彼此之间相差很远。这和现代心理学中的行为主义的观点非常一致：一个人后天生活的环境和习惯对个人的发展有着非常重要的作用。一个人所处的环境以及接触到的周围人的品质影响着个体性格的发展和行为方式，特别是处于发育旺盛阶段的青少年，理性思维的能力还没有形成，容易受生物性的本能冲动所影响，因此，社会和家庭应该特别重视为处于这个阶段的青少年营造一个良好的成长环境，以利于他们的健康成长。现代社会中青少年对网络的依赖、吸毒、偷窃等不良行为的形成都与外界环境因素有着千丝万缕的联系。

二、儒家思想关于人格发展的叙述

1. 子曰：吾十有五而志于学，三十而立，四十而不惑，五十而知天命，六十而耳顺，七十而从心所欲，不踰矩。（四书注释·论语上论卷一·为政第二）

孔子说：当我十五岁时，我立志于学习；当我三十岁的时候，才有所建树；到了四十岁的时候，才感到不迷惑了；五十岁的时候，我了解了天命；六十岁的时候，当我听到别人讲话就可以领会精神；七十岁的时候，便能随心所欲，言行不越出规矩了。这段话是孔子对自我人生体验和感受积累的总结，描述了个体在不同的年龄阶段所具有的人格特征，指出了人生发展中不同年龄阶段所表现的性格特征的基本变化规律。说明个体的人格特征可以随年龄的改变而有不同的变化，不同的年龄阶段对人生追求和看法的认知有所不同。根据儒家的这些思想，结合我们社会的发展和个体的实际情况，我们在心理治疗中针对来访者的问题和性格进行分析和指导，帮助他们认识在不同人格发展阶段中自身性格和现实矛盾之间的相互关系，以帮助他们更好地适应社会，当我们真正达到道德修养的最高境界的时候，社会的规范（“矩”）与个人的自由（“从心所欲”）达到了完全契合，或者说，社会的规范已经内在化而成为个人心理的有机组成部分，并且我们的人格是完整而独立的（曾文星，1997）。

2. 孔子曰：君子有三戒。少之时，血气未定，戒之在色。及其壮也，血气方刚，戒之在斗。及其老也，血气既衰，戒之在得。（四书注释下论 卷八 季氏）

孔子说：君子有三件事（随着年岁的发展）应该警戒：少年的时候，血气尚没有稳定下来，应该注意警戒迷恋于女色；等到了壮年的时候，血气正处于旺盛阶段，便要警戒于争强好斗；等到了年龄老的时候，血气已经衰竭了，这时候就要警戒贪求保守。这段话描述了个体不同年龄阶段应该注意避免和回避的问题，把个体生物性的血气和社会发展的角色联系在一起，告诫人们在三个不同年龄阶段要注意结合个体身体条件的变化，适应社会发展，避免一些不利因素，为人们在现代社会的发展和适应提供了很好的参考价值。在心理咨询过程中，我们有时候可以结合来访者的年龄和所遇到的实际问题进行分析，帮助来访者找出问题的原因和解决办法。

三、儒家思想关于人际关系的描述

1. 为人君，止于仁。为人臣，止于敬。为人子，止于孝。为人父，止于慈。与国人交，止于信。（四书注释 大学）

这段话意思是说，做君主的，归宿到仁厚；做臣下的，归宿到庄敬；做儿子的，归宿到孝顺；做父母的，归宿到慈爱；跟国内普通人结交，要归宿到讲信用。具体地说就是人际交往中，每个人要根据自己不同的家庭角色和社会角色，来建立人际关系，采取合适的人际交往的基本态度，面对不同的人要有不同的交往准则和方寸，正确处理社会交往中的上下级关系要相互尊重和敬仰；正确处理家庭中两代人之间的关系要长慈幼孝；正确处理国家间的关系时，要相互讲诚信，有理有节。在心理辅导过程中，治疗师要善于把握来访者问题的核心，特别是人际关系问题的症结所在，使来访者建立良好的人际沟通和交流。

2. 子曰：君使臣以礼，臣事君以忠。（四书注释 上论 卷二 八佾）

这句话是说，君主应该以礼对待臣子，臣子应该忠心服侍君主。意思是说上级对下属要以礼相待，下级对上级要忠诚，指出了工作过程中领导和同事之间人际交往的基本原则，只有建立在相互尊重的基础上的人际交往才能保持长久和永恒，这种观点在指导我们正确处理工作过程中上下级之间的矛盾非常有用。作为上级领导应该礼貌谦和地对待自己的下属，不能高高在上，作威作福。作为下属，对于自己的领导也要忠心耿耿，不能够欺上瞒下，互相拆台，只有这样双方才能够相互合作，促成各项任务的顺利完成。

3. 夫仁者，己欲立而立人，己欲达而达人。（四书注释 上论 卷三 雍也）

这句话的意思是说以自己想做某件事的心情而去帮他人做，以自己想得到某件事的心情而去帮他人得到。是指人际关系的换位思考，就是说，要以自己想要做的事情，或者想要得到的东西的角度与心情而去帮助他人做到或得到。在人际交往的过程中，往往有些人缺乏这种能换位思考、替他人体会与着想的意识和精神，只顾满足个人的需要，忽视了他人的存在，结果导致人际相处关系上的障碍。

4. 己所不欲，勿施于人。（四书注释 下论 卷八 卫灵）

这句话以不同的方式，从相反的角度说出了和上面一样的道理。意思是说，自己不想做的事就不要强加于别人。这也是告诉人们要具有换位思考并且体会别人内心情感的能力。在人际交往过程中不要把自己不喜欢的事情，强加给别人去做。在为人处事中多从别人的角度考虑问题，那么与人相处中就会使人际关系融洽和谐。

5. 子曰：三人行必有我师焉。择其善者而从之，其不善者而改之。（四书注释 上论 卷四 述而）

孔子说：三个人一起走路，其中一定有可以做我老师（教导我）的人。我选择他们的优点学习，看到他们的缺点就作为借鉴，来更正自己的缺点。意思是告诉我们在和别人相处的过程中，要能够看到别人的优点，看到比自己好的一面，并吸取别人的长处。而对于别人的缺点，如果看到了，就要提醒自己学会避免这样的缺点。这说出了人际交往中相互学习、取长补短的意义。“尺有所短，寸有所长”，每个人都有长处和短处，这是客观存在。但是如何看待和评价，取决于每个人的认知和处事的方法。如果你看别人的长处多，就容易对人产生好感，别人也会愿意和你交往，这样就容易学到别人身上的优点。相反，如果总是看别人的短处，就会不自觉地指责别人的缺点，会遭人讨厌，别人也就不喜欢和你交往。从这两种截然不同的认知与态度出发，就会产生截然不同的结果。在人际交往过程中要善于发现周围朋友的优点，以不断完善自己。学会欣赏别人，留意发现周围人的长处，是件愉快的事情，并且可以减少我们生活中的许多麻烦与不愉快，处理好人际关系。

6. 老吾老，以及人之老。幼吾幼，以及人之幼。天下可运于掌。（四书注释 上孟 卷一 梁惠王上 ）

这句话的意思是说：以尊敬自己的老人的心情与态度而推及到尊敬别人的老人；以爱护自己幼儿的爱心与态度，而推及到爱护别人的幼儿。能够这样，治理天下就像在手掌里转动东西那样容易了。这句话的意思表面是告诫那些掌握天下大权的君主应该行仁爱之义，爱民如子，其实在现实生活中用于教育人也是很适合的。也是说在人际沟通和交往的时候，要能够善待别人，能够进行换位思考，并照顾他人，只有这样的心情与态度才能够处理好人与人之间的关系。

7. 子曰："躬自厚而薄责于人，则远怨矣。"（四书注释 下论卷八 卫灵）

孔子说："严格要求自己，少责备别人，怨恨就会远离了。"意思是说在人际交往过程中，对自己的言行要严格要求，对别人要宽宏大量，不求全责备，这样别人对你的怨恨就会少了。"严于律己，宽以待人"不正是对孔子教育思想的正确诠释吗？人与人之间，只有不苛责别人，才会发现别人的闪光之处，才会感受人世间的真善美，形成和谐的人际关系。

四、儒家思想关于家庭关系的论述

1. 君子之道，辟如行远，必自迩。辟如登高，必自卑。诗曰：妻子好合，如鼓瑟琴。兄弟既翕，和乐且耽。宜尔室家，乐而妻帑。子曰：父母其顺矣乎。（四书注释 中庸）

这段话的意思是说：君子实行大道，就像走远路一样，一定要从近处开始；又像登高一样，一定要从低处起步。《诗经》说："夫妻相亲，父子相好，就像鼓瑟弹琴，乐音谐调。兄弟相聚在一起，深深地欢乐和好。愿你全家平安，妻室儿女都欢乐逍遥。"孔子说：能够这样，父母便遂心如意了。这段话说出了家庭和睦的重要性，父子、兄弟、夫妻之间和谐相处，这是保持家庭和谐的关键，也是父母的最大心愿。人际关系的和谐发展是心理健康的重要标志，家庭成员之间的友好相处是处理人际关系的基本要求，家庭是社会的重要组成部分，家庭关系和谐了，社会关系就稳定了。因此，处理好家庭成员之间的关系显得尤为重要。

2. 父子有亲。君臣有义。夫妇有别。长幼有序。朋友有信。

（四书注释 上孟 卷三 滕文公上）

这段话的意思是说父子之间讲亲密，君臣之间讲礼仪，夫妻之间挚爱而有内外之别，老少之间有尊卑顺序，朋友之间讲诚信。这段话说出了人际交往过程中，由于角色的不同应该区别对待，在人际交往和家庭关系中，要根据自己的角色定位来选择不同的相处原则。

第三节 儒家思想对心理健康的看法与对心理卫生的建议

一、儒家思想对心理健康的看法

1. 孟子曰：养心莫善于寡欲。其为人也寡欲，虽有不存焉者寡矣。其为人也多欲，虽有存者焉寡矣。（四书注释 下孟 卷七 尽心下）

孟子说：修养心性的方法没有比减少欲望这种方法更好的了。为人欲望不多，即使善良心性有所丧失，也丧失不多；为人欲望很多，即使善良心性有所保存，也保存极少。这段话是说，要保持良好的心理健康，主要的方法是降低自己内心的欲望，人不可能永远实现自己的个人愿望，当遇到挫折和应激事件时，一方面要正确看待客观外界的实际情况；另一方面，也要冷静思考是否自己的追求或愿望与个人的实际能力相符，只有这样才能够调整好个人的心态，保持内心的平静和良好的状态。否则，如果一个人欲望过高，超出了自己的实际能力或者社会的要求，就可能会出现欲望和现实之间的脱节，产生各种生活应激或心理应激，产生心理矛盾，导致心理痛苦。

2. 所谓修身，在正其心者。身有所忿懥，则不得其正。有所恐惧，则不得其正。有所好乐，则不得其正。有所忧患，则不得其正。心不在焉，视而不见，听而不闻，食而不知其味，此谓修

身。在正其心，……身不修不可以齐其家。（四书注释 大学）

这段话是说，所说的修养，首先在于端正思想。如果心情愤怒不平，思想就不会端正。有恐惧不安，就不会端正。有偏极爱好，就不会端正。有忧愁疑难，就不会端正。如果思想不端正专注，即使看什么也看不清，听什么也听不明，吃什么也辨不出滋味。这就是修养自身首先要端正思想的道理。这段话是告诫人们看什么问题首先要有一个良好的心态和正确的态度，只有态度端正了，并以良好的心态去看问题才能看到问题的实质，从而得出正确解决问题的方法。

3. 孟子曰：君子有三乐。而王天下不与存焉。父母具存，兄弟无故，一乐也。仰不愧于天，俯不怍于人，二乐也。得天下英才而教育之，三乐也。（四书注释 下孟 卷七 尽心上）

孟子说：君子有三种乐趣，其中不包括在天下实行王道。父母都健在，兄弟没有灾患，是第一种乐趣。抬头无愧于天，低头无愧于人，是第二种乐趣。得到天下优秀人才而教育他们，是第三种乐趣。这段话说出了家庭和睦是快乐和幸福的基本保证，一个人只有不愧于天地和他人才能保持心底无私的快乐心境。这段话是指导人们在日常生活中应该把平安和内心的良知看作快乐，把个人对优秀人才的教育和帮助看成是快乐。对于当今经济发展的时代，当人们都处于经济热潮的时候，怎样对待内心的追求和修炼具有一定的意义。如果一个人把权力的占有、财富的获得等作为个人追求的话，可能得到的只是一时的快感或满足，而不一定得到真正的乐趣。

二、对心理卫生的建议

1. 子曰：巧言乱德。小不忍，则乱大谋。（四书注释 下论 卷八 卫灵）

孔子说："花言巧语败坏道德。小事不忍耐，便会败坏大事。"这句话的意思是主张一个人要具有忍耐的心理特征。凡事要会忍耐、包容一点。如果一点小事不能容忍，脾气一来，坏了大事。许多大事失败，常常都是由于小地方搞坏的。俗语说："细节决定成败"、"细微之处见精神"。因此要成就大事就不能为小事而怒发冲冠。忍是指心理承受能力，特别是面对应激事件的时候，忍的过程就是理性思维的过程，其目的在于最后取得更好的效果。相反，如果遇到问题就冲动行事，只能使问题变得更加糟糕，做出非理性的决定。

2. 子曰：人无远虑，必有近忧。（四书注释 下论 卷八 卫灵）

孔子说："一个人如果没有长远的考虑，就一定会有眼前的忧患。"这句话意思是说，我们在考虑问题的时候，要看到问题长远一点的发展，不能只看到眼前的短期效应，只有这样我们的生活和工作才能没有忧患。我们在考虑问题时要从长远的眼光去思考，要尽可能地看到事物发展的前景和全局，这样就不会在事物的发展变化过程中处于被动地位。这里考虑的实际上就是心理学上所说的要能多考虑将来，我们办事情、想问题要从长远的眼光去看待，不能简单地只顾眼前利益，或者只是满足眼前的一时快乐，而失去长远的考虑，这样就会导致长远的损失或失败。

3. 孟子曰：饥者甘食，渴者甘饮。是未得饮食之正也，饥渴害之也。岂惟口腹有饥渴之害？人心亦皆有害。人能无以饥渴之害为心害，则不及人不为忧矣。（四书注释 孟子 尽心章句上）

孟子说："饥饿的人觉得任何食物都是甜美的，干渴的人觉得任何饮料都是甜美的。他不能辨别饮料食品的正常滋味，是由于受了饥饿干渴的损害。难道仅仅嘴巴和肚肠有饥饿干渴的损害吗？人心也都有这种饥渴相似的损害。如果人们能够不使心遭受口腹那种饥饿干渴的损害，那就不必担心赶不上别人了。"这段话告诉我们内心的感受与我们的需求有直接的关系，要想转变内心感受，可以通过调整我们的内心需求来实现，实际上我们心理咨询过程中很多时候就是来访者不愿意放下内心的追求，而产生的心理痛苦。

第四节　儒家思想应用在心理治疗中的案例分析和讨论

我们在实际心理治疗工作中，假如能恰当地应用儒家思想来向病人提供解决心理问题的想法与途径，将对病人很有帮助。下面就几个具体案例进行说明，在心理咨询与治疗过程中如何应用儒家思想，来帮助病人解决实际的问题。

案例一　性情急躁、寻衅滋事的老太太

【案例报告】

患者是67岁的女性，由大女儿陪同一起前来门诊，寻求心理咨询。首先由患者的女儿向治疗师介绍母亲的情况。女儿说母亲最近3个月来情绪不稳，急躁易怒，有时候觉得生活得很累，甚至觉得活得没有意思，有过消极悲观的念头。母亲自年轻的时候就争强好胜，生活中遇到矛盾和分歧的时候，总是认为自己有理，不轻易让人。父亲是一个单位的行政干部，由于工作比较忙，家里的事情大部分是由母亲料理。家里的三个孩子主要是由母亲带大的。女儿回忆说从她记事的时候，家里父母之间发生矛盾冲突时，总是劝父亲让着母亲。最近几年父母先后退休在家，三个子女也都已工作和成家，另外单独生活，家里平时只有父母两人。父母经常为一些生活小事闹矛盾，比如每天买菜做饭的意见不一致，或者人来客往的招待上存在分歧等。有时候，父母两人为一些小事吵架，事后两个人几天相互都不说话，只有靠子女过来进行安慰和劝解，才能和好。女儿说："其实家里也没有什么大事情，老两口只是为一些生活琐事争吵，子女们认为大部分的时候都是母亲不对，一般解决问题的方法总是劝父亲让步，可是父亲越是让步，母亲越是抓住不放。有时候觉得父亲也怪委屈的，可是大家又不能站在父亲的一边说话。"治疗师问为什么不能，她女

儿说，如果我们谁站在了父亲的一方说话，母亲就会闹个没完，事情会越闹越大。

患者进入诊室后，显得热情大方，主动和治疗师打招呼，说在医院医护人员对自己都很照顾，情绪已经好多了。治疗师问患者为何来医院，患者说主要是睡眠不好，情绪不稳定，容易急躁。治疗师问引起急躁的原因时，患者说，也没有什么原因，主要是和丈夫性格不合，年轻的时候就经常为一些小事闹矛盾，现在老了，退休在家没有事情做，孩子们也都成家和工作了，老两口有时会生气。并且，患者也承认自己有时候做得不对，可是就是控制不住情绪，治疗师进一步询问生气的具体事情时，患者一时说不上来。治疗师问患者丈夫的情况，患者说丈夫是一个老干部，以前工作认真，待人厚道，处世谨慎。现在孩子们都已经成家和工作了，老两口都已经退休，退休后两个人在家一起生活。年轻的时候家里遇到矛盾时，基本上都是丈夫让自己，如果丈夫坚持不让的话，患者就会闹得很凶，直至丈夫最后妥协，所以后来遇到矛盾，丈夫就主动忍让。

【治疗经过】

治疗师首先听取了患者对自身病情的描述，并且对患者的痛苦和症状表示关注和理解。治疗师问患者和丈夫的矛盾在哪里？患者说没有不可调和的矛盾，主要是生活中的一些小事或者细节。比如丈夫觉得没事的时候想到单位看看，患者认为没有事情就不要再去单位了，两个人为此就闹不愉快，并且患者会说出一大堆不应该去单位的理由。治疗师问患者丈夫为什么要到单位？她说可能是觉得没有事情想去找老同事聊天吧。其实，患者也觉得去单位也是应该的，可是有时候心理上会不接受。患者承认丈夫是个好人，自年轻的时候就一直对家庭负责，对自己也一直很呵护和关爱。患者说子女对老人都很孝顺，他们都唯恐让父母生气，生活上也十分关照他们。可是，由于长期的夫妻矛盾，最近丈夫经常找一些借口躲避她，有时候，一个人在家感到很孤独和寂寞，并且还认为这些都是丈夫和子女一起故意整自己的；因此，对他们经常发脾气。治疗师和患者讨论，这次住到医院后感觉如何，丈夫和子女是否来医院陪同和关心患者，患者认为大家都很关心，丈夫一直陪伴在医院，子女也都轮流过来照顾。治疗师问患者和医院工作人员的关系，患者说大家对她都很好，医院工作人员的服务也好。可是，事后患者的女儿告诉治疗师，说患者来医院后经常和护士闹矛盾，说护士的服务态度不好，还说护士故意给自己扎静脉针的时候，多扎了好几次等。

接下来治疗师和患者讨论：什么样的生活才会让她感到是幸福的生活？患者说对目前的物质生活十分满意，家里的经济状况比较好，不缺吃，不缺穿的。这时候治疗师和患者分析，说目前患者遇到的最大困难不是物质上的缺乏，而是家庭生活和社会交往中的人际和谐问题。接着，治疗师就乘机刻意和患者讨论“**家和万事兴**”的观点，患者十分接受，也认为如果总是闹矛盾，有可能会出问题。特别是现在老伴也上了年纪，生气后会血压高和失眠等。可是患者说每遇事情就控制不住。这时候，治疗师和患者交流怎样才能做到相互理解和适应的方法。治疗师建议患者用古人的话理解人际交往的关系，即：“**父子有亲。君臣有义。夫妇有别。长幼有序。朋友有信**”。意思是说父子之间讲亲密，君臣之间讲礼仪，夫妻之间挚爱而有内外之别，老少之间有尊卑顺序，朋友之间讲诚信。患者觉得说得很好，也有道理，并决心今后的生活中学会理解别人和尊重别人。她自己也说“**己欲立而立人，己欲达而达人。**”这样提出古人的话来提醒自己，对她理解如何与他人相处非常有帮助。

经过治疗后，患者反映，后来每遇到与人产生矛盾和冲突的时候，患者就想起这些古人说的话，慢慢提醒自己，并改善了与对方相处的关系，特别改进与自己丈夫相处的关系。例如，有一次患者和丈夫一起上街，坐公交车的时候，来了一趟两块钱车费的公交车，丈夫说要上，可是患者想要再等一会儿，说有一块钱的公交车，结果丈夫一个人上车先走了。患者回到家后，本来一肚子的火，想和丈夫吵架，可是仔细想来，从丈夫的角度考虑，觉得丈夫做的也有道理，都已经这么大年纪了，两块钱的车费算得了什么呀？自己家的经济情况也不是不好，在车站等车还很痛苦和焦急，因此，那次就没有和丈夫吵架，并且自己也觉得以后不应该为两块钱而伤心痛苦。

【总结讨论】

该患者是一个传统的中国妇女，心理问题的焦点是家庭人际关系障碍，与自己周围的亲人不能很好沟通和交流，挑剔交往过程中的细微不满。在治疗的时候，结合来访者的实际情况，分析其性格和处事态度，并适时运用中国儒家思想中关于人际关系和人际交往的理念，让患者学会换位思考地去多理解与体贴别人。特别是后来患者自己总结说，以前总是考虑自己的感受，而不知道体会别人的感受，特别是不能够珍惜来之不易的现实生活，“老有老伴相伴，身边有儿女绕膝，物质生活丰足”，身在福中而不自知，现在想起来觉得很后悔和害怕，后悔过去不知道享受现代生活和对周围亲人的伤害和不理解，害怕自己以前和丈夫的矛盾可能会影响丈夫的身体健康。治疗师告诉她一切都会好转的，自己的亲人和丈夫都能够原谅她的过去，只要好好珍惜目前的生活，重新建立和睦的家庭关系。

在治疗的时候要根据患者遇到的实际问题进行分析和讨论，特别是结合儒家的伦理家庭观念和人际交往中如何以换位思考的方式去多体会对方，帮助患者调整自己的行为，解决心理困惑，减少焦虑。由于此老年妇女文化水平高，过去曾受过古文的教育，容易体会儒家的思想，经由治疗师的提醒，也就能很快地领悟并接受其理念，并且运用在日常生活中。经由带有权威性的治疗者以非批判性的方式提供处世待人的建议，也就让患者容易接受，这是很重要的功效因素。

案例二 沉溺于网络的中学生

【病例报告】

来访者，张洋（假名），是15岁的初中二年级学生，在妈妈的带领下步入诊室。首先由患者的妈妈介绍情况，她说张洋是家里惟一的儿子，自幼被亲戚和父母宠爱，家里的经济条件也比较好，孩子也比较懂礼貌，上学后学习成绩中等偏上。可是进入中学后第二学期，学习成绩开始下滑，半年前父母才知道儿子经常逃学不上课，到学校外面的网吧上网玩游戏。刚开始的时候，劝解和批评教育，来访者还会收敛一点。最近一个学期他已经听不进父母的劝说和批评，并且经常向周围家人和朋友大发脾气。父母开始采取控制其经济来源的手段防止其上网，可是收效甚微。来访者可以通过同学和朋友借钱玩，后来让家长还钱，家长也怕孩子因为不还钱而被人欺负，所以每次家长都会如数还钱。特别是最近临近开学，来访者已经表示不愿意继续学习，说要到社会上上班参加工作，准备和同学一起做生意，实际上他什么也不会干，还振振有词劝父母说如果自己上学也学不好，还不如早点回家呢，甚至辩解说早点进入社会或许能学到很多社会知识。

治疗师询问来访者在校的学习情况，来访者自己说学习成绩一般，但是同学关系很好，还说自己家里人不给钱的时候，都是同学请客，请来访者到网吧玩游戏的。最近不想上学是觉得将来也吃不了学习的饭，还不如早进入社会参加社会实践呢。

【治疗经过】

治疗师听取了来访者妈妈及来访者的叙述后，首先征求来访者的意见，是否同意妈妈一起参加咨询，来访者表示同意。接着治疗师问来访者本次咨询的主要目的是什么，来访者说是妈妈让自己来的，他认为自己并没有什么心理问题。治疗师问来访者的妈妈为什么想过来咨询？来访者的妈妈说主要是想让儿子继续到学校里读书。儿子现在年龄还这么小，在家耽误了学业，将来会后悔。还有就是孩子玩电脑游戏太上瘾了，每次都是因为玩游戏受批评。有一次爸爸甚至动手打了他，打得比较重。可是事后，孩子还是继续偷偷去网吧上网，不能管住自己。妈妈觉得最近儿子脾气特别暴躁，有时候会因为一点小事跟妈妈发火。治疗师问爸爸什么态度，妈妈说孩子的爸爸是某医院的领导，平时工作很忙，从小孩子的教育和抚养主要是靠妈妈。爸爸脾气不好，有时候会发脾气打孩子，所以平时遇到小的错误或者麻烦，妈妈就尽量不让孩子的爸爸知道。现在他爸爸对孩子的问题已经很生气，夫妻都想不出什么好的办法，爸爸同意妈妈带孩子找心理医生进行咨询和治疗。这时候治疗师问来访者和妈妈，为什么孩子的爸爸会生气呀？来访者的妈妈说爸爸主要是希望孩子将来会有所成就和出息，如果不上学了，爸爸会觉得在朋友面前很丢脸面。治疗师问来访者，为什么爸爸会生气，为什么儿子不好好上学爸爸觉得丢脸呢？来访者想了一会儿说，主要是爸爸比较有能力，他经常帮助周围的亲戚办事情，周围亲戚朋友都很看得起他，觉得父亲做人做事都很成功，非常受人尊重。作为儿子，自己这样不争气，让父亲感觉很没有面子。这时候治疗师就分析说，妈妈为什么不觉得丢脸呢？主要是社会对男女的要求不一样，在中国儿子是家里的顶梁柱，将来要为祖辈立业，光宗耀祖的，在父亲的观念里，如果儿子不能很好地学习知识，将来就不可能有好的工作和生活的能力，可能会成为家里的“败家子”。治疗师问来访者将来有什么打算，来访者说很想成为商人或者企业家，治疗师就进一步问患者知识是否重要，来访者也知道知识的重要，可是就是摆脱不掉电脑游戏的吸引，常受一些朋友的诱惑而一起去玩游戏。治疗师就利用机会提出儒家“**性相近，习相远**”的论述，告诉来访者一个人的能力和行为，与他所处的环境和接触的人物有关。如果你经常接触行为比较好的同学和朋友，自己的行为也会慢慢变好，就如“**入芝兰之室，久闻不知其香**”；如果经常接触那些痴迷网络游戏的同学，自己也会慢慢深陷其中，难以自拔，结果“**入鲍鱼**

之室，久闻不知其臭”。所以历史上孟子的母亲为孟子的成长要三次搬家（**孟母三迁**），选择优良的成长环境促其形成良好的品质。治疗师向母亲提起“**玉不琢，不成器**”的道理，提醒只保护儿子不被父亲管训，只会让儿子变成不成器的儿子，要多鼓励自己的丈夫跟儿子多来往与沟通相处。建议父亲多跟儿子一起活动，好代替电子游戏的吸引。要帮助儿子去培养自己的体育或其他的爱好，假期可以和家长一起出去旅游，和学习比较好的同学建立友谊，参加组织得好而有积极性的社会活动等。只有能够慢慢接受新的事物，培养新的兴趣和爱好，过去的不良习惯才可能慢慢改掉。要利用行为治疗的原则，对儿子好的行为提供嘉赏，只要有改善的行为，就多鼓励。来访者和家长都表示能够接受治疗师的建议，愿意改善亲子关系，通过建立新的生活学习习惯，来摆脱电脑游戏的吸引。

【总结讨论】

该来访者是一个学生，主要是行为控制问题，一时沉迷于网络游戏，影响了学习。由于初中阶段正是学习的重要阶段，也是个体对外界世界好奇的年龄，这时候如果接触了不好的外界环境，由于青少年控制自我的能力还没有很成熟，受到一些（不好）朋友的影响，就很容易误入歧途，不能自拔。在治疗的时候，主要根据行为主义治疗的要点，结合中国传统儒家思想中的论述和故事让来访者和家属增加认识与体会，鼓励来访者接受新的外界环境，培养新的行为模式，进一步改变以前的不良行为，建立自信，从而进一步完成学业。

由于此个案的母亲只会保护与溺爱儿子，无法管教长大的儿子，而父亲平时很少跟儿子接近并诱导儿子，让儿子跟父亲认同与学习，而一旦发觉儿子有问题，只会很凶地加与体罚，不会好好通过沟通讲解的方式对青少年诱导。治疗过程中建议孩子的父亲多和儿子沟通，一方面可以增加儿子和父亲之间的关系，同时，由于父亲是一个比较成功的男人，这样儿子可以慢慢在和父亲的沟通中进行学习或模仿。因此，治疗师能以和善而不威胁的气氛向处于青少年阶段的来访者提供讲解与提示，有其补偿性的治疗作用。假如，此个案是一时性的兴趣而误入迷途，这样的认知性劝导可以发生作用。但是假如是长期性的性格与行为问题，就并不那么简单，还得依靠长期性的行为治疗。

案例三　朝秦暮楚地对自己妻子改换观感的年轻男人

【案例报告】

来访者赵钦（假名）是 28 岁的男性，由母亲陪同来诊。患者的妈妈首先介绍赵钦的情况。赵钦是家里的独子，爸爸是高干，家庭条件十分优越，赵钦大学毕业后在某事业单位工作，收入颇丰。赵钦长得一表人才，而且家庭出身和工作都很好，所以周围追求的女孩很多，但是，和赵钦交往且关系最好的只有两个女孩，即：小张和小王。两个女孩都十分可爱，漂亮贤惠，对赵钦很好，可是赵钦和两个人相互交往，一直拿不定主意，到底和哪个建立恋爱关系，家里父母觉得哪个都可以，最后一直到 25 岁的时候才和小王定亲，并于 2 年前结婚。婚后妻子非常孝敬两位老人，对丈夫也很好，可是赵钦婚后却一直思念另外一个女孩小张，而小张这时候还一直没有确定恋爱对象。所以经过几个月的婚姻生活，赵钦总是找出妻子一些微不足道的缺点和错误，并加以放大，因此常有一些小的矛盾发生。结果，婚后半年，就提出和妻子离婚。离婚后赵钦很快和小张确立恋爱关系，半年前就跟小张结婚。赵钦的妈妈说现在的儿媳（小张）也很漂亮贤惠，对家里人都很好，可是经过几个月的婚姻生活，目前赵钦又有些反悔，并且觉得小张还不如小王呢，所以最近又在闹矛盾，儿子还准备再次离婚，和小王复婚。妈妈意识到这不仅仅是儿子没有主见这么简单，而是儿子心理出现了问题，于是就带着儿子过来找咨询师，想通过咨询帮助赵钦解决朝秦暮楚地对自己妻子改换观感的婚姻问题。

【治疗经过】

治疗师跟赵钦会谈，首先对他的问题进行对质。来访者赵钦大致同意妈妈的叙述，说自己当初和小王离婚的时候，也没有什么矛盾，小王也很好，主要是当时心里面总是想小张，觉得小张身上有很多优点，所以，最后离婚了。现在和小张一起生活的时候，又觉得对不住小王，有时候认为小王怪可怜呢，总是回忆小王对家里人和自己的好处，还觉得小张也有一些缺点和不足。治疗师向患者说明：一个人应该怎样面对别人，怎样去接受周围的朋友和家人。因为，每个人都有缺点和不足，关键是怎样接受别人的缺点，夫妻之间要好好地相处，就不能总是去看到对方的缺点。治疗师利用机会提出儒学上的说法。即，孔子说：**“躬自厚而薄责于人，则远怨矣。”**就是说，在人际交往过程中，对自己的言行要严格要求，而对别人要宽宏大量，不要求全责备，这样别人对你的怨恨就会少了。只有不苛责别人，才会发现别人的闪光之处，才会感受人世间的真善美，形成和谐的人际关系。事实上每个人都有自己的缺点和优点。赵钦很快接受和理解了这句话。这时赵钦的妈妈说，这次父母坚决不允许儿子再离婚了，即使是第二个媳妇不如第一个，也不能再换了；还说即使是狗屎也要吃下去不能吐了。经过咨询和讨论赵钦也认识到问题的所在不是妻子不好，而是自己太挑剔了，实际上自己也有很多不足和缺陷，还有就是夫妻之间的感情是靠在生活中逐渐培养的，因此应该好好善待妻子才能得到妻子的回报。

【总结讨论】

此来访者看上去是婚姻关系问题，仔细分析，实际上是人际交往中的问题。自己过分自私，缺乏换位思考的习惯，只会为自己的目的而要求对方的完美。他和妻子之间的问题主要是不能够看到对方的优点，总是盯着别人的缺点。事实上，人际交往中常见的问题就是不能够接受对方的缺点，有时候还会放大缺点，产生矛盾。在咨询过程中首先是要帮助来访者分析个人本身的心理问题，并逐步提高他们在人际交往中换位思考的能力。事实上，在中国传统思想中有过不少换位思考的论述，只有正确理解和恰当应用，才能收到良好的效果。

假如我们更换一个角度，从家庭背景与亲子关系的层次来说，我们可以推想此病人在优越的家庭环境里长大，从小被母亲宠爱，养成自我中心的心理与性格，而且与母亲过分亲近（成人后，快30岁的男人还要由母亲带来接受咨询）。这样心理背景的男人，长大以后，无形中跟异性无法建立起亲近与稳定的（配偶）关系。一来是总觉得配偶不如自己的母亲那么理想（继续保持其恋母情结）；二来是潜意识地不敢跟自己母亲以外的女性建立起很亲密的关系（唯恐背叛了对自己母亲的感情）。因此，总是要去挑剔自己配偶的缺点，找出理由而无法亲近。换句话说，这样的男人有其本身的心理症结，需要依靠分析性的辅导，去纠正其心理问题。

案例四　摔跤变瘫，怪病缠身的中年男子

【案例报告】

庄某，46岁男性。据当地一家媒体报道说：他被铁索绊倒后，总是担心筋断了，不敢走路，患着甚至在路上被人大声喊自己的名字时就会立即跌倒的“怪病”。治疗师应邀在医院诊室接待患者。

患者在他的主治医生的引领下，步态蹒跚地走进治疗室。坐下后，经治疗师询问，他开始滔滔不绝地叙述个人的遭遇和病史情况。患者自述他是家里唯一的儿子，另外还有3个姐妹。从小在家就十分受父母宠爱，在患者的记忆中，小时候其他几个姐妹一起玩耍时，假如他想玩某个玩具时，大家都得让他，否则，其他姐妹会遭到妈妈的责骂。患者说，他的妈妈对他特别呵护和疼爱，很少让患者受到委屈。母亲一直让患者跟她同床睡觉，到患者上中学后才分开。平时患者遇到困难和挫折时多求妈妈帮助。比如：有时候作业写不完，妈妈就会让其他姐妹帮助他完成，尽管其他

姐妹有时候有怨言，可是谁也不敢得罪他。

相对地，父亲对患者期望很高，做什么事情对患者都要求很严格。记得大概 14 岁左右，有一次患者在吃饭时，因为和其他姐妹打闹，被父亲突然从身后打了头部一巴掌。患者当时晕倒在地，大概几分钟后苏醒过来。从此以后，患者经常出现头疼，并且每遇学校考试或者受批评的时候就会出现头疼的症状，学习成绩一直不是很好。因此，初中毕业后就没有继续上学，在家务农。因为家里条件在农村相对较好，患者虽然辍学在家，可是也没有干过多少体力活，只是玩耍或者休息。但是患者的胆子小在村子里是有名的。平时最怕别人吓自己。比如：当患者正往前走路的时候，如果有人突然从身后大喊患者的名字，患者就会两腿发软，甚至当场跌倒，大概几分钟后自然恢复。父母一直以为患者的表现是少年时期挨父亲的打以后留下的后遗症。因为患者这样的情况总是能在短时间内恢复，平时还可以做一些农活和家务，不影响日常生活，所以一直没有想到看医生。

患者 23 岁结婚，婚后夫妻感情尚可，生育一男两女，孩子都很健康，大女儿已经结婚成家。可是，因为自己胆小，经常感到头疼，很多时候农活都要靠老婆来做。时间一久，老婆对患者也越来越表示不满，甚至认为患者的情况是家里父母自幼娇惯出来的毛病。妻子经常为此感到不满，认为丈夫缺乏男子汉气概，做什么事都拿不起放不下。有时夫妻还会为此吵架，最近两年，妻子干脆带着小女儿回娘家生活了，家里面只有患者的母亲和患者两个人（患者的父亲数年前过世）。

4 年前，有一次患者晚上从外面骑车回家，快到家门口时，被一个横在路上的铁索绊倒，从此就不会走路了。几年来家属带患者到多家医院检查诊疗，未见明显的效果。患者回忆当时跌倒的情景，跌倒时好像听到有一声“咯噔”的响声，当时认为可能是身体的某根筋断了，或许再也起不来了。患者内心觉得可能还是父亲小时候打过他的后遗症，在数年前摔跤的时候就摔坏了，从此就再也无法自由行走了。

【病情解析】

患者自幼就生长在一个男少女多的家庭里，除爸爸外，他是家里唯一的男性。由于受中国传统家庭观念和重男轻女思想的影响，家里成员都对患者特别地关爱和袒护。“不孝有三，无后为大”，这种浓重的封建思想在农村家庭中显得更甚。“家中有子，万事足”的传统观念使父母对患者有很高的期望，偏袒便显得合情合理，姐妹也不得不接受他，在生活中迁就他，这样就形成了患者的自我中心的习性与无法面对应激而懦弱的性格特征；另一方面，患者得到独生子的照顾和关爱越是多，他感到他肩上需要承担的责任也就越大，特别是患者的爸爸，在这方面更会对患者严格要求，并有较高的期望。在此情况下，父亲偶尔的一次批评和打骂，成了患者不好好学习，不承担责任的最好原因，患者学到使用躯体不适的借口来应付面对的负担与困难，也就养成疑病症的性格与适应机制。

另外从精神分析的理论来看，被母亲从小宠坏了的儿子，到了孩童的性蕾期阶段会开始和爸爸争夺妈妈的爱，形成亲子三角关系上的冲突。当爸爸发现儿子的行为问题时，给以矫正和责备，并加与体罚（从后面被打头部，增加其吓坏的作用）。由于儿子不能战胜爸爸的权威，所以就利用退缩的心理防御机制，摆脱爸爸的批评。他发现自己的示弱表现，即晕倒，换来了父母内心的歉疚和纵容。后来每当遇到问题和挫折的时候，会感觉头疼和不适。随着患者年龄的增加，他要承担的家庭责任和社会责任越来越大。当他觉得有些事情难以解决时，就会感觉身体不适，那样就可以把问题转嫁给自己的亲人，使自己不用面对困难带来的困惑与矛盾。特别是其在父亲去世后，患者需要接替父亲的角色来承担家庭责任，不但要照顾好年迈的母亲，还要照顾好自己的妻儿，除此之外，家里家外大大小小的事情都要他来做主。作为一个身无长物的普通农民，可以说是一个在父母呵护下长不大的“男人”，他内心的焦虑与不安可想而知。独自承担生活的重担才暴露出他的“低能”，遭到妻子的鄙视，妻子的责备和内心的看不起，使得患者痛苦，感到走投无路。一次偶然的摔跤，使患者再也站不起来了（也得到很好的借口，不用面对问题）。

【治疗经过】

治疗师和患者交谈的过程中，首先对患者目前的情况表示理解，知道患者目前十分痛苦和不幸。治疗师问患者目前的状况和以前的情况是否有关？患者坚信目前的症状表现和小时候挨父亲的打有关。治疗师问患者是否记恨自己的父亲，患者说不记恨，因为患者当时年龄小不懂事，父亲严格批评是对自己好，只是手段和方法不当造成的。事后父亲就一直后悔造成患者后来的情况，所以，父亲后来很多农活都不让患者干。但是患者说，在以后的生活中，每想到父亲打骂自己的情景就感觉不舒服。尽管后来父亲再没有对患者进行打骂，但很多时候总是恐惧父亲会再打自己。

治疗师问患者，目前父亲的情况怎样？患者说父亲在五年前死于肺癌。治疗师问患者既然父亲都已经去世了，那么现在患者还害怕什么呢？患者觉得父亲的死对患者也是一次创伤，因为自己要承担家里很多的事务，目前，只有母亲来帮助分担一些事情。患者还自述，父亲死后家里的很多事务都是由自己来料理，家里地里的活都落在自己身上，一下子觉得肩上的担子重了。现在妻子对患者也越来越不满，认为丈夫缺乏男子汉气概，做事拿不起放不下，总以身体的毛病为借口，回避面对责任。因此，妻子干脆带着小女儿回娘家生活，家里面只有患者的母亲和患者两个人。患者母亲对患者十分关心和疼爱，还一直后悔患者的情况是因为小时候父亲的打造成的，也相信儿子有躯体毛病，无法负担重担。

治疗师接着和患者讨论家庭中丈夫应该具有的基本角色和作用。作为男人，应该挑起家庭生活的担子，作为丈夫，应该照顾妻子、儿女使家庭关系和睦。经由治疗师的提示患者体会到大丈夫应该做到**“修身齐家”**。结合患者的家庭情况，治疗师帮助患者分析，为什么家里父母自幼对患者娇惯，是因为他是家里的唯一男孩，主要期望是他可以承担家里男人的角色，而男人在家里要处理好家庭成员之间的关系，承担起家庭生活的责任，患者夫妻之间的矛盾冲突主要在于患者不能承担家庭角色和责任造成的。患者对此表示认可，但是患者认为个人的身体状况有问题，治疗师告诉患者可以帮助患者从过去的阴影里走出来，但是关键是患者要建立个人的自信心，不能总是遇事都要别人帮助和支持，要学会独立自主。治疗师问患者目前的最大愿望是什么？患者说是把病先看好，治疗师说如果患者的病好了，那么患者应该在家庭中承担什么义务和角色？治疗师分析患者的情况，小时候被父亲打是事实，可是后来的有关情况是不是全是因为挨打造成的呢？原来患者害怕父亲的严厉和威慑，可是现在父亲已经过世，患者为什么还是不能坚强呢？主要是由于患者在长期的社会和家庭生活中，懦弱的性格和缺乏自信与自立的意志力导致的。因此建议患者，每天遇到事情的时候都要时时提醒或要求自己自立、自强与自信。患者目前已经到了中年，并且父亲已经去世，根据中国的文化传统，家里的生活重担应该由患者承担起来，可是患者的情况是不能够承担，所以导致夫妻之间的矛盾，也被妻子抛弃了。

通过治疗师和患者的交流和讨论，患者认识到自己对个人以前的生活习惯以及自己家庭角色没有正确认识，并且由于自幼在父母的呵护下成长的因素，所以遇事不能做主或者独当一面，现在随着父亲的去世以及患者在家里的角色的转变，应该学会独立和自信。在以后的两次治疗中，治疗师帮助患者建立自信，同时，和患者的母亲进行交流，让患者的母亲认识到患者的问题和母亲的过度袒护和溺爱有关。另外和患者的妻子也进行沟通，告诉患者的妻子患者目前的情况确实是心理承受能力有限，妻子应该帮助患者走出生活的困境，不能只是指责和看不起，而应该在生活中多鼓励患者的优点，特别是患者开始有进步和变化的时候，及时进行强化和鼓励。经过这样对病人与家属分别辅导，病人的情况逐渐有所改善。比如，有一次患者家里来了亲戚，患者立即从屋里走出来迎接，这时候妻子与母亲都当即给予鼓励和强化，说明患者开始承担家庭招待客人的角色责任。这样经过一段时间的治疗，患者的情况慢慢好转，能够自己走路，并且别人大声叫自己的名字的时候也不再跌倒。而且，妻子终于从娘家搬了回来，妻子也很关心和支持患者的社会交往，鼓励丈夫和其他人一起做生意，夫妻关系得到改善，家庭生活和睦。

【总结讨论】

此患者是一个生长在农村的家庭宠儿，由于幼年的成长经历导致了个性的依赖和缺乏自信，因为任何事情都由家里父母做主，患者童年挨打的经历成了患者后来面对挫折和矛盾的保护伞。尽管后来自己成家了，患者始终没有承担应有的社会和家庭责任，特别是 5 年前父亲的去世，使患者更加感到面对生活的家庭压力，在这种情况下，一次偶然的摔跤，成了患者逃避各种责任的好借口，并且把身体状况和童年的经历联系在一起，导致了不能走路的躯体化症状。当患者几经周折多家医院检查和治疗，患者又被医师所给予的各种疾病的（诊断）标签所左右，从而利用其有“病”的理由，回避现实生活中的责任。

针对患者的具体情况，在治疗时结合中国儒家思想中男人应该**“修身、齐家、平天下”**的角色要求，分析患者自幼父母之所以宠爱是因为想让患者支撑家里的重任，激发患者自身的责任潜能，帮助他分析个性中懦弱和没有自信的表现是不能很好承担这种重任的基础。患者生活中的挨打和摔跤是疾病发展的“扳机”。因此，向病人解释他的问题是自己的心理问题，而非躯体的毛病，就取消了依赖躯体的毛病而去逃避责任的借口。同时也就向病人打开要治愈的途径。治疗的时候抓住中国男人要承担社会责任的要求，去鼓励患者建立自信和自强后，所有的问题慢慢就得到解决了。

再者，从另外一个角度来说，治疗者扮演了友善的权威者，帮助病人去抵消害怕被权威者处罚的恐惧感，鼓励其建立男子汉的意识，可说是透过“转移关系”而施予的治疗效果，不能忽略。

第五节 如何把握儒家思想在心理治疗中的适应性

心理辅导理论的流派很多，但是在心理辅导过程中无论是哪种流派的实施和应用都离不开社会文化的影响。不同地区、不同国家和不同时期在开展心理治疗的时候，必须考虑其理论与社会文化相适应，否则，很难收到良好的治疗效果。另外，治疗师本身的成长也受各种社会文化因素的影响，各种思想体系在人身上的具体体现就是他们所表现出来的价值追求，并沉淀在每一个人的心灵深处，外显于人们日常生活的行为方式和人际交往之中，并体现在当时的社会制度、生活习惯及形形色色的物质与精神产品之中。

儒家思想几千年在中国经久不衰，有其存在的必然性。儒家思想是中华民族文化遗产的重要内容，儒家对人的基本看法就是“人者，仁也。”这一点在中国人的人格结构中体现的十分明显，特别强调在人际关系中，要学习从别人的角度考虑问题。因此，个人的行为有时候不得不受周围人的看法和观点的影响。这一点在实际的心理辅导过程中是治疗师必须要加以考虑和注意的。那么在实际的辅导过程中，适当地把握应用儒家思想，应从以下几个技术上的要点而加以着手和注意。

一、选择合适的对象而辅导

在实际的辅导中，有的来访者其文化水平比较高，对传统思想有比较深刻的认识，对过去的观念持有正确的态度，能够接受儒家的价值观念，实际治疗时，也就比较容易进行；如果来访者文化水平很低，对人生的基本看法和价值观念比较模糊，或者来访者的心理问题与社会文化因素没有内在的联系，这样就很难把传统思想与来访者的心理问题相结合。因此，治疗的时候应适当地选择来访者而使用。换句话说，要考虑来访者对传统文化的接受性。

二、注意抓住适当的治疗时机，适时提供解释与提议

心理辅导过程中，治疗时如何对来访者的问题进行分析，以及如何在适当的时候把个人的观点或者社会文化的价值观念传递给来访者，要注意在什么时候，以什么样的方式来介绍或者引出儒家思想对来访者实际问题的影响，是个技术上的判断。在实际应用时，既不能在时机不成熟的时候，强行或者刻意地讲解儒家思想和价值，那样就会使心理辅导有同于儒家思想的说教。另一方面，也不要错过机会，不能及时准确地结合来访者对问题的理解和讨论来说明儒家思想的作用。只有经过反复的运用，才能把握得更好。

三、结合现代心理治疗理论

在应用传统儒家思想辅导来访者的时候，同时要注意和现代的心理治疗理论相结合。除了提供传统思想以外，还得考虑现代心理治疗上的辅导要领与原则。即：治疗者要扮演适当的权威者，善用病人与治疗者间的医患关系，透过转移关系而进行辅导。不仅要提供认知性的辅导，还得注重情感上的治疗，以及关系上的纠正。这样综合性、结合性地辅导，才能发挥其最好的治疗效果。

总之，运用一般人熟悉而且尊重的传统观念，善用其接受性与影响力，适时且恰当地把儒家思想和现代心理治疗相结合，解决来访者的实际问题，对心理辅导有着重要的作用和意义，值得我们推广。

第三章　道家哲学在心理治疗中的应用

在我国的文化系统里，自古至今儒家的思想可以说是主流。与之相比，道家的哲学，总被看成是比较消极的看法，没有被很重视。可是，从哲学的立场说来，道家的哲学有很特殊的贡献，可运用于心理辅导之用。道家的发源，在时代上说，跟我国历史上的春秋战国时代背景有关，即诸侯都使用兵力相互竞争、打战，劳民伤财的时代。在这样的社会背景下，道家主张建立为而不争、少私寡欲、知和处下、顺其自然的哲理，以应对当时相争不息的社会格局。这种道家的哲理，也就可以运用在好胜心很强，喜欢竞争、好斗的人，特别是到了年老以后，需要知足知止、以柔胜刚、返璞归真的老年阶段，有其好处。经由认知上的更改，行为模式与生活方式的修改，也就能减轻心理上的挫折，从而适应老年阶段的心理生活。因此，利用我国自己的传统哲学理念来辅导需要这样人生看法与态度的患者是很合适的创举，也是配合心理辅导方法本土化的另一途径，值得注重与推行。

第一节　道家与道教的区别

在开展道家认知治疗的过程中，经常会遇到一些来访者提出，到底道家与道教的区别何在，甚至有的来访者错误地认为道学认知疗法就是道教治疗。针对这样的问题，需要进行一系列有关的介绍和区别，以便澄清。实际上，有关道教与道家的区别，有过很多不同观点的介绍，在此进行简单地总结说明和阐述，以便在实际应用过程中加以注意。

一、道家是什么

道家是发源于我国先秦时期的一个思想流派，以老子、庄子为主要代表，其基本思想是崇尚自然，有辩证法的因素和无神论倾向，主张清静无为，反对斗争。道家的奠基人应当是作为史官的老子，道家的主张是无为而无不为，以虚无为本，以因循自然而为其用，最初的道家，是春秋战国之际的老子创立的，他的思想都浓缩在《道德经》这一部书中。在他之后不久，又有庄子发展了老子的思想，他的著作有七部，即著名的《逍遥游》、《齐物论》、《养生主》、《人间世》、《德充符》、《大宗师》、《应帝王》。我们所说的道家严格地讲是指老子的思想，从庄子之后，都算是后来的道家。老子的思想后人有过不同的解释，这些解释可以说是千差万别。

道家中“道”的用法有道即自由境界、道即思想体系、道即规律和道即方法这四种，而道家主要人物老子和庄子所追求的是自然的逍遥之境，所用的基本方法是无为、自然、遁世，修炼的最高标准是体会大道而无不为。所以，所谓道家，就是以无为而无不为之道为一切行为的最高原则的以个体为出发点的思想流派。这种思想流派的最大特点是不与世争，信奉它的个体之间也没有什么组织机构来协调，相互间仅仅是人生态度的相近而已。从这一判断出发，中国历史上的多数隐士可能都信奉道家思想，但他们却不一定信佛教或道教。比如，我们可以将东晋田园诗人陶渊明视为道家人物，但是，我们决不能将其视为道教或佛教居士，尽管他的确同道教、佛教有较多的交往。

二、道教是什么

简单地说：“道家”可以理解为以道为家的学说，“道教”可以理解为以道为出发点的宗教。

史书公认的是东汉末年，张道陵在四川创设五斗米道，以五斗米作为入道的费用，以符水给人治病作为传道的基本手段。《三国志·魏志·张鲁传》说："祖父陵客蜀，学道鹄鸣山中，造作道书，以惑百姓。"这里所说的"学道"指的是张道陵修炼神仙方术，"造作道书"指的是张道陵编纂反映五斗米道基本主张与理想的文献资料。与张道陵同时的是张角的太平道，以《太平清领经》为经典，以乐善好施发展信徒，于公元184年发动了黄巾大起义，加速了东汉王朝的灭亡进程。不论是五斗米道还是太平道，都有浓厚的以符咒治病的色彩，也都有在人世间建设一片乐土的想法，是道教初期的实力派，拥有以信徒为成员的军队。在道教那里，道已经同道家的自然无为而无不为之道有所不同，它已经明显人格化，成了太上老君的代名词，是具有人格的造物主，宇宙间的一切皆来自于这个太上老君。《太上老君说常清静经》说："大道无形，生育天地；大道无情，运行日月；大道无名，长养万物。"天地万物、日月星辰无不由道而得存在，这个道当是何等伟大！而葛玄《五千文经序》说："老君体自然而然，生乎太无之先，起乎无因，经历天地终始，不可称载——穷乎无穷、极乎无极也。"可见，太上老君就是道，就是生养万物的神灵。而且，在道教中，《老子》不再被称为《老子》，而是被尊为《道德真经》；《庄子》不再被称为《庄子》，而是被尊为《南华真经》。这些变化说明，道教一方面在思想上继承老、庄的思想，另一方面则对老、庄进行神化，对老、庄的基本范畴进行宗教性质的改造，以适应其同佛教和儒家争夺信众的需要。这种有信众的同道家有千丝万缕联系的组织，人们往往以"道教"称之。宋代静斋学士刘谧《儒释道平心论·卷上》说："道教在中国，使人清虚以自守，卑弱以自持，一洗纷纭轇轕之习而归于静默无为之境。"又说："道教之所行者，天上人间也。"道教能够在天上存在，道家行吗？显然，道家是做不到的。但是，"使人清虚以自守，卑弱以自持，一洗纷纭轇轕之习而归于静默无为之境"，这一点却是道家的一贯立场。正因为道教与道家有如此相似之处，无怪乎自古以来人们也习惯于用“道家”来称呼道教了。

所谓道教，就是指以太上老君为教主和道的化身、以神仙方术和长生不老为追求目标、以种种戒律为行为规范、以清静无为和炼丹为基本手段、以庙观为主要活动场所而以人间仙境为乐土的一种宗教。这种已经是宗教的道教同它的母体道家的主要区别是：道家没有教主，而道教却有；道家不追求神通，而道教却非常注重；道家没有组织体系，而道教却相当严密；道家主张遁世，而道教却主张入世；道家重视炼心，而道教则强调炼形；道家擅长思辨，而道教则注重经验；道家是清虚以自守，而道教则以度化天下为已任，这就是它们之间的区别所在。

第二节　道家哲学对心理卫生的描述

中国传统思想中道家哲学的标志著作是《道德经》，该书的作者是春秋战国时期著名的思想家老子，全书内容共 91 章，约 5000 字，书中有许多篇幅是论述养生之道的。在我国精神病学家中南大学杨德森教授领导下，学者们于 20 世纪 90 年代在国内首先把道家的处世养生原则运用于心理治疗中，他们经过定期的学术研讨和座谈，最后从《道德经》中引出道家处世养生原则 8 项 32 字作为开展道家认知治疗的原则，并先后在杨德森教授的指导下，由张亚林、周亮、朱金富从事道家认知治疗的博士研究课题，经过几年的临床实践与修订，最后确定了道家认知治疗的操作程序，并于最近几年由杨德森教授带领博士研究生朱金富等先后在国内上海、天津、西安、海口、郑州、银川等多家心理卫生机构开展推广和应用，多次在国内国际学术会议上进行交流和推广，已经初步形成为一套独具文化特色的本土心理治疗方法。

道家处世养生原则可分为 4 条，8 项 32 字，即“利而不害，为而不争，少私寡欲，知足知止，知和处下，以柔胜刚”。对这 32 个字的基本理解是这样解释的（杨德森，2001）：

1. “利而不害，为而不争”

指劝导人们只做利己、利人、利社会（天下）的事，不做害己、害人、害社会的事。求生畏死，趋利避害，首先要求得自我生存权。因此，自然人性中必然包含利己成分，只要不损人，尽量做到同时利己利人，建立人人为我、我为人人的互利合作的社会关系，利己便无可非议。一方面不幸灾乐祸，不嫉妒别人的成功；另一方面，不跟自己过不去，不和家人过不去，不和同事或陌生人过不去，便能为人大度，处世豁达。在心理咨询和辅导过程中，结合来访者的实际情况，建议他们在实际的生活和工作中，要做对自身健康有利的事情，改变不良的生活方式或行为习惯，坚持科学的养生原则。客观地评价自身的健康状况和周围面对的实际情况，做自己力所能及的事情，制定切实可行的生活目标和工作目标。不过分要求与责备自己，不去强求自己能力或客观条件达不到的事情，努力实现自身可实现的目标。不与周围人攀比，尤其是在名利权位面前，不强求，不争强好胜，“不敢为天下先”，要懂得“佼佼者易污，峣峣者易折”，明哲可以保身。日常生活中人们遇到的许多矛盾、痛苦和不安，均来源于人们与他人的相互攀比和竞争之中，在与人交往和相处的时候，你越是与别人争权夺利，别人就越会与你争，双方互不相让就会出现人际关系紧张和冲突。道家处世养生哲学告诉人们，在生活中如果能像止水一样平静不争，把职位和利益看的淡化一点，人际关系就会变得和谐，道家坚信“唯其不争则天下莫能与之争”。现代医学的研究表明，损人利己的行为可能使你得到眼前的某些利益，但同时也会招来非议和谴责，造成恶劣的人际关系，从而导致不良的心身反应，有些恶劣行为，即使侥幸没有暴露，舆论的压力也会使你的心理长期处于紧张的应激状态，俗话说“若想人不知，除非己莫为”。这种长期的担惊受怕和不安情绪，可能会导致体内肾上腺素的分泌增加，升高血液中胆固醇水平，增加血小板的黏滞度和毛细血管的敏感性，有害身心健康；相反，良好的情绪，放松的心情，对人体产生良好的反应，促进身心的健康发展。

“为而不争”是指想问题、办事情要尽力而为，不与人争。在“斗争哲学”盛行年代，在“适者生存，不适者淘汰”的达尔文主义浪潮前，如何给社会上的弱势群体、失败者、受挫者一个可接受的心灵归宿呢？就是告诉人们，不能够什么事情都要去硬拼，而是要学会退让，知道保全自己。更何况每个人都有气盛与气衰的时候，强者与弱者在同一个人身上，在不同条件下是可以相互转化的。所以要在引入竞争机制的同时，提倡互相合作。在主张刚健有为的同时，提倡谦虚礼让。在“进一步山穷水尽”时，深切理解“退一步天地皆宽”的道理。“为而不争”强调的重点是“不争”，而不是“不为”，“为”强调的是过程，是告诉我们在做事过程中要尽自己最大的努力，积极发挥自己的能动性，至于事情发展的结果，不必过于强求，不要过于争夺最后的结果，要懂得不是所有的事情“为”了就一定是水到渠成。人们在“为”的过程中，在“为”的限度上遵守“不争”的原则，“不争”是自然的体现。该“为”的时候就要为，在“为”的过程中没有丝毫的争夺之心、争先之心、争胜之心，是要人们尽力而为，量力而为。

2.“少私寡欲，知足知止”

私心和欲望皆是人类与生俱来的，是自然人性的表现。人类近亲猴群即有食物、栖息领地、权位与配偶的争夺和无限占有欲望。自古即提出人有七情（喜、怒、哀、惧、爱、恶、欲或喜、怒、忧、思、悲、恐、惊，后者为中医所常用）与六欲（无统一的说法，泛指眼、耳、鼻、舌、身、心等感官刺激的追求，或指人对功名、利禄、权势、地位、美色、健寿的追求）。人的欲望与需求一方面可以催人奋进，改造物质世界，创造条件满足自己的欲求，从而推动社会的发展与生活质量的不断提高。而另一方面极私多欲又给本人造成很大的精神压力与躯体疲劳，有时候，其精神被奴役，肉体被驱使，终生“当局者迷”而至死不悟，落得个“身与名俱灭”者，根本得不到人性的自由与精神的超脱。

人的生存，物质生活的最低保障是必需的，因而要做到绝对的无私无欲是不现实的。相反，追求过分超脱，面壁十年，不食人间烟火，悟出了万事皆空，物我俱忘，也是进不了极乐天堂的。但另一方面，极私多欲为社会所不容，为群体所抵制，也必然到处碰壁，带来无穷无尽的精神痛苦与行为受挫。此时，接受道家少私寡欲的处世养生原则，在“山重水尽疑无路”时，能够省察到“柳暗花明又一村”的境界。

“知足常乐”、“知止不辱”、“知止不殆”都是中国传统文化中养生处世原则的精华。极私多欲、争名夺利、穷凶极恶都是没有好下场的。现实生活中我们可以看到，过分追求名利的人，并不一定得到更多的精神快乐，相反有时候会落得筋疲力尽，精神痛苦，甚至失去理智，走入了歧途。在一定范围内，一个人的幸福感和精神的快乐，与他所拥有的金钱和社会资源有很大的关系，可是当这些东西达到一定程度的时候，两者之间则并不明显，甚至有时候，一个人占有的资源越多，他需要承受的精神压力和痛苦就越多。

结合来访者的实际情况，在心理咨询过程中，建议精神生活保持轻松愉快与适当的超脱。人生常苦是因为：心比天高，没有永恒的满足与快乐；命如纸薄，只有持续的遗憾与痛苦，苦在执著追求与求而不得。对物质需求的过分追求常可导致精神痛苦，人生真正的幸福应该是一定物质生活的满足与精神生活的愉悦，是一种双重的条件。我们常看到机关办公室里，西装革履的职员，面对提拔无望而颓废萎靡；青春靓丽的少女可能为一件时装价格超过自己的承受能力而垂头丧气；辗转菜市场的老太太正在为不小心买了贵几分钱的菜而追悔莫及。当一个人能超越物质生活的桎梏而呈现出精神升华的时候，就能体现出人性的美好。中国人把“知足不辱”看成一种处世的智慧，以“知足常乐”表达一种人生态度和幸福观念。一个人要立足于社会，就要有一种进取的奋斗精神。但又不能过于急功近利，不能私欲太甚而起贪心、兴贪欲、使诡计、施阴谋、坏心术，这样将违背良知，遭受痛苦，不能免于罪恶。历史上的例子不可尽数：贪权者争权夺位，血雨腥风；贪财者争金夺银，尔虞我诈，贪欲过甚，伤害他物，损害自己。所以老子说："罪莫大于可欲，祸莫大于不知足，疚莫大于欲得。故知足之足，常足也。"他在提醒人们，人类的纷争，皆由于不知足与贪得无厌，不知足是人类"恶"的根源，而拯救的方法就是"知足"，一朝知足，就自然满足，人人皆知足，人就自然知足了。故老子说："治人，事天，莫若啬。"就是让一个人做事要适可而止，这样不会产生危殆，身体才可以健康，生命才可以长存。所以说，知足的人，无所不足，无往而不泰，不过于奢求身外之物，从而得身内"自性"生命的常足。

3. "知和处下，以柔胜刚"

道家主张的"和光同尘"与儒家的"以和为贵"是异曲同工。中国人美谦虚，爱和平，取中庸，讲尊卑，是几千年历史文化沉淀的为人处世哲学，它虽有种种缺点，但对于保持社会稳定与群体人际关系和谐，自有其价值。道家更教导世人"处下"，因为道家认为"峣峣者易折"；主张"守黑"，因为"皎皎者易污"。在中国社会要获得良好的适应，为群体所接纳，就要防止高高在上，盛气凌人；不自作聪明，自以为是；不可指手画脚，操纵别人。只有这样我们才能建立良好的人际关系，保持社会的和谐。否则，如果一个人总是高高在上，想控制或指挥别人，或者操纵别人，就会使周围人感到不舒服，而产生人际关系紧张或产生人际冲突。

宇宙万事万物发展的过程，都是在循环往复，在这个发展过程中，一切表面上强的、刚的都会被摧毁。而柔的、弱的反而能生存，因此老子用"知其雄，守其雌，为天下溪"来形象比喻这个道理。他在告诉人们如果真的知道什么是"刚强"之道，那么他反而守住温和柔顺的谦虚，因为你懂得以卑下自处，才会成为万流所归的水溪，使人性散发迷人的光彩，彰显人格的魅力。道家认为海纳百川，水容万物，均以处下和至柔取胜。人生在世，少不了坎坷经历，要受得起冤枉委屈，经得起失败挫折。刚强者即时玉碎，柔弱者终得瓦全。道家从来没有提倡过卑躬苟活，没有采用过“精神胜利法”（如鲁迅笔下的阿 Q），而是主张坚持真理，走自己的路，不自怜，不自卑，独自舐干伤口，继续前进，去追求超然物外的逍遥人生。道家处世哲学的光辉之处就在于：能以进为退，以守为攻；能知雄守雌，知白守黑；能攻心为上；能后发制人，不战而胜。这就是说，如果一个人能够真正懂得“知雄守雌”、“知白守黑”、“知荣守辱”，那么他反而会大智若愚，因为他内存的自身涵养使他以常人自居，与众人和谐相处而不自傲，坦荡的胸怀，如山谷一样容纳天下一切好的、坏的，像这样的人才是天下的榜样。一个人如果能成为天下仿效的榜样，他的德行又能差到哪里去呢。所谓“守雌”、“守黑”、“守辱”，并不是要我们不战而退，而是要我们有此涵养，做到“为天下式、为天下溪、为天下谷”，也就是说，由此而能使得“天下莫能与之争”的上治社会。反过来说，通常是强者胜弱、上者压下、刚者克柔、硬者制软，也就是说，如果一个人为了满足自己的私欲，而去争夺天下名利，那是不可能的。最后，他只会在“欲而不得”中“寡欢”，抑郁而终。因为你总想走在前面，却不料想始终有人走在你前面，当你想走在人的后面，结果后面还有人跟随其后，当你想成为最强的人，总有人比你更强。正如老子所说：“或行或随，或强或羸。”因此，做人不能好高骛远，凡事应该顺其自然。这是众所周知的事实，缺乏哲学头脑的人，思维与见识也就到此止步。唯有懂得物极必反，相反相成道理的人，才能接受道家学说。

4. “返璞归真，顺其自然”

返璞归真就是回归自我本来的真实面目，去伪存真。处世为人不做作，不装腔作势，不自作多情；不捕风捉影，不飞短流长，也不在乎别人的注意与议论，不卑不亢，功过自有公平论断。一生做老实人，说老实话，办老实事，坚持实事求是，以诚信为本。

按客观规律办事，按保健原则养生，生老病死，是不可抗拒的自然规律，在灾难、严重伤病与死亡威胁面前，做最坏的打算，争取最好的结局。当不可抗拒的灾祸降临自己头上时，做到不惊慌失措，不怨天尤人，对将来不心存侥幸，对过去不悔恨无穷，不作徒劳挣扎，也不作无谓牺牲，做到心平气和，走完人生最后一段路程。历史记载百年前法军兵临广州城下时，当时的两广总督叶明琛有“不战、不和、不守；不降、不死、不走”的六“不”政策，终被俘囚，死于海外孤岛上，这六“不”政策也不能追究于道家的无为思想。道家思想是一切不妄为，并非一切不作为，故有“无为无不为”与“为所当为”的说法。

以上 32 字作为道家认知治疗的基本原则，在具体应用过程中，结合来访者的具体性格特征和人生经历，有针对性地进行解释和交流，让来访者在个人能接受的基础上进行选择和实施。这 32 字只是道家认知治疗的核心原则，在来访者反复领会和认真理解的基础上，治疗师应注意充分发挥来访者的主观能动性，使来访者能够在个人的实际生活和人际交往中学会恰当地运用道家处世养生原则，进而改变他们原来的价值观念和认知方式，更好地适应现实生活和面对心理挫折。

第三节　道家认知治疗的创始与简介

一、道家认知疗法的创立（杨德森，2001）

1992—1995 年，湖南医科大学精神卫生研究所杨德森、社会医科教研室肖水源与社科部胡凯、卢德怀、曹骞老师合作，研究道家与儒家的处世养生原则，定期在社科部与精研所举行学术座谈会，参加者还有湘雅一院中医与老年医学病室的杨放如医师、湖南师范大学体育系的向亦文老师、李建华老师等，最后由杨德森从老子“道德经”中，摘引出道家处世养生原则 8 项 32 个字，经大家反复讨论修改后认定为开展道家认知心理治疗的原则。同时由肖水源、杨德森合作制定了一个中国传统价值观量表，划分了儒家、道家、“亦儒亦道”与“非儒非道”四种价值观，在小样本人群中作预测试，后经中南大学文法学院吕锡琛教授提出许多宝贵修订意见。

1995年以杨德森为首，联合行为医学教研室几位同事申请“道家认知疗法对焦虑症的治疗及其生化变化”的自然科学研究基金，获得基金会的批准与资助；适逢张亚林留学美国回来并考取了博士研究生，同年秋即受杨德森委托，在张家界举行的全国行为医学年会上，组织国内几个单位协作进行此项科研。参加研究的有上海市精神卫生中心肖泽萍医师、宁波康宁医院冯永铭医师、湖南省脑科医院张宏根医师、大庆市立第三医院周洪祥医师等。

1995年张亚林仿效A. Ellis在合理情绪治疗（RET）中的ABCDE步骤提出了中国道家认知疗法“ABCDE技术”，其中A为应激源的探索，使用的是张亚林、杨德森合编的“生活事件量表”；B是价值观的测查，采用张亚林自编的价值观量表，以及肖水源、杨德森合编的中国传统价值观量表；C是心理应付方式测查，使用张亚林自编的心理应付方法量表；D是道家处世养生方法的导入，使用的是杨德森总结的8项原则、32个字诀；E是疗效评估，对比治疗前后各项量表评分的变化以及生化检测指标的变化。

2000年以后，杨德森继续带领博士研究生周亮、朱金富在湘雅二院神经症门诊开展道家认知治疗的研究，在原来的基础上重新调整道家认知治疗的操作程序，并在各种神经症患者中开展推广应用，后来，由周亮博士在焦虑障碍患者中开展系统的研究和应用，并完成博士论文。接着，朱金富博士在杨德森教授的指导下，把道家认知治疗在中老年冠心病患者中开展治疗和应用，历时一年，收集近百例样本，收到了良好的治疗效果，完成博士学位论文。

2004年以后，杨德森教授带领其博士研究生朱金富先后在上海、天津、西安、厦门等全国各地医疗卫生单位和相关专业的学术研讨会上进行演讲和推广，得到了同行的认可和支持，有些单位和学者分别在不同的相关领域开展道家认知治疗的实施和应用。朱金富于2007年以访问学者的身份到美国夏威夷大学医学院，跟随曾文星教授进一步学习文化心理治疗，并多次参加国际学术交流和讨论，发表了相应的中英文论文，受到同行的认可。

二、道家认知疗法的哲学精神及临床意义

道家处世养生原则8项32个字，即“利而不害，为而不争；少私寡欲，知足知止；知和处下，以柔胜刚；返璞归真，顺其自然”。既可作为中老年人健康的价值观，培养超脱精神，求得精神上的平安；也可在面临生活事件，遭遇挫折与失败时，作为摆脱精神痛苦的一种心理应付方法。这种应付方法在精神分析学派的心理防御机制中，称为“超脱”（detachment），使生活事件中的当事人转换了角色，换一种想法，即假定发生的生活事件与自己无关，自己变成了旁观的第三者，采取“冷眼旁观”态度，解除因挫折、损害引起的负性情绪。林语堂说过：“道家学说给中国人心灵一条安全的退路”，“是用来慰藉中国人受伤心灵的止痛药膏”。

以积极、有为、竞争、进取，追求名利权位或希望为社会多作贡献，期望值高的人，是革命家（十分投入）与儒家（投入）的价值取向；以淡泊、无为、逍遥、自在、不争、谦让，不求名利，只求一生平安，期望值低的人，是道家（超脱）与佛家（过分超脱）的价值取向。不同信仰，不同年龄阶层，不同社会生活处境，不同健康状况的人有不同的个人价值取向，确实是很自然的现象，应当被允许自由选择。

对一部分神经症患者和急性与迁延性应激障碍患者，以及某些人格障碍与特殊个性的人，推荐道家处世养生方法，作为其价值取向或心理危机应付方法，使其减少或摆脱精神痛苦，促进心理健康，是应该得到社会与医学界认可的。因为宗教信仰自由是受宪法保障的，何况道家不是道教，此项治疗的施治者与受治者，

都是无神论者。在中国传统文化中，道家学说的哲学造诣，远在儒家之上。撰写《中国科学史》10卷的英国学者李约瑟说：“中国人的特性很多，最吸引人的地方，都来自道家的传统。中国如果没有道家，就像大树没有根一样”。在心理治疗领域，既然颇具唯心主义色彩的精神分析学说和颇具机械唯物主义色彩的行为疗法都可登堂入室，那么，我们应用本国传统文化思想精华作为心理治疗的理论基础就更有意义了。心理治疗的理论基础，似乎不宜独尊马克思主义一家而罢黜百家，儒家、道家、佛家思想以及文学艺术等，都应可作为心理治疗的工具或手段。必须指出，中国本土心理治疗方法不是太多，而是太少，业内人士互相支持者少，互相挑剔者多。在这种环境下，恰恰是摇篮里的婴儿最易被扼杀。正是这些因素制约了我国心理治疗本土化的发展。

三、道家认知疗法的临床实践

在1997—2000年，张亚林教授带领硕士生黄薛冰，从事道家认知治疗对大学生神经质倾向人格影响的研究，对32名艾森克人格问卷神经质分（N分）较高的大学生进行道家认知治疗干预，以30名N分正常的大学新生作为对照，干预期2个月，随访1年，结果发现道家认知疗法提高了被试者心理健康水平，减少了SCL—90总分，提高了被试者的应激能力，降低了应激后肌电，脉搏变化和出现皮电幅度的升高，降低了EPQ量表中的N分值。

2001年杨德森指导在读博士生周亮、朱金富在神经症门诊、病房对与大学生进行道家认知治疗，建立了一套操作程序，简述如下：

（1）松静术：每日要求求治者放松全身肌肉和少思入静默坐15分钟的技术。

（2）柔动术：要求受试者每日配合32字处世养生口诀，作4套（每套4拍）柔动体操，配合调整呼吸，运动全身的各肢体与躯干关节，耗时15分钟。部分受试者原来每天自练健美操或其他运动者，可以保持原有节目。

(3) 病情分析会：每次集体讨论分析一个自愿受试者的神经症症状、病程、病前个性和作为诱因的生活事件，以及遗传史或其他有关躯体与神经系统病史，其他功能性疾病与心身疾病的病史。明确疾病诊断与治疗方案，帮助患者了解自己的性格弱点、认知方式和心理应付方式的缺陷，指出他们对医生和药物迅速取效与彻底治愈的过高要求，对药物副作用和依赖性的过度担心，对主观努力和生活实践的不够重视等。每次历时1～2小时。整个疗程2～3个月，要求每周参加集体讨论。

(4) 保健心得志：要求受试者每日自习道家处世养生原则，调整心态，应付日常生活事件，改变价值观和心理应付方法，改变生活方式，改善人际关系，提高社会适应能力。畅谈心得体会，每周在讨论会上座谈，互相启发，坚持实事求是原则，防止鼓动、暗示与夸大效果，或报喜不报忧。参加者多数为初诊患者，也邀请多年治疗无效的强迫症患者出席。

道家认知治疗在临床实践中采用的松静术、柔动术、病情分析会、保健心得志就是博采各家之长，从瑜伽、气功、松弛训练、默坐（meditation）、太极拳、森田疗法、国外认知疗法中，对某些环节进行综合、改良、创新而建立的。同时充分注意到过度修炼与过分超脱的消极后果，即由于长期改变意识状态，进入慢性催眠状态，可能出现“走火入魔”、妄见妄闻（特异功能）、自伤伤人、弃亲离家的消极后果。因此本疗法强调无神论者参加，限制修炼时间，否定特异功能与神秘色彩，立足于心身保健。从转变认知开始，在意识清晰状态下，通过生活实践潜移默化，逐步转变情感与行为。

道家认知治疗自创立以后，陆续在神经症患者的焦虑症和焦虑障碍中进行推广和应用，在药物治疗的基础上进行道家认知治疗的干预，收到了良好的效果。2001年朱金富在杨德森老师的指导下，把道家认知治疗应用到心身疾病领域的冠心病患者之中，在老年社区对确诊为冠心病的中老年患者进行了为期3个月的干预和半年的随访，收到了较好的治疗效果，得到了参与者的认可与好评。当然一种心理治疗方法的形成和完善需要更多同行的共同努力和实践，也需要有人不断地进行指责和批评，只有这样才能够不断的完善和发展。

第四节　道家认知治疗的操作程序

一、基本操作

目前在实际中开展的道家认知治疗，经过10多年的发展已逐步完善，在现代认知行为治疗理论的基础上，建立了一套比较系统的操作程序，这些程序具有可操作性和实用性，它们分别是松静术、柔动术、病情分析会和保健心得志。现就具体操作分别介绍如下：

（一）松静术

松静术是让患者学会全身肌肉放松和精神入静的练习。通过松静术的练习，使患者体会放松训练对肌肉和情绪的影响，并坚持在每天练习1～2次，进而促进心身的康复。松静术分为放松和入静两部分内容。

1. 放松训练

在一个相对安静的环境条件下，让患者轻松自然地坐在舒适的沙发或椅子上。双手放在腿上，呈随意舒适姿势，这个姿势可以使患者感到轻松、毫无紧张之感。最好在安静的环境中练习，尽量减少外界干扰的影响，以保证放松练习的顺利进行。放松的顺序一般按照从头到脚的顺序进行：额头→眼睛→面部→颈部→肩部→双上肢→背部→腹部→双下肢。开始训练时患者根据治疗者的指令有顺序地进行肌肉的放松练习，患者从头到脚有顺序地体验肌肉紧张与放松时所产生的感觉，然后逐渐地放松各部分肌群。

最后使全身所有的肌肉都保持在松弛状态。对于初学者开始训练时，如果不能体验放松的感觉，可先体验肌肉紧张的感觉然后再做放松训练。比如紧闭双眼和怒目而视时都会感到眼部肌肉紧张，双眼微闭时就是放松。牙关紧闭或用力张嘴时就会感到肌肉的紧张，牙关自然微微合拢时就是放松。双手紧握双拳或过度伸掌时就会感到手部肌肉的紧张，双手自然地放下来就能体会到放松等。在训练时要求患者自然地坐在椅子上，双脚与肩同宽并自然放在地面上，双眼微闭，牙关微微合拢，头向前微垂，双肩自然下垂，双手分别自然放于双腿上，背部自然靠于椅子上，腹部放松变软，双腿和脚自然放松。当各部分肌肉放松都做完之后，治疗者还可继续给出指示语："现在你感到很安静、很放松……非常非常安静、非常非常放松……全身都放松了……。"学习后，患者可根据自己的实际情况回去自行练习，一般每日1～2次，每次15～30分钟，最好安排在午休和睡觉前。

2. 入静训练

超觉静默（Transcendental Meditation，TM）简称静默，该练习与渐进性肌肉放松训练同时进行。入静的方法是在放松训练的基础上，调整呼吸和意念，使自己的思想逐渐忘掉过去的事情，脑海里像清除垃圾一样，把过去所有的烦恼和痛苦都从思想中清除出去。然后再进一步使自己的意念也不考虑将来的事情，对以后所有即将面临的问题的发展和结局不去想。这样做的目的就是让脑海里保持一种清净，把意念集中于自己逐渐缓慢的呼吸节律上，使自己逐渐进入一种万念皆空的境界。调整自己的呼吸节律，用鼻细、长、匀缓慢吸气使腹部逐渐膨隆达七、八分饱满时暂停1～2秒钟，然后细、长、匀呼气，腹部逐渐放松，如此反复训练15～30分钟，自觉地调整神经、精神状态，调控心理活动，入静时，人达到了一种平心静气、泰然自若、心境坦然的和谐的心理状态。在实际过程中要注意掌握动作的要领。尤其是静默术，许多患者在开始练习时，往往不能入静，这时要鼓励大家坚持每天练习。一般来说，松静术适宜在午睡和晚上睡觉前练习。实践证明，入静快，见效快；入静深，疗效高；不入静，疗效差或无效。每天定时练习，配合有规律的生活方式，能起到更好的作用，松、静的目的是为了达到自然，一切顺其自然，真正能做到松静者，其结果必然达到"自然"。有效地松静训练能使心身达到一种轻松愉快、回味无穷的享受。

松静术是通过肌肉放松和意念入静的训练，帮助来访者较少紧张焦虑的行为治疗方法，肌肉的放松和意念的入静，使患者学会有意识地控制心身的心理生理活动，以达到调整机体功能、防治疾病的目的。该方法具有无痛苦、无副作用、练习方便、能充分调动患者主观能动性的特点。长期坚持训练可使患者建立一个"生物控制回路"，以消除紧张、焦虑情绪，降低交感神经的张力。使患者心率、血压下降，心肌供血改善，尤其对心理应激所致的心绞痛、早搏、血压升高的疗效较好。同时，入睡前松静术的练习有助于缩短患者入睡的时间，改善睡眠节律，提高睡眠质量。

在实际操作时，大部分患者对放松训练容易掌握。只是有个别患者开始时放松的姿势不太正确，治疗师或旁观者要及时给予矫正，避免一些不正确姿势影响治疗效果。通过实践，患者普遍反映问题较多的是入静的训练，开始训练时往往患者不能做到意念的完全入静，有时意念中会出现许多生活中的琐事，这时要及时告诉患者，正是这些日常琐事扰乱了我们的思想，影响着我们的情绪，从而造成我们的心身痛苦。要鼓励患者坚持练习，一般能很好坚持练习的患者，1～2 周就能达到入静的效果了。

二、柔动术

柔动术是将中国古代的太极拳、仿生操等保健养生方法进行改良，配合呼吸引导创建的一套简单的运动体操，患者可结合自己的实际情况练习（当然也可以做其他的运动），这套体操分四节，在实际练习中可结合道家处世养生四条原则分别进行练习，下面分别介绍各节的动作要领。

第一节　呼吸运动

立位，两腿自然分开与肩同宽，两手自然下垂，手心向上。双手叠放于身体的前方，开始时两臂伸直缓慢地由下自上向左右打开，逐渐伸平两臂，然后手心向上缓慢向上平举，到头顶部后两手自然合拢，然后转为手心向下，缓慢地由身体前方放下，恢复到原来的姿势。在两手运动时，配合呼吸运动。两臂向上运动时，缓慢均匀地尽力吸气；两臂向下运动时，缓慢均匀地尽力呼气。这样两臂每环绕一圈配合呼吸运动一次为一个节拍，练习者可以自己根据实际情况进行有节奏的练习，每次至少练 4～8 个节拍，同时，可以根据道家处世养生原则第一条 8 个字进行练习，两臂向上运动时（吸气）口中默念“利而不害”，两臂向下运动时（呼气）口中默念“为而不争”。

第二节　肢体运动

立位，两腿自然分开与肩同宽，两手平放在腰间，手心向上。先向左运动，左脚向左前迈出半步，两手心向前，手掌竖起与前臂呈 90°，两臂平伸缓慢向前方推出。同时，左腿前弓身体向前运动，两臂伸直后，两脚不动，两臂带动身体缓慢向右转动 180°，两臂转到身体右侧时自然收回，身体恢复到原来的姿势。在肢体运动时，配合呼吸运动，两臂前推时缓慢尽力呼气，两臂回收身体回复时，缓慢尽力吸气。每呼吸运动一次为一个节拍。同时相反的动作可以换为向右的运动方式，自己根据实际情况进行有节奏的练习，每次至少练 4～8 个节拍。同时，可以根据道家处世养生原则第二条 8 个字进行练习，两臂向前推出时口中默念“少私寡欲”，两臂回收运动时口中默念“知足知止”。

第三节　旋转运动

立位，两腿自然分开与肩同宽，两手平放在腰间，手心向上。两目光盯着左手心，左臂缓慢向前、向左伸直后由左向后向右运动一周。同时带动头部运动，目光始终盯着左手心。旋转一周后，左手从左后方恢复到原来的状态。旋转运动时配合呼吸运动，伸臂旋转时尽力吸气，手臂回收时缓慢呼气。每呼吸运动一次为一个节拍。相反的动作可以换为右手的运动，也可以左右手交互运动，自己根据实际情况进行有节奏的练习，每次至少练4～8个节拍。同时，可以根据道家处世养生原则第三条的8个字进行练习，手臂向前推出旋转时口中默念“知和处下”，手臂回收运动时口中默念“以柔胜刚”。

第四节　平衡运动

立位，两腿自然分开与肩同宽，两手平放在腰间，手心向上。左手手心向上缓慢托起，同时左脚缓慢抬起，左手托起伸直后向左外方旋转为手心向下，并与左脚同时缓慢放下恢复到原来的姿势。同时，配合呼吸运动，手脚向上运动时尽力缓慢吸气，手脚向下运动时尽力缓慢呼气，运动一次为一个节拍。同样的动作与右侧手脚交互运动，每次至少练习4～8个节拍。同时，可以根据道家处世养生原则第四条进行练习，手脚向上抬起时口中默念“返璞归真”，手脚向下运动时口中默念“顺其自然”。

以上每个节拍在实际操作时患者要根据自己的年龄和身体条件进行适当的调整，运动的幅度可大可小，一般以早晨练习为好。通过长期的运动训练可以提高人体对精神紧张的耐受性，使患者对精神刺激的反应趋于正常，改善神经、血管的调节机能。但在实际练习时，有时候有些患者往往好胜心强，从开始训练就要处处争第一，与别人比运动强度的大小，比运动时间长短等。因此对他们来说，要特别警惕过长时间的自我训练，要避免训练过程中伴有情绪激动，告诫他们在运动过程中也要按照“为而不争”、“顺其自然”等道家养生原则处理问题。另一方面，有些缺乏耐心的患者往往不能够坚持长期训练，这主要是因为他们很想通过短暂的训练获得较快的效果，对这类患者治疗师要用生活中的具体例子或同时治疗有效的患者鼓励他们坚持长期的训练，只有这样才能取得较好的效果。

三、病因分析会

通过病因分析会的讨论，让患者充分认识到在自己生活中与自身发生发展有关的各种心理社会因素，分析形成这些因素背后的价值观，按照道家处世养生原则通过转变价值观而调整情绪和生活方式。

（一）患者的性格特点和认知误区分析

首先由治疗师讲解影响健康的各种心理因素以及常见的性格特点和认知误区，分析总结其特点如下：

（1）争强好胜，攀比强求。他们对任何事都要努力做到最好，总想超过别人，喜欢出风头；即使失败了，也要找出一些外在的客观原因为自己辩解；遇事常暗下决心，一定要超过别人；对不能做到的事悔恨痛苦，甚至怨天尤人，埋怨社会不公。这种争强好胜的价值体系有时候伴随他们一生，使得他们感到生活艰辛和痛苦，因为在攀比的过程中总会有各种不如意的地方影响着他们，比如，年轻时比学历、比穿着等；中年时比职称、比官职、比收入、比家庭等；老年时比子女、比住房、比健康等。

（2）安排的任务过多，时间紧迫感。他们在工作学习和生活中经常加班加点，总想赶在时间的前面，追求高效率；自我加压，表现在走路、吃饭都快，面对不能很好尽快完成的工作，会出现着急、焦虑和不安；有时表现为做事缺乏耐心，忌妒别人的成功，不服气或含有敌意。常见的例子就是这些人在购物遇到需要排队时，常会感到焦虑，有时宁肯自己不买也不愿意排队。在玩游戏扑克或者下棋时常催促对手加快速度。也常常因为担心自己的急性子而出现矛盾冲突，而有意回避这些活动。

（3）要求尽善尽美，完美主义。他们对人对事都爱挑剔，对人对己不满意，常表现为得理不让人。因此，常出现人际关系障碍。这样的人因为过分追求完美，所以遇事容易犹豫不决，拿不定主意，有时候对做过的事感到后悔。

（4）应付方式简单。遇事只有一种应付方式，只讲成功，不讲失败，缺乏对事物负面的预见性，当生活中遇到挫折和失败时，常表现为惊慌失措，情绪大起大落，大喜大悲，不能够沉着应付外界发生的变化。

（5）对疾病治疗的疗效要求过高。对疾病的控制要求迅速见效，彻底根治，不惜求名医名药，但往往过分担心药物的副反应，有的甚至盲目崇拜名医和各种保健药品或“补药”，因此每次看病必须到最好的医院、找最有名的医生、吃最贵的药品，有人称之为“三好”病人。当治疗效果与自己的期望不一致的时候，患者常常出现心灰意冷、怨天尤人等不良情绪反应。有时会把治疗效果的责任全部推给医生，认为医生医术不到位等。

（6）忽视自我保健。患者有的不愿意坚持体育锻炼，不愿意改变生活方式和行为方式，认为这些并不重要。不主动改善人际关系，不根据科学的锻炼方式坚持锻炼，经常自作主张，随意加大运动强度和延长运动时间。即使住院时，一天中往往将运动疗法、理疗、针灸、推拿等各种治疗都安排得满满的，恨不得几天内就将所有病痛全部根治。虽然疲于奔命，却从不愿意承认已经过于疲劳了，一次锻炼常省略了准备期和放松期，突然开始，骤然结束，这样很难得到很好的锻炼效果，有时候事倍功半。

以上这些是患者常见的认知行为特征，但不一定每个患者都具备全部的特征，在治疗中要求每个患者可以结合自己的具体情况进行认识和评价。

（二）性格的自我分析

在每次病因分析会上都鼓励患者进行性格的自我分析，使患者认识到轻松乐观的心境对健康有益（包括代谢、内分泌、免疫）。相反，紧张压抑与悲哀的心境有害健康。痛苦意念与情感的公开、倾诉、发泄、求人分忧、接受社会支持有益健康。相反，痛苦意念与情感的保密、隐藏、否认、拒绝交流有害健康。通过性格的自我分析使患者认识到以下几点：

（1）和别人一样的体验。许多人认为，他们的某些体验是自己所独有的，认为他们所体会的症状其他人都不会理解。在病因分析会上，当人们聚集在一起时，患者之间相互谈论各自的痛苦感受和症状体验，他们之间相互启发，并且能够发现自己的许多感受和痛苦并不是独一无二的，许多患者之间拥有类似的想法和体验。当某人交流个人的担忧、想法和情感时，他们常常会感到惊异，小组中的其他人也有着相似的忧虑。

（2）资源和观点的多样化。不论患者之间是在交流信息、解决问题、探索个人价值还是发现他们的共同情感，同病相怜的患者相互之间都可以提供更多的观点，从而提供更多的资源，并且相互之间的感受可以共同探讨和分析，从治疗的角度来说，治疗师可以获得更多的资源供来访者讨论。

（3）归属的感觉。心理学的研究发现，人类对于归属感有强烈需求。通过属于各种类型的神经症小组成员的团体治疗，患者之间的各种症状得到相互的认识，这种归属的需求可以部分地得到满足。对于患有神经症的小组成员来说，被接受的体验是最重要的特征之一。

（4）间接学习。在病因分析会上，患者之间有机会听到和自己类似的体验，他们会认识到"那正是和我一样的问题。"通过其他患者的分析和讨论，认识到自己的心理和行为。

（5）类似真实生活。在病因分析会相对安全的氛围里，情感、人类行为以及一些态度如对抗、严厉、恐惧、愤怒、怀疑、沮丧、嫉妒等都可以被辨别出来，并加以讨论。在病因讨论会上暴露这些，用道家处世养生原则重新讨论，可使患者学会表述及应对的方法，并扩展到他们的日常生活中去。

（三）行为背后价值观的分析

我们说道家认知治疗主要是针对价值观的认知治疗，在病因分析会上治疗师要通过具体的例子来分析患者行为背后的价值观，通过转变价值观来改变患者的行为和情绪，最后达到患者自己能够分析调整的治疗目的。在实际操作中我们通过下列问题帮助患者进行分析：

（1）环境因素分析。近几年的生活中你有哪些重大生活事件？你现在的生活中感到最困惑的事情是什么？该问题的讨论和回答，帮助患者寻找外在的客观因素，分析这些因素为什么会对患者产生影响。

（2）生理因素分析。你是否有困扰自己的躯体症状？例如精力不足、胃口不好，睡眠不调、心律不齐、血压不稳等。这些躯体的不适和体验是患者痛苦的直接表现，只有正确认识这些因素，才能帮助来访者解决问题。

（3）情绪反应分析。面对生活中的事件（包括家庭、单位和个人的健康状况等）你有哪些情绪反应？如：悲哀、紧张、愤怒、内疚、羞愧等。正确判断自己的情绪是心理咨询和辅导过程中的一个重要环节，来访者有些情绪是必要的，而有的情绪反应是过度的或者是不必要的。在治疗过程中治疗师要帮助来访者正确认识和判断。有时候要结合患者的实际问题进行适当的情绪宣泄，帮助他们走出心理的误区。

（4）行为分析。你希望自己的哪些行为方式得到转变？你认为什么样的行为方式对健康更有利？主要是通过分析不同的行为方式，让患者认识到不良的行为方式对健康的影响，进一步建立良好、健康的行为方式。

（5）认知分析。生活中当你有强烈情绪反应时，你对自己有什么样的想法？有什么想法会干扰你认为该做的事或该有的思想？这是让患者学会分析自己情绪和行为背后的认知因素，进一步通过转变认识而调整情绪。

（四）病因分析会的作业

根据患者的生活经历和日常生活中遇到的问题，按照家庭作业形式记录自己的内容，具体内容如下：

（1）上次会谈我们讨论了哪些重要问题？你从中学到了什么？

(1～3 句话)。

(2) 上次会谈有什么事使你烦恼吗？你有什么事不愿讲吗？

(3) 你的这一周怎样？与其他周相比你这一周的情绪如何？

(4) 这周有无什么重要的事发生并需要讨论？(1～3 句话)

(5) 你需要将什么问题列入讨论日程？(1～3 句话)

(6) 你是否做了家庭作业？你学到了什么？

通过病因分析会的分析与讨论，患者能够找出自己生活中对健康有影响的行为和性格，并对这些因素进行分析和讨论，找出造成这些因素背后的价值观，并用道家处世养生原则进行转变和实施，改变不适合自己的生活方式，减少以前生活中存在的心理痛苦，对自身的康复和预后起到改善的作用。

在患者性格特点和认知误区分析时，大部分都能很快发现自己不同程度的性格缺陷，如办事追求效率、排队缺乏耐心、遇事不服输等，但他们往往认为这种性格是自己几十年形成的，对是否能够改变表示怀疑，这是治疗过程中最大的阻抗，甚至有的人宁肯接受疾病带来的痛苦也不愿意改变自己的行为方式。我们发现有的患者是自己不愿意改变自己的个性，而不是个性不能改变，这时治疗师要有耐心。一方面患者的一些性格和行为对正常健康者并不算缺陷，如 A 型行为就是市场经济所鼓励的，只是这些行为有对健康不利一面；另一方面，要帮助患者分析和认识个性与生活方式在一定条件下是可以改变的，如许多快言快语的人，经过言多必失的挫折和失败后，变得寡言少语了。多年戒烟失败的患者经过一次重病住院的经历就完全戒掉了。因此患者如果自己能够充分认识到性格中对健康有害的一面，积极主动地参与性格及生活方式的改变，可望取得良好的效果。

在性格自我分析中，开始的时候患者往往不会分析，有的患者不愿意揭露自己性格中的缺点，有的甚至否认自己有 A 型行为，这时治疗师要进行正确引导和鼓励。比如对于 A 型行为，首先告诉患者哪些是 A 型行为，如排队买东西的时候，积极争取首先买到的行为就是A型行为，认识到这些问题以后大家就会有意改变了。例如在治疗中，我们遇到一位患者这样介绍自己的经验，他说以前每次来参加道家认知心理治疗总是早早从家出来，提前到达；经过几次讨论后，我觉得这本身就是A型行为，后来有一次从家里出来晚了，自己就急忙赶过来，紧走了几步后，自己马上意识到这也是A型行为，当时意识到，本来参加治疗是为了身体健康，现在为了参加治疗急急忙忙赶路，反而对身体有害，按照“为而不争”的原则，既然晚了就让它晚吧，当时这样一想就放慢了脚步。对类似的例子治疗师要给予积极的肯定和鼓励，让患者在自己的生活中多找这样的例子进行总结和发言，促进治疗的顺利进行。

有关家庭作业的完成情况，只有在患者进行几次治疗后，治疗师激起了他们治疗的愿望后，再适当布置少量的作业，这样效果更好，如果刚开始就给患者安排太多的作业，他们可能因此而中止治疗，每次对作业的完成情况治疗师要给予精心的分析，有些患者开始时找不到生活事件，这时治疗师要帮助他们学会怎样找到生活中要调整的行为方式或生活事件，告诉他们，我们讨论的生活方式中的事件不一定是重大事件，比如说乘车、购物、处理家庭事务等，甚至是别人的一句话，只要对我们的情绪和行为有影响的，都可以按照道家处世养生原则进行调整，这样就增加了讨论的内容和色彩。

四、保健心得志

通过患者保健心得志的记录，了解患者对道家认知治疗的掌握情况，总结他们在实际生活中对道家处世养生原则的理解和应用情况，相互学习不断提高，达到最终的治疗目的。经过一段时间的治疗后，每次治疗的最后阶段，进行一次简单的总结，让患者通过在生活中对道家处世养生原则的具体应用，以保健心得志的形式记录自己的感受和体会，相互交流成功经验，这样有助于治疗的发展。为了交流方便，我们设计了简单的保健心得志家庭作业简表（表 3-1），使患者每天可以根据实际发生的事件进行填写和体会。

表 3-1　道家认知治疗保健心得志体会表

事件发生的时间、地点	具体事件简要过程	过去的思维与应付方式	情绪体验	应用道家处事养生原则分析	分析后的应对方式	情绪的再体验和评价

在实际工作中，建议患者把自己的真实感受和体会记录下来，在讨论时和大家一起分享成功的感受和快乐。现将道家认知治疗于预冠心病患者的治疗过程中部分患者的保健心得志摘录如下：

【例 1】

我是一名冠心病患者，对于养生，在报纸杂志上看到一些，过去年轻不以为然，到人老了生病了，这时才意识到养生的重要性，通过参加道家认知治疗学习，首先我认识到自己过去是一个典型的 A 型性格人，年轻时总是争强好胜，从不服输。40 多岁就患上了高血压和动脉粥样硬化，经过“文革”的磨炼，性格变化了许多，尤其是近几年看到周围的同事、同学有的相继去世，心里十分惋惜，以前对道家处世养生方法“利而不害，为而不争”等一无所知，现在看来，人就应该像道家所讲的那样，做到利己、利人、利社会，把助人为乐、我为人人放在第一位。相反，如果是人人先为我，助我为乐，必将受到周围人的反对与讥讽，给自己许多精神上的痛苦。通过讨论我现在对物质利益的追求明显与过去不一样了，每月领取退休金，不管多少都感到高兴，忘记不如意，忘记名和利，把健康看作人生的第一需要，做到了淡泊名利，不强求，不攀比，心境豁达，少私寡欲。要做五不看，不看他人的大房子，不看他人的房子装修多么漂亮，不看他人的菜篮子，不看他人钱包多么鼓，不看他人穿衣是什么名牌。以平平常常心做平平常常人，过平平淡淡的日子，这就是我近一年学习的体会。

【例 2】

自从参加道家认知心理治疗学习班以来，我每天都坚持做10～20分钟的松静术，做后感到身心都得到了放松，很舒服。我还非常喜欢道家处世养生 32 字，我认为 32 字包含有无尽的哲理，比如“利而不害，为而不争”，医疗制度改革以后，我们每月就 40 多元的医药费，和以前相比，前两年学校每年还补助 750 元，今年以后可能没有了，而退休的公务员每年还多一个月的工资，以前总是为这些事情烦恼，经过这段时间的治疗，慢慢认识到在这方面我没有必要和别人攀比，每年有几百元又能解决多大的问题呢？还有“知和处下”帮了我大忙，今年初，我到邮局给孙子寄压岁钱，回家后看汇款收据时，发现邮局把汇款地址打错了，第二天我到邮局要求把打错的地址纠正一下，那位工作人员不但不改正，反而态度很不好，说了一些难听的话，最后还要我再出 2 元钱才肯改。我让她拿原始的底稿，她又拿不出，后来还是找到当班的领导打电话核实，结果还是她打错了，她显得很不耐烦的样子给我改了。我当时也没再说什么，回家我把这事告诉儿子后，儿子听后很生气，坚持要去邮电局教训那位营业员一下。我反过来又给儿子做工作，讲“知和处下”的道理，“温和并非示弱，有理更要让人”，如果因为一点小事，搞得很僵，对自己的身体也不好。总之，转变了处世养生价值观以后，日常生活中许多问题，都不再像以前那样去硬拼了，这将使我一生受益。

【例 3】

自从参加道家认知心理治疗以来，我受益匪浅，逐渐认识到过去生活中对自己健康不利的一些行为方式，如思维比较固执，不轻易改变自己的想法，情绪较易激惹，对事物比较敏感，多思多虑家庭琐事等，造成心理上的不平衡，以至于在家常常生气，发牢骚，怨天尤人等；做家务活恨不得一口气将所有的事做完，于是不顾自己年老多病拼命去干，好几次都因为过度操劳出现心绞痛发作。

通过参加道家认知治疗的学习讨论，我充分认识到凡事都要根据主客观条件，在一定时间内去完成一定量的工作，要量力而行，决不能顽强硬撑，事情只能一件一件办，争分夺秒超负荷的做法已不适合我们这些老年冠心病患者了。回想过去的几次发病，有时为一句话而争得面红耳赤，既伤了身体又花了金钱，真是得不偿失，应引以为戒。“知足常乐”，通过学习和讨论，我认识到，我已退休多年，每月按时拿工资，物质生活已经够好了，不羡慕，不攀比，不图山珍海味，只要吃得舒服，精神生活保持轻松愉快，淡泊清净比什么都好。“顺其自然”，我一生经历坎坷，先后遭失子失夫之恸，几度痛苦挣扎，随着时间的推移渐渐淡忘，只有冷静下来转移注意，转移心境，多增加文体活动，多与知己聊聊天。通过学习讨论，我认识到意外的天灾人祸难免，生、老、病、死是不可抗拒的规律，有生就有死，对自己身体不好也不急不躁，平时按保健原则养生，适当锻炼，病发了不惊慌失措，采取必要的治疗，顺其自然，保持良好的心态。因此，上个月我因病住院后，就能坦然地接受医生的治疗，不着急，不焦虑，这样反而缩短了住院时间，身体的恢复比以前更快了。希望今后多组织这样的学习讨论，能让更多的人受益，也希望自己经常有人启发提醒。

【例 4】

我们俩口都是冠心病患者，子女都在外地工作，平时家里就我们两个。在参加道家认知治疗病因分析会以前，生活中我俩总是为一些小事互相争执，甚至有时搞得面红耳赤很不愉快，这样既不利于安定团结也不利于身心健康，有时两个人几天都不说话，心情十分忧郁。经常有一些不知来自何处的威胁感觉，因此，尽管生活中物质非常充足，可是还是感觉生活很累，有时甚至是痛苦的。参加道家认知心理治疗以后，我们的心理效果很好，具体表现在：(1) 我们两口的冲突和争执明显减少，遇到问题时能够按照“为而不争”的原则相互提醒，如果一方气愤或者发火时，对方也能按照“知和处下”的原则来对待，这样一来事后双方都能够相互忍让，相互学习，相互提醒，感觉效果很好。(2) 处理生活中发生的各种事件时，按照“返璞归真，顺其自然”的原则，自己有种与自然同在的感觉，这种感觉使我丢掉了痛苦和恐惧，也使我慢慢自信起来。

下面举两个我思想和行为发生转变的例子。

(1) 某单位为一项设计技术问题求助于我，我加班为他们进行了设计改造。并且我的设计最后通过了审查，他们为此也得到了一笔可观的奖金。但他们却违背了当初的承诺，对我分文未付，面对这样的事情，要是以前我早就生气去和他们理论了。可现在的我觉得，我帮助他们解决了技术上的问题，就算尽到自己的责任了，对别人怎么做你是没办法改变的，只要自己“利而不害”就行了，为何要去“争”呢？我对自己说“你又不是没饭吃”，何必为别人的不对而自己痛苦呢？生活中的任何不愉快之事，让它顺其自然，不留痕迹最好。

(2) 一天我乘139路公交车，我们几个乘客排着队正在上车时，突然，来了一位30来岁穿着讲究的女人，她旁若无人地插在我前面就往车上挤，并且她上车后也不往里面去，根本没考虑到后面还有人。面对这样的事情，我原来会控制不住自己而叫嚷的，一则认为她无视别人的存在，自私自利；二则想教育她一下，以后不能这样做。但那天我注意控制了自己的反应，未发一言。上车后我还做了简短的分析，我认为对我而言这算不上一件事，就她个人而言，她的行为是她平时习性的反应，我不可能简单地转变她。如果我计较这些，双方会互相争执，产生矛盾而生气。医生说生气体内会产生毒素，何必要互相伤害呢？所以我认为注意控制自己偏激的反应是重要的。

总之，通过一年的道家认知心理治疗的学习，我的变化是：声音小了一点，理由少了一点，激怒少了一点，性格坦了一点，家庭和了一点，生活愉快了一点。

通过患者的总结和体会，使患者认识到道家认知治疗对改变行为方式和认知确实起到了很好的作用，提高了生活质量，进一步提高了治疗的效果，得到了心身同治的目的，收到了良好的效果。

中老年冠心病患者通过对保健心得志的记录和体会，进一步认识到道家处世养生原则对自己日常生活的指导作用。他们从日常生活中的每一件小事做起，通过价值观的转变改变了以前的行为方式，减少了心理痛苦，提高了生活质量，有效地控制了冠心病的发生和发展，收到了预期的治疗效果。并且在实际应用中有的患者还借助于养生歌谣相互交流，相互鼓励，相互学习，重新调整生活的目标。现将患者引用的“宽心谣”摘录如下供大家参考：

【宽 心 谣】

日出东海落西山，愁也一天喜也一天。
遇事不钻牛角尖，人也舒坦心也舒坦。
每月领取养老钱，多也喜欢少也喜欢。
少荤多素日三餐，粗也香甜细也香甜。
新旧衣服不挑拣，好也御寒歹也御寒。
常与知己聊聊天，古也谈谈今也谈谈。
内孙外孙同样看，儿也喜欢女也喜欢。
全家老少互慰勉，贫也相安富也相安。
早晚操劳勤锻炼，忙也乐观闲也乐观。
心宽体健养天年，不是神仙胜似神仙。

在治疗中，患者反映问题比较多的是，经过一段时间的治疗，在日常生活中遇到一般性问题时，能够主动根据道家处世养生原则进行处理。但在紧急情况下，有时候又不自主回到了原来的状态，治疗师要告诉患者这种情况是正常表现，随着治疗时间的延长，这种情况会逐渐好转，只要大家能够坚持，最后可望达到理想的治疗要求。

五、操作中应注意的几个问题

（一）治疗时间

按照团体辅导的一般要求，针对每组患者，在进行治疗时，要有一个相对固定的时间。比如定在每周三下午 2 点至 3 点，如果没有特殊情况，尽量不要变动。这也是心理治疗时进行设置所要求的。这样一方面有助于患者调整自己的时间，积极参加治疗。另一方面也可以通过固定时间来观察患者对治疗的依从性。每次治疗时间是 60 分钟左右，无论是治疗的早期阶段还是后期阶段，尽量不要缩短或延长时间，如果有个别患者有特殊问题，待治疗结束后再进一步交流。

（二）治疗地点

治疗的地点一般应选一个比较安静的房间。房间的大小视参加小组人员的多少来定。房间太大时影响交谈的效果；房间过小，大家又感到比较压抑。要根据具体情况而定。

（三）参加治疗人员

每组成员的人数原则上不超过 10 人，以 6～8 人为宜。参加人员太多时，讨论不能够相互照顾，影响效果。参加人员少于 3 人时，讨论的气氛就会不热烈。每个小组的成员一旦确定下来，治疗过程中，就不要再有新的参加人员半途插进来，这也是治疗过程中要注意的。因为如果在治疗中间有新的患者插入，就会影响治疗的进度，并且大家相互之间又需要一个熟悉过程。

（四）每次治疗的结构

在早期阶段的2次治疗中，每次治疗时由治疗师用大约30分钟的时间进行道家认知治疗的理论讲解，主要是道家处世养生原则的导入，用20分钟进行松静术和柔动术的示教和练习，最后10分钟对本次治疗进行讨论。中间阶段的6～8次治疗，前10分钟简单复习上一次的治疗和作业，然后由1～2名患者结合自己近阶段生活中的具体感受分析自己的性格，用具体的事例讨论他们行为背后的价值观，用道家处世养生原则进行再认知，每次大约占30～40分钟，最后10分钟相互交流自己的经验。在最后阶段的2次治疗时，治疗师要求患者在讨论会上交流自己成功的经验，写出自己对道家认知治疗的体会和建议。

（五）家庭的作用

治疗过程中如果有家庭成员共同参加的（如夫妻两个），要鼓励他们在日常生活中相互监督相互提醒，遇到矛盾和冲突时共同克服。有的时候，患者的生活发生变化时，会引起家庭成员的变化，治疗时要及时注意家庭成员对患者的变化带来的影响。

第五节 道家认知治疗的疗效评定

在开展道家认知治疗的实际应用过程中，结合道家认知治疗的理论，即投入-超脱的价值观是影响个体情绪和行为重要的认知基础。由于生物的、心理的和社会的原因，人们对待不同事物的态度不同，即使对同一事物在不同的年龄阶段或时期反应也会不同。但是，其基本的价值观是相对稳定的，比如有的人表现为积极进取，遇事从不放弃，总是争取最大的成功，而有的人则表现为消极退守，宁静无为。投入与超脱的态度可能与人的正性或负性的情绪体验有关，当一个人对人生持过度投入或过度超脱的态度的时候，可能是一种适应不良的心理状态，长期的这种状态，在特定的应激条件下，就会出现精神痛苦甚至神经症、应激相关障碍或各种心身疾病。为了客观测量来访者的投入-超脱程度，及其与精神应激、行为类型、神经症和心身疾病之间的关系，周亮等人编制了投入-超脱量表，该量表具有良好的信度和效度，并在神经症及心身疾病的心理干预过程中得到了良好的应用和推广。

精神超脱量表

指导语：下面的问题是有关您对于生活中各个方面的看法。您对这些问题的答案完全保密，因此我们也不记录您的名字。在每个问题下有四个选项，请按照您自己一贯的想法，选择其中最符合您的实际情况的一项。这些想法没有对与错之分，只要求反映自己的真实看法。谢谢您的合作。

一、您对生活总的看法是?

1. 人往高处走，所以我对学习、工作、生活各方面，一生都是全力以赴，积极向上，敢于拼搏，勇往直前。

2. 我对生活的态度是积极的，希望能够充分发挥自己的才能，获得应有的社会地位与报酬。

3. 我觉得只要过得平安和快乐就可以了，不要活得太累，不要有太多的追求。

4. 人生多烦恼，最理想的生活是一个人住在深山里，远离这个花花世界。

二、您的理想如何?

1. 人应该有远大的理想，并为之奋斗终生，人生就是战场，一切为了胜利。

2. 人应该有现实的、可以实现的理想。在人生的舞台上认真、严肃地演好自己的角色。

3. 我很少谈论远大理想，只想平安地生活，求得好人一生平安。

4. 我没有什么理想，生活只需要顺其自然、得过且过就行，人生如梦，来去都空。

三、您工作、学习努力吗？

1. 我经常废寝忘食地工作和学习，哪怕影响了健康也在所不惜。

2. 如果是重要的工作和学习任务，我会很认真地去做，不惜牺牲休息时间。

3. 即使工作和学习很重要，我也只要求自己完成任务，合格（或及格）就行了。

4. 工作和学习都只是谋生的手段，如果生活有来源，衣食有着落，我希望每天都休息。

四、您希望获得成功吗？

1. 我渴望在尽可能短的时间内获得最大的成功，做到“心想事成”、“万事如意”。

2. 我希望尽力而为，付出辛勤劳动，持之以恒，最后获得应有的成功。

3. 谋事在人，成事在天。很多时候成功与否并不取决于个人主观努力程度，因此对成功并不抱太大希望。

4. 追求事业成功会带来许多辛苦与烦恼，因此我并不想追求世俗意义上的成功，只求精神上的轻松、洒脱。

五、您常常觉得有人在和您竞争或者是您自己喜欢争强好胜吗？

1. 我的竞争对手很多，但我从来都不服输，总是希望自己的成绩最好，出类拔萃，技压群芳。

2. 我有一些竞争对手，我有些嫉妒别人的成功，希望自己做得比大多数人好，希望获得别人的赞扬。

3. 我不想和别人竞争，只做好自己的事，量力而为，不比高低。

4. 没有什么东西或是非值得和别人去争，肚大能容，见人就笑，息事宁人，与世无争。

六、您对婚姻与家庭的态度如何？

1. 我的爱人和小孩在我生命中占据最重要的地位，我愿意牺牲自己的一切来换取他们（她们）的平安和幸福。

2. 找到一个漂亮、潇洒的配偶，建立纯真的爱情与美满、幸福家庭，是我一生的追求。

3. 大多数婚姻与家庭都是男女之间结伙，凑合着过日子。不冷不热过得去就行了。

4. 我之所以结婚（或者是想结婚），只是因为大家都这样做，其实独身更快乐，家庭是包袱。

七、您关注自己的身体健康吗？

1. 健康是最重要的生活需要，所以我非常注意自己的身体健康，常到医院检查，注意锻炼身体和保养滋补。

2. 我平时比较注意保护自己的身体，避免过度劳累，防止烟酒等不良嗜好伤身。

3. 我很少注意自己的身体健康，可能是因为自我感觉身体还不错吧。

4. 身体不过臭皮囊一副，任其自生自灭，无所牵挂。

八、您对待名誉的态度如何？

1. 名誉比人的生命更重要。谁给我侮辱、污蔑，我就和他拼到底。宁死不屈。

2. 人过留名，雁过留声，我希望能够在周围的人中间留下好的名声。

3. 名誉对我来说并不太重要，我不会特意去做些什么来争取名誉。

4. 世俗的名誉只不过是虚幻的东西，没有任何实际意义。

九、您对金钱的态度是怎样的?

1. 这个社会里金钱是最重要的东西，因为它是硬通货，可以换取其他一切需要的东西，所以钱越多越好。

2. 金钱能够体现一个人的价值，所以钱很重要。钱虽然不是万能的，但是没有钱是万万不能的。

3. 钱够用就好，我不需要太多积累，但求温饱过日子。

4. 我只需要一点点钱来维持基本的生活就可以了，钱不是我追求的东西。

十、您希望获得什么样的社会地位?

1. 佛争一炷香，人争一口气。我希望能获得别人的尊重，在周围的人中有较高的社会地位，即使牺牲一些物质利益也不愿意做丢面子的事情。

2. 我希望自己在家庭、在工作单位、在社区中普遍受到他人的尊重。为此而尽力为社会多作贡献。

3. 我虽然不会主动积极去争取地位，但是如果是我该得到的，我也不会拒绝。

4. 地位越高，烦恼越多，树大招风，所以我宁愿默默无闻做一棵小螺丝钉，在家庭和单位甘当配角。

十一、您想要权力吗?

1. 我喜欢发号施令指挥别人，在家庭和工作单位也希望得到权力，充当领导者的角色。

2. 我会主动去争取我能得到的权力，善于利用自己的权力，干好工作。

3. 我喜欢独善其身，别人的事少管，少吃咸鱼少口干。

4. 遇事我很少自作主张，总是拿不定主意，要找别人商量，以迁就忍让为处世之道。

十二、您有信仰吗？

1. 我有一定的信仰（如共产主义、佛教、道教、基督教等），而且可以为了我的信仰奉献我的全部精力，无悔无怨，并感到精神幸福与满足。

2. 我有信仰，在不影响我的生活的前提下，我愿意为我的信仰做些贡献。

3. 我虽然没有固定的信仰，但我尊重那些有信仰的人。人各有志，各得其所。

4. 所谓信仰都是骗人的东西，我才不愿意信那些鬼话，我只相信自己。

十三、其他

如果在您的生活中有其他重要的东西（例如人际关系、朋友等）没有在上面列出来，请您说明，并描述其重要性。

第六节　道家认知治疗的案例

一、道家认知治疗对冠心病患者干预的案例

案例一　性格急躁总是换保姆的退休女教授

个案：

王某，女性，65 岁，大学退休教授，衣着整洁干净，面貌慈善和蔼，独自就诊。

主诉：

人际关系困难，性情急躁，为家里保姆总是更换而烦恼。

现病史：

自诉冠心病史 6 年，主要表现发作性心绞痛，伴有血压升高和失眠。患者退休前在大学任教授，工作勤奋，吃苦耐劳。患者退休前担任教研室主任，上进心很强，平时单位组织的各种活动都要参加，并追求好的效果，有时会因为争名次或荣誉而与领导或同事产生摩擦，从而，影响了人际关系。有一次由于参加教学评比，为两个教研室的荣誉而和同事吵了架，情绪激动，难以控制。事后失眠、焦虑，到医院检查发现血压高，心电图检查显示心肌供血不足。经休养和药物治疗，一周后恢复，但医生建议患者要坚持控制血压，避免情绪激动。尽管医生有吩咐，可是患者在平时工作、生活中，总是控制不住自己的情绪，每遇不顺心的事就看不惯，对下面年轻教师要求甚严，有时影响人际关系，但事后又觉得事情很小，影响情绪和健康，造成人际关系困难不值得，使得患者常感到后悔。患者 5 年前退休，丈夫 3 年前患脑卒中，由于丈夫患有脑卒中在家照顾丈夫，子女都在外地工作，所以家里请了保姆。但是患者总是觉得保姆做事不够好，有的干活不认真，有的比较懒散，有的是保姆要求增加薪水等种种原因。近两年，

家里先后换了五个保姆，患者都不满意。其中，有一个患者觉得还算可以，可是干了两个月就说家里有事不干了。为此患者深感苦恼，因为每个保姆更换都会给患者带来一些不便和情绪紧张，既需要保姆，又对保姆不够放心。

治疗过程：

患者接受道家认知治疗后，首先理解和领悟道家处世养生哲学32字的内涵，经过治疗师对道家处世养生32字的讲解，患者深受启发，觉得道家处世养生原则正好可以帮助分析她自己内心痛苦的原因，还可以指导自己在生活工作中处理好人际关系，减少情绪反应，并愿意按照道家认知治疗的要求转变自己的价值观和行为方式。患者学会松静术和柔动术的练习后，每天自己在家坚持练习。接下来的治疗是，治疗师和患者一起讨论了她的个性特征和价值观，患者进一步认识到自己的性格特点主要是：患者从年轻时就是个争强好胜的人，年轻时身体好，遇到事情时可以吃苦耐劳，总是想出人头地，所以很早就在同龄人中脱颖而出。大家都很羡慕自己，工作和生活中曾经获得过不少的荣誉和奖励。另一方面，平时思考问题总是不自觉地站在自己的一边考虑，缺乏对别人的理解和体会。性情急躁，脾气坏，经常因为别人做事不合自己的意愿而发怒，属于A型行为。通过进一步的分析讨论后，患者认识到现在年龄大了，既往的那些工作方式和生活方式已经不再适用于自己了。尤其是和现在的年轻人存在代沟，如果还是对所关注的事情要求完美，对自己和周围人要求过高，遇事挑剔，就容易产生人际关系矛盾。最后，患者认识到家里总是换保姆的原因，和患者对保姆要求过高、过严有关。比如有一次，患者发现保姆把家里的被子没有折叠整齐，患者就很生气地让保姆过来，并告诉保姆应该怎样折叠，结果保姆好像很不耐烦的样子。当时患者认为保姆是花钱请来的，就应该按照主人的意思把事做好。现在看来，患者当时对保姆要求太高，结合道家“**知和处下**”的原则，要会和保姆和睦相处，以和为贵，要善待保姆。即使当时保姆做得不是很好，患者如果做到有理更要让人的话，保姆也许当时会觉得好受些。患者回忆当时批评保姆时，有一种盛气凌人、高高在上的感觉。患者内心觉得自己是主人，应该操纵和指使保姆，结果保姆干了不到两个月就不干了。现在看来根据道家认知治疗的原则，在平时与其相处的时候，要理解保姆。从问题的另一面去看，保姆是来给家里服务，但也有个适应和完善的过程，不能够要求过于严格和完美。保姆来到家里对环境和习惯都要有个慢慢适应的过程。现在自己年龄大了，如果性格还和年轻时一样的话，就会影响情绪，进一步影响心脏功能，甚至为一件小事而生气，反而会给自己带来更大的负面影响。平时要多看别人的优点，不能斤斤计较，经常表扬或者给加薪才能使保姆高兴和工作认真。保姆高兴了，工作做好了，自己达到目的，自然也就高兴了。通过这些分析和讨论，让患者当场演示应该怎样对待保姆，如果保姆做得不认真的话应怎样和保姆沟通和交流。这样经过几次治疗后，患者的痛苦慢慢减少了，并且和家里现在的保姆能够很好地相处了。在治疗后半年随访时，患者告诉治疗师，半年来没有更换保姆。

总结讨论：

患者是一名大学退休教授，有很好的教育背景，年轻时由于性格属于A型性格，做事急躁和追求完美。尽管年轻时候曾经有过许多成就和荣誉，但随着年龄增加和社会角色的变化，患者的身体状况和性格特征之间出现了矛盾和冲突，这种冲突会导致患者不良的情绪和冠心病发作。患者开始接受道家认知治疗后，经过几次讨论和示范，首先使患者理解了情绪和心脏病发作之间的关系，认识到了既往年轻时的工作作风对自己现在这个年龄的冠心病患者已经不再适用，而且有很大的负面影响。现在自己认为已经到了“**少私寡欲**”的年龄了，尤其是面对丈夫和自己都是病人，家里需要保姆的照顾，要和保姆处理好人际关系。在人际交往中只要按照“**知和处下**”就能使自己保持心情愉快，这样不但对别人有利，对自己也很好。通过道家认知治疗，患者自己还评价自己说，年轻时自己的积极进取的个性造就了自己工作上的成就，但现在已经退休，走到了人生的晚年，如果还是根据年轻时的方式处理问题，不但出不了成就，反而会导致冠心病发作，加快疾病的进程，不利于自己的健康长寿。通过治疗，患者在生活中慢慢地转变了处世原则和方法，这样使自己感到非常轻松和愉快。

面对这样的患者，治疗的关键是要帮助患者分析性格特征和冠心病之间的矛盾冲突，让患者理解既往个性和现在身体状况之间的矛盾，结合道家处世养生原则，让患者学会选择和分析，找出问题的根源，即行为和情绪背后的价值观，进一步根据道家处事养生哲学的理念，转变认知，改变行为方式，改善人际关系，减少情绪反应和内心痛苦。

案例二　心情急躁，心绞痛经常发作的老教授

个案：

辛教授，男，65岁，大学退休教授，红光满面但有些紧张地来见治疗师。

主诉：

心情急躁，难以控制，经常发作心绞痛。

现病史：

患者4年前因胸部不适，在医院做冠状动脉造影检查，确诊为冠心病。医生给予肠溶阿司匹林和消心痛药物治疗，患者遵守医嘱服药，但因不能控制自己的情绪，常为一些生活小事而急躁发火，而经常发生心绞痛。

患者回忆自己年轻时，性情直率，心直口快，遇事不冷静，经常看不惯生活、工作中的一些不平之事。有时在大街上遇见看不顺眼的事情，也会为别人抱打不平。记得有一次在街上排队购物时，因有别人插队，而发生争执吵架，回家后几天都失眠，并有心脏功能不好，心绞痛发作，后来住了几天医院才恢复健康。有

一次还发生殴打事件，事情闹得比较严重，最后还被叫到派出所进行询问。从此以后患者很少再购买需要排队才能买到的东西，家里人也尽量不让他去人多的地方购物。如果需要购买必需的东西，就让太太或子女为自己代买，因为患者耐不住性子排队。患者自从被诊断为冠心病以后，认识到发脾气对自己的健康不利，可是很难控制自己的情绪，经常为一些家庭琐事而生气，发脾气后也常常觉得不对而后悔。家里的人也知道患者有病，常忍让他。由于患者自己感觉到心绞痛发作常与情绪激动有关，因此，很想找办法来改变自己的个性，控制自己的情绪。他参加练习太极拳，但又不能坚持，并且和其他人一起练习时，总是不自主加快速度，和其他人不能融在一起。

心理诊断：

根据病人所描述的行为表现，即：过分谨慎、急躁、易激惹，而诊断为A型行为问题。经心理问卷检查，证实患者为典型的A型行为问题。再者，根据病人叙述，冠心病的发作常与其过分急躁和冲动有关，建议接受心理治疗，特别是对这种病情有帮助的道家认知治疗，病人愿意接受道家认知治疗。

治疗过程：

在治疗开始时，首先让患者体会情绪与心脏活动的关系，教患者学习松静术和柔动术的练习。当患者学会后，让患者体会松静术和柔动术对心脏功能的影响，即：预先测量患者的血压和心率，然后，让患者做15分钟的松静术，再次测量血压和心率，发现两项指标都有不同程度的降低，这样坚定了患者坚持练习的决心。建议患者每天早上坚持15～30分钟柔动术的练习，中午和晚上坚持15～30分钟松静术的练习。患者以前早上坚持跑步，每次都要跑大概3公里，治疗师根据患者的年龄分析，对于一个有心脏问题的老年人来说，跑3公里的路程有点过度了，建议患者坚持做有氧运动，过度或剧烈的运动并不适合老年人，尤其是有心脏疾病的患者。患者接受了治疗师的建议后，每天改做松静术和柔动术的练习，并且患者的体会是不但可以提高心脏功能，入睡前进行松静术的练习还有助于帮助患者入睡。

接着，在团体会谈中，病人描述并且自我分析他的性格特征和行为方式。患者出生在干部家庭里，父亲是老红军，母亲非常要强，从小对患者要求甚严，总希望患者将来能够出人头地。因此，自幼在学校里就喜欢和同学攀比，任何事情总想出风头，得到老师的表扬，加上患者比较聪明，所以上学后在学校里学习成绩一直名列前茅，直至大学毕业后参加工作。

治疗师认为患者性格特征的形成，是在生物性遗传因素的基础上，加上患者的教育背景和成长经历中受中国传统思想的影响。争强好胜、出人头地的社会价值观在患者成长的过程中已经内化为患者主要的性格特征，进一步影响着患者的行为方式和应付方式。它一方面造就了患者事业上的成功；另一方面，由于患者对事情过于积极和努力，在遇到失败或挫折时，或者和自己预想的结果不一致的时候，就会出现情绪反应和行为冲动，这些表现在年轻时一直伴随着患者的学习和生活，并因此会导致人际关系紧张或矛盾。经由治疗师指导以后，病人开始领悟道家认知治疗的要领，认为道家处世养生原则非常有用。患者认为**“利而不害，为而不争”**，**“少私寡欲，知足知止”**的理念对自己非常有帮助。回想过去的很多烦恼和痛苦，根源在于患者对一些事情的过度追求所导致的，进一步理解老子《道德经》里所说，**“祸在于欲得，疚在于不知足，故知足长足也”**的道理。

比如，有一次几个退休教授在一起打扑克。患者的合作伙伴牌打得不是很好，结果患者一方总是输牌，患者每次都为合作伙伴出牌错误而着急。最后，伙伴说不打吧，结果患者就摔了扑克，和自己的伙伴吵了起来，认为输牌都是因为同伴打得不好造成的。大家搞得不欢而散。事后回想，本来打牌是大家一起休闲娱乐的，结果搞出矛盾和烦恼，觉得不应该。现在患者回忆后进一步分析，认为当时主要因为患者对打牌的输赢太过于计较，问题出在一个

"争"字。如果不过于争输赢，就不会生气和闹矛盾。"争"的背后就是赢牌的欲望太强烈了。实际上有时候输赢取决于牌的好与坏，这是偶然的事件，不会随个人的意愿而改变的。如果根据道家认知治疗的原则，就要"**返璞归真，顺其自然。**"输赢并不重要，关键是打牌的过程增加了友谊和欢乐。因为患者不能顺其自然，所以就要产生冲突和痛苦。

经过一段时间的治疗和讨论，患者逐渐认识并体会自己个性的行为模式或生活方式对冠心病的影响。比如，有位患者原先认为锻炼身体重要时，就每天坚持跑步3公里左右，事实上这样并没有起到健身的作用，因为对于一位60多岁的冠心病患者来说，这种锻炼方式本身也是一种对身体健康的过度投入，这样做不但对身体没有好处，反而会加重心脏负担。现在经过与医生的沟通和讨论，认识到过度的运动不但没有好处，反而还会加重心脏负担，给身体带来不利的影响。该患者自参加道家认知治疗后，每次都会按时或提前几分钟来到咨询室。可是有一次参加治疗时，由于患者忙于家中的一件事而耽误了时间，这时患者就抓紧时间赶快往治疗室赶，当赶到半路时，患者认识到赶路本身对自己的心脏健康不利，可能会引起心绞痛的发生，因此，就停下赶路，慢慢地向治疗室走来，并且路上还分析，参加道家认知治疗的目的就是减少心理痛苦，如果为了参加道家认知治疗而紧张和赶时间就失去了原有的意义。

该患者以前做事要求迅速见效，年轻时身体好，可以拼命干，有过许多成就。可是年老以后，因为身体条件和社会角色的改变，如果仍像年轻时候一样，干活不注意休息的话，就容易导致心身疾病。因此，很需要调节个人的脾气和性格，以及价值观念，包括看问题不要总要成功。事情总是有是有非，人生不只是名利而已，还得享受生活，保持适当的健康。

总结讨论：

虽然患者是一名大学退休教授，脑子很聪明，领悟性很强，很快从认知上了解道家哲学对他的好处，可是，由于他长年累积的性格、想法与价值观念，开始时对道家认知治疗不太容易接受。但是经过几次重复讨论和病人的相互影响之下，慢慢地理解了情绪和心脏病发作的关系，认识到了既往年轻的工作作风对自己现在这个年龄的冠心病患者已经不再适用，而且有很大的负面影响。他自己认为应该到了**"少私寡欲"**的年龄了，尤其是面对疾病。在人际交往中只要按照**"知和处下"**就能使自己保持心情愉快，这样不但对别人有利，对自己也很好。通过道家认知治疗，患者自己还评价自己说，年轻时自己积极进取的个性造就了工作上的成就，但现在已经退休，走到了人生的晚年，如果还是根据年轻时的方式处理问题，不但出不了成就，反而会出来疾病，加快疾病的进程，不利于自己的健康长寿。通过治疗，患者在生活中慢慢地转变了处世原则和方法，这样使自己感到非常轻松和愉快。

经过治疗以后，患者的行为和认知逐渐发生了改变，这种改变使得患者感觉到心身得到了很好的放松和舒适。患者由开始的主动适应和变化，慢慢地变为一种不自主的行为或认知，减少了既往生活琐事对心理和行为造成的应激反应。经过半年的治疗和讨论，患者逐渐学会了道家处世养生的行为方式和价值观念，使得冠心病的病情得到了很好的控制。

案例三　接连丧失丈夫、儿子、母亲三位亲人的冠心病患者

个案：

刘某，女，62 岁，大学退休教授。

主诉：

因一年内先后失掉丈夫、儿子和母亲三人而痛苦不眠。

现病史：

患者有冠心病史 5 年，5 年前感冒后出现心慌、出汗、胸闷和心前区不适，后来到医院检查发现有早搏，心电图显示心肌下壁

供血不足，诊断为冠心病。经住院治疗两周后，病情好转出院。从此坚持服药控制早搏，但在劳累或感冒等躯体不适的情况下，早搏易出现。

家庭成员，两个儿子都已经成家，在外地做飞行员工作，平时较少回来。2 年前和丈夫一起从大学退休，家里经济宽余，夫妻恩爱，生活安逸。只是患者平时做事比较认真，经常为一件事没有做好，或者做好后不满意而自责和痛苦。

去年 3 月份丈夫出现乏力、咳嗽，有次突然发现痰中带有鲜血丝，到医院检查发现肺部有阴影，经进一步检查后确诊为肺癌晚期。患者感到非常惊讶，没有想到自己的老伴刚退休两年，居然患了晚期癌症。虽然住院治疗，但由于失去手术时机，在肿瘤科保守治疗三个月，治疗无效过世。

病人丧失丈夫后不到三个月，又遭遇了一个意外的创伤，就是她 30 岁的儿子在一次飞行事故中发生意外而丧生。儿子还有一个 5 岁的儿子，儿媳也在外地工作，儿子的失事使得整个家庭处于瘫痪状态。病人觉得整个世界和人生都变成黑暗，整天沉浸在万分悲痛之中，觉得生活失去了意义和色彩，心情十分沉重，甚至曾一度对生活失去了信心，觉得上帝好像故意作弄自己，经常失眠或独自落泪，生活变得懒散，有时连饭也不想吃了。

在这种情况下，病人在乡下生活的 80 岁的老母亲，过来和患者一起生活，相互照顾，可是，万万没有想到的是，在母亲过来不到两个月，一天夜里，突发心脏病死亡。病人第二天早上发现母亲过世后，一下子就失去了知觉，后到医院抢救而苏醒。患者苏醒后极度悲伤和痛苦，整日不想出门，朋友来家里陪伴或邀请出去玩，总是拒绝。接连不断的灾难性的生活刺激因素，使得患者的冠心病发作频繁，且出现血压的升高和不稳，近半年来患者的头发变白了很多。患者很难从生活的阴影中走出来，有时自责没有提前发现老伴的癌症，有时后悔当初不该让儿子选择做飞行员，还后悔不该把母亲从乡下接过来等。后来听朋友建议和劝说，参加道家认知心理治疗。

心理诊断：

患者自述一向做事谨小慎微，喜欢追求完美，如果一件事情做得不好或者不满意，患者会感到痛苦或者重新再做。比如，平时给同学写封信，总是先后反复阅读检查和修改，有时，要写4～5遍才算满意。还经常为自己做错的一些小事而后悔或自责。性格有些内向，喜欢独处，不善于与人交往，每遇到应激事件，比如到外地出差，或者亲戚朋友要聚会，总是提前几天就开始紧张不安，反复想象事情的每个细节，做好各种充分的准备；并且事后还要反复回忆每一个细节，发现哪些地方处理得不好还会自责和痛苦。患者平时喜欢收拾家里的东西，原来经常为老伴随手乱放报纸等东西而发生矛盾。经过心理问卷检查，进一步证实患者存在焦虑和抑郁情绪问题以外，患者具有强迫性格特征。经过和患者讨论商量，患者愿意接受每周一次的道家认知治疗，愿意从生活的阴影里走出来。

治疗过程：

开始的两次治疗主要是治疗师向患者讲解道家处世养生的哲学理念，说明道家认知治疗的过程和程序，并教会患者学习练习松静术和柔动术。患者以前很少坚持锻炼身体，通过患者的遭遇使其认识到了身体的重要性，并且患者很快就学会了松静术和柔动术的练习。由于患者原来受过高等教育，对道家认知治疗32字的理解也比较快。几次的练习后，患者就体会到松静术对睡眠和缓解紧张非常有帮助。开始的时候患者不能入静，脑子里不自主出现生活中一些场景，坚持练习了2～3周后，患者有了完全入静的体验，并且这种体验使患者昏昏欲睡。事后脑子会觉得清醒很多。

在病情分析会上，由于大家都能够表示对患者遭遇的理解和同情，使得患者感到心里很安慰，慢慢地患者和治疗小组的成员建立了友好关系。然后患者分析个人的内心痛苦，她说“最初发现丈夫患了肺癌的时候，内心十分痛苦和悔恨，认为世界不公平，怎么刚退休就被疾病夺走了生命”。参加道家认知治疗后，对道家的处世养生方法十分赞同，患者自己还买了有关的书籍在家里看，尤其是庄子的**“鼓盆而歌”**的故事对患者理解生死很有帮助。该故事是说，惠子（惠施）听说庄子的妻子死了，心里很难过。他和庄子也算是多年的朋友了，便急急忙忙向庄家赶去，想对庄子表示一下哀悼之情。可是当他到达庄家的时候，眼前的情景却使他大为惊讶。只见庄子岔开两腿，像个簸箕似地坐在地上，手中拿着一根木棍，面前放着一只瓦盆。庄子就用那根木棍一边有节奏地敲着瓦盆，一边唱着歌。惠子先是发愣发呆，继而渐渐生出不满，最后愤愤不平了。他怒气冲冲地走到庄子面前，庄子略略抬头看了他一眼，依旧敲盆、唱歌。惠子忍不住了：“庄子！尊夫人跟你一起生活了这么多年，为你养育子女，操持家务。现在她不幸去世，你不难过、不伤心、不流泪倒也罢了，竟然还要敲着瓦盆唱歌！你不觉得这样做太过分吗?!”庄子听了，这才缓缓地站起身。惠子朝他脸上一看，方才觉得自己刚才的话有点过火。怎么能说庄子一点也不伤悲呢？他的脸上，现出一层淡淡的悲切，眼圈也红着。惠子不觉暗暗叹了口气：“这个庄周，对什么都是淡淡的，以致总让人捉摸不透。”庄子说：“惠兄，感谢您老远地跑来吊唁。其实，当妻子刚刚去世的时候，我何尝不难过得流泪！只是细细想来，妻子最初是没有生命的；不仅没有生命，而且也没有形体；不仅没有形体，而且也没有气息。在若有若无恍恍惚惚之间，那最原始的东西经过变化而产生气息，又经过变化而产生形体，又经过变化而产生生命。如今又变化为死，即没有生命。这种变化，就像春夏秋冬四季那样运行不止。现在她静静地安息在天地之间，而我却还要哭哭啼啼，这不是太不通达了吗？所以止住了哭泣。”庄子认为人的生命是由于气之聚；人的死亡是由于气之散。他这番道理，姑且不论其真实程度，就以他对生死的态度来说，便远在常人之上。他摆脱了鬼神对于人类生死命运的摆布，只把生死视为一种自然的现象，认为生死的过程不过是像四时的运行一样。丈夫的去世就应该像庄子的老伴去世一样，认为他回到了原来的状态，不管人怎么过于伤心，都不会改变这种现状的。要按照道家认知治疗里所说的**“返璞归真，顺其自然”**去理解和面对生活的挑战。

儿子的去世，对于患者是难于接受的很大的精神创伤，患者自责当初不该让儿子做飞行员。这种创伤一下子很难帮助患者走出来，相反，治疗师在病情分析会上，让患者回忆儿子有什么优点，进而指出这些优点都是患者教育的结果，说明患者教子有方。通过回忆说明患者是一个十分成功的母亲，患者的儿子也十分优秀，至于飞机失事只是偶然引起的，和患者及患者的儿子都没有直接的关系。病友之间对患者互相的同情和理解，再加心情上的支持，使得患者能够慢慢地冷静下来面对生活。经治疗师的引导，患者认为**“利而不害，为而不争”**可以使患者重新面对这种遭遇，儿子和丈夫的去世更要求患者面对现实，做好自己力所能及的事情，把身体照顾好，在有可能的情况下，正确面对儿子的去世。另一方面，患者认为还应该顾及儿媳的感受，她应该更痛苦，现在患者要帮助儿媳把孙子培养成人，这样理解患者又重新找到了生活的动力，患者觉得更应该把身体照顾好，按照利人、利己、利社会的原则，面对生活中的一切，不去过分争取得不到的东西，这样心里就会觉得舒坦。还有患者认为自己以前对什么事都过于追求完美了，生活中有很多的遗憾是很自然的，个人的欲望是无止境的，所以要学会**“知足知止。”**对这些道家的处世养生原则，患者在慢慢理解的基础上学会了应用。

母亲的突然去世，对患者来说是冰上加霜的感觉。本来母亲过来是想陪伴患者，可是由于年龄较大，可能原来就有心脏疾病，只是老年人反应迟钝或者症状不明显，突然地离去，使得患者感到非常痛苦，尤其是在患者连续失去丈夫和儿子的很短时间内，又增加丧失亲人的痛苦。结果，在治疗师和病友共同的引导下，患者根据**“返璞归真，顺其自然”**的道家处世养生原则，认识到母亲只是年龄比较大了，早晚会离开人间，这是自然发展的必然规律，现在好像寿终正寝一样地离开了人间，也减少了被疾病折磨的痛苦，患者只有健康地生活才对得起母亲对自己的一片苦心。

总结讨论：

该患者在参加道家认知治疗前一年中相继去世3个亲人，一个是自己的丈夫，诊断晚期肺癌，大概发现3个月左右就去世了。接着自己做飞行员的儿子在一次飞行事故中丧生。患者的妈妈担心女儿一个人在家，心里不好受，就从乡下过来陪女儿。没想到妈妈突发心脏病而死。这样对患者一连串的创伤性打击，使患者精神趋于崩溃。患者参加道家认知治疗以后，通过治疗师的讲解和引导，逐渐领悟了道家的处世养生哲学理念，并能够结合个人的实际遭遇，理解发生在自己身边的各种灾难性生活事件，特别是她对道家"为而不争"、"知和处下"、"返璞归真"、"顺其自然"都有深入的理解。治疗师在帮助患者面对自己亲人亡故的应激时，让患者体会顺其自然的道理，一切发生的事情都不会因为我们的悲伤而转变，如果自己身体再不好，只会给家里其他人增加负担和痛苦，这样患者就能够理性地面对自己的生活挫折和痛苦，坚持道家认知治疗，认真做松静术和柔动术，做到了心身的统一与和谐。

患者通过对生活中灾难性事件再认识，进一步了结了个人既往追求完美、穷思竭虑、过于敏感的性格特征对自己和周围人带来的不良效应，通过对个人生活事件应激的解决，转变了患者的价值观念和个性特征，收到了良好的治疗效果，患者的情绪得到了好转，睡眠得到了改善，冠心病的发作也有了明显的减少。

当然，经过讨论会的场合，得到治疗者及病友们心情上的支持，也帮助此患者能度过哀悼的心理过程，恢复原本的精神状态。

二、道家认知治疗对焦虑症的干预案例

案例四　女儿出嫁后失眠的爸爸

个案：

刘某，男，64岁，机关退休干部，一个人独自来到治疗室接受心理咨询。

主诉：

女儿出嫁后而出现失眠、焦虑近半年。

现病史：

患者独自一人来到诊室，衣着整齐，带有焦虑和忧伤面容。患者进来后，自述个人最近的情况。即：两年前大女儿出嫁，女儿的丈夫（即女婿）在外地工作。女儿的生活主要由父母照顾，女儿原先是某单位的会计，半年前女儿连同1岁的外孙随丈夫移居外地，患者开始还认为女儿有了好的归宿，很高兴。可是几天后，患者慢慢开始担心女儿的生活，觉得女儿自幼在家衣食无忧，没有出过远门，害怕女儿是否会到外地后不适应那里的生活，是否会和丈夫闹矛盾而没有家人帮助，还觉得女儿失去原有的工作是否将来会后悔等。患者反复与女儿电话和书信沟通，证实女儿一切都好，可还是不放心，反复思考，有时彻夜不眠，坐卧不安，一个人在屋子里走来走去，生活兴趣减少，不愿意出门，不愿意和朋友交往。原来喜欢钓鱼，最近也越来越不想去了。有时候还有轻生的念头，晚上睡觉时出汗，脑子里经常出现一些不好的念头。

患者原来是某机关干部，工作一直认真负责，1年前退休。患者家庭幸福，生活美满，两个女儿都很优秀，并且患者自幼就特别疼爱她们。妻子是某工厂的技术员，已经退休多年，妻子贤惠善良，夫妻关系融洽。

治疗经过：

患者初次来诊时，治疗师首先听取了患者的陈述，并对患者的

心情表示理解，给患者介绍了有关道家认知治疗的基本理论和方法，患者表示愿意接受每周一次的道家认知心理治疗。随后的两次治疗对患者进行了道家认知治疗 32 字的讲解和柔动术与松静术的练习，患者回家后能够坚持每天的柔动术和松静术的练习。以后的几次治疗中分析患者的性格特点。患者自年轻就吃苦耐劳，做事情一丝不苟，从来不愿意落在别人的后面，力求出人头地。患者回忆自己做下放知识青年的时候，自己吃过不少的苦，并且在生产劳动中赢得过群众的好评等。患者通过道家认知治疗分析个人的性格是要强心重，做事过于争强好胜。对女儿的担心也是怕女儿受委屈或者遇到困难的时候处理不好，这些想法和患者的性格特点有关。患者分析认为个人对女儿过高的要求和期望是自己心理痛苦的根源。如果按照道家**“少私寡欲”**的要求，患者就要放弃对女儿过分的担心和考虑。女儿如果不能适应新环境的生活，受一些委屈或者吃一些苦头也是正常现象，患者从内心减少了对女儿的担心。患者还分析说，因为女儿知道爸爸最近的身体状态不好，反而会担心爸爸，这样就给女儿的生活和工作带来了负担。

有一次治疗时患者分析最近的一件事情，说女儿打电话说外孙有病住院了，当天患者就感到非常的担心，怕女儿不能够很好地照顾孩子，外孙的病是否严重等，接着患者根据道家认知治疗的理论，分析自己面对的问题，觉得**“顺其自然”**比较有用。因为别人的担心和紧张并不能够帮助女儿解决实际问题，并且，女儿已经把孩子送往医院治疗，即使在身边也不能改变现状，孩子的病有医生治疗，何况自己又在千里之外呢？根据**“为而不争”**的原则，解决这样的问题，只能是接受医生的治疗。病情的好转与痊愈，取决于病情本身的变化，想马上治好也是不现实的。外公能尽力而为的，就是给他们经济上支持一下。所以，第二天患者就到银行从账户上打过去 2000 块钱，告诉女儿说是帮助孩子治病用的。随后患者的情绪和心情就有所好转。两天后，女儿告知说孩子已经痊愈，准备出院。通过这件事，患者学会了遇到问题的时候不再像以前那样容易着急和焦虑了，能够学会用道家养生原则分析和处理问题了，这对自己的帮助很大。

经过一段时间的道家认知治疗，患者改变了原来的生活方式和习惯，做事情不再像过去一样，总是急性子或者总是要求完美，有时候反而体会到，有的事情慢些做比快还好。这样，患者认为经过半年左右的治疗，性格中过于争强好胜的一面有明显改变，睡眠和情绪都有了明显的改善。

总结讨论：

该个案出现的紧张焦虑情绪与自己的个性特征有关，女儿到外地工作是引发情绪的导火索。事实上，女儿在家的时候，患者也总是过于干预女儿的事情，有时候或许给女儿的生活带来了不好的影响。但是，由于受中国传统思想的影响，女儿也总是感激爸爸的关心和照顾。当女儿不得不到外地工作的时候，患者的精神受到了创伤和打击，所以，会出现焦虑等情绪。

治疗过程主要是针对患者的问题，进行道家认知治疗的分析和讨论，让患者学会适应新的生活方式，放弃对女儿的过度依赖和关照，做到精神超脱后，情绪问题自然就慢慢解决了。

本案例之所以能够有良好的效果，取决于患者有较好的文化基础，理解领悟能力比较强，加上年龄的原因，很容易接受道家认知治疗的理论。

案例五　上课总紧张的中学教师

个案：

张某，男，37 岁，离异，职业中专的教师。

主诉：

上课时总是感到紧张和不安约 1 年。

现病史：

患者两年前因夫妻感情破裂而离婚，离婚后，11 岁的女儿由妈妈抚养。患者一人在单位生活。半年后患者又买了新房子，并很快就再次结婚。婚后夫妻感很好，现在的妻子对患者十分关心，两人生活幸福美满。患者是单位的专业教师，工作一直很好，平时很受领导和同事赏识，并且是单位仅有的几个可以进行双语教学的老师。一年前，一次上公开课的时候，因为事先没有通知会有多少人参加听课，等上课的时候教室里一下来了将近10多个人，其中还有教育部门的主管领导。当时，患者感到精神紧张，焦虑，全身出汗，自己能感觉到讲课声音有些颤抖。事后觉得十分难堪，自己认为可能课讲得不好。见了领导会不自觉地害怕，唯恐领导对自己有看法。事实上，后来有同事告诉患者，公开课讲得很不错，但是患者认为可能是同事故意安慰自己的。自此以后，患者出现失眠、焦虑，遇到和人接触的事总是紧张害怕，担心事情做不好别人会笑话。上课时每走进教室就会觉得全身不舒服，头部发紧，好像有东西约束着自己一样。上课板书时，有时候手会不自主颤抖。患者觉得平时的人际交往也受到影响，不愿意出门和参加社会活动，有些自卑心理，特别是每次接受学校分配的任务时，就会觉得担心害怕，害怕自己会把事情做糟，别人笑话，害怕会当众出丑，即便是很简单的事情患者也会担心，尽管从来没有出现过患者所担心的情况。

患者是家里的独子，自幼父母十分疼爱，小时候因为父母工作繁忙，由外婆带到上小学的时候，才回到父母身边。患者的爸爸性格比较直爽，干脆，做事情很果断。妈妈做事总是比较犹豫，拿不定主意，并且很耐心细致。父母关系一般。患者性格内向，做事谨慎，但是脾气比较犟，从小学习就很好，一直上学到大学毕业后分配到现在单位工作至今。

治疗经过：

在初次接触患者时，治疗师首先对患者的情况进行了解和接纳，和患者一起分析和体会痛苦的原因和体验。治疗师向患者介绍有关道家认知治疗的情况，患者听后，十分愿意参加道家认知心理治疗。经过两次的讨论和学习，患者学会了松静术和柔动术的操作，每天坚持中午和睡前两次的放松训练和一次早上的柔动练习，患者接受了道家处世养生的 32 字，理解了道家处世养生的内涵和意义。患者分析个人的性格特征，觉得平时对自己要求过于严格，性格中追求完美的一面是导致心理痛苦的根源。一次病情分析会上患者分析，个人上课时过分关注效果和别人的看法，如果根据道家处世养生中“**为而不争**”的原则，就要做到上课前做好必要的准备工作，至于上课效果的好坏不要过分要求，这样就不会太紧张了，内心的紧张与不安和自己对讲课效果要求过高有关。还有患者认为“**顺其自然**”很有用，一切事情不能够按照个人期望的结果那样。通过几次的治疗，患者学会了运用道家处世养生哲学 32 字来分析和解决实际遇到的问题了。

比如有一次上双语课，患者分析认为上课提前认真准备就是道家所说的“为”了，至于讲课的效果和评价就不去“争”了，这样做的结果就是上课反而没有出现紧张和焦虑，讲课效果也比较好。

经过一段时间的治疗，患者的情绪症状明显好转，并且能够进行自我分析和自我控制自己的情绪了，遇事不再紧张和害怕了。患者自己认为经过治疗后，感到自己更加自信和豁达了。

分析讨论：

该患者是一个焦虑素质个性的教师，做事一丝不苟、追求完美的处事原则，使得他感到工作和生活的紧张和压力。通过道家认知心理治疗，分析出来患者的个性特征，并加以干预后，使他体会到做事的过程比结果更重要。在“为”上下工夫，放弃“争”的痛苦和烦恼。

患者是高学历教师，具有很好的文化素质，领悟接受能力比较好，所以，对治疗的效果反应也很好。

三、道家认知治疗对抑郁症干预的个案

案例六　为儿媳妇要生孩子而苦恼的老太

个案：

来访者，女性，54岁，在丈夫的陪同下进入治疗室。

主诉与现病史：

首先由丈夫介绍来访者的有关问题，妻子是县城一名企业工人。4年前退休在家，做一些日常家务。来访者平时性格比较内向，经常不出门，很少与邻居来访交流，但自年轻就很要强，做事一丝不苟，工作总是喜欢走在别人的前面，遇事不服输，在单位经常被评为先进工作者。对两个孩子也要求很严，两个孩子一女一男，都十分优秀，女孩年龄大，已经成家立业，生活独立。儿子两年前研究生毕业，分配到省城某机关工作，工作很好也很优秀。

一年前儿子结婚，儿媳妇是经熟人介绍，是某高干的女儿。当时父母就认为人家是高干子女，和自家儿子不是门当户对。尽管后来儿子和该高干家的女孩相处得很好，可是妈妈心里总是觉得有些高攀人家了。儿子一年前结婚，婚后生活幸福，最近儿媳妇怀孕，产期是4个月后。来访者3个月前开始出现睡眠不好，因为根据中国的风俗，婆婆在媳妇坐月子的时候要照顾儿媳妇。患者担心自己过几个月照顾儿媳妇时会不会做不好。白天晚上总是不自主回想过去一些生活琐事，有时候出汗紧张，情绪低落，特别是最近两个月，觉得儿媳妇的产期临近，脑子里总是反复思考将来怎样伺候媳妇月子。譬如：担心自己如果做得不好会不会引起媳妇的反感或者怨恨。有时候会想如果到时候不能和媳妇处理好关系的话，街坊邻居会不会看自家的笑话，说自己家高攀人家或者不自量力等。还担心自己将来老了儿媳妇会不会不照顾自己，

嫌弃公婆是乡下人，而拒绝赡养老人等。

来访者曾经在当地医疗诊所进行治疗，给予普通的安定治疗。开始服药时，睡眠能够改善，可是没有几天，效果就不理想了。另外，药物治疗引起来访者对药物的过度担心，担心药物有不良反应，会不会将来出现药物依赖或成瘾，害怕将来会变成傻子等，经亲戚介绍请求进行心理治疗。

治疗经过：

治疗师首先让来访者讲述一下自己的感受和内心痛苦。治疗师耐心地进行了倾听，然后进一步了解来访者的求助动机，问来访者这次咨询的主要目的是什么。来访者说主要是想通过心理咨询来解决睡眠和心理问题。她说：如果脑子不想那些事情的话，或许可以正常入睡，但是，自己好像不能够管理自己的脑子了。经常会不自觉回想过去的一些不愉快事情或者担心将来出现一些不好的事情，好像整天都是为过去活着一样。治疗师进一步询问，回忆最多的是过去的什么事情，她说主要是工作中的一些人际关系或者一些细小琐事。比如过去在一次评先进的过程中，为了和同事争当先进和某同事发生了强烈的争执，最近总是不自主回忆当时的情景和过程。还有就是在家里有时候觉得对不住子女，特别是认为现在身体不好，可能不能很好照顾儿媳妇和孩子，会不会因此影响他们的夫妻感情等。来访者说在家里请医生看了，吃了他们给开的药物后，可以入睡，可是总是担心药物会不会有副作用，会不会对脑子和身体产生不良影响。有时候自己拿不定主意，不知道吃药到底好不好，为了得到更好的治疗，特地从外地赶过来。由于来访者对药物的副反应过度担心和恐惧，治疗师建议来访者每周进行一次心理辅导，配合药物（路优泰）抗抑郁治疗，并对药物的有关反应和副作用进行了详细的解释和说明。来访者听后表示愿意接受治疗方案。治疗师进一步告诉来访者，等治疗好转后，目前的一些想法就会改变。接着治疗师就给来访者简单讲解了道家认知治疗的基本思想和方法，大概介绍了认知治疗的基本方法和理念。来访者听后，认为自己的问题可以通过道家认知治疗得到帮助，十分感兴趣，认为道家认知治疗的基本思想十分符合自己的感受，很愿意继续治疗。

第二次治疗　来访者如约来到治疗室，首先接受治疗师对道家认知治疗 32 字的详细讲解。然后和来访者讨论如何把自己的实际问题用道家认知治疗 32 字进行分析和化解。比如来访者对周围人的关注和评价过于关注，是不是利用道家“**顺其自然**”四个字来进行分析。因为每个人都有不如别人的地方，同时也都有比别人有优势的地方，对于这些优缺点只能接受，不能过于追求完美，也不应该过于在乎别人的注意和评价，只要自己内心平静和坦然就可以了。俗话说“谁人背后不说人，谁人背后没人说。”道家顺其自然的处世哲学告诉我们，对他人的议论和评价我们是不可能改变的，只有我们接受了，才不会因此而苦恼。

来访者认为自己家属于一般家庭，儿媳妇是高干子女，担心过一段时间坐月子的时候，作为婆婆应该伺候好她，可是怕到时候会出现问题，影响婆媳关系或者产生家庭矛盾。治疗师进一步和来访者讨论，既然他们两个相爱并结婚，说明儿媳妇并没有在乎你儿子的家庭出身，况且这种家庭情况是不以自己意愿而改变的客观现实，无论你怎样做都是不会改变这种现状的。至于儿媳妇生孩子是喜事，两家人都会高兴，到时候自然双方家长都会努力去照顾的，只要自己尽个人的努力就是了。这时候来访者自己认识到应该是“**为而不争**”的意思。通过本次治疗，来访者认识到自己对周围人的过分在意是没有必要的，至于儿媳妇生孩子后，婆婆应该如何伺候的问题，只能等到时候尽力而为。只要个人努力了，最终的结果或许不像自己想象的那么差劲。最后治疗师建议来访者回家后再进一步按照道家认知治疗的原则学会分析日常生活中的一些事件，逐渐转变自己的认知，进一步改善情绪。

第三次治疗　来访者由丈夫陪同过来咨询。丈夫先叙述妻子最近一周的情况，他说最近一周妻子的情况有所好转，不再整天沉迷于周围人的关注和注意了，能够做些简单的家务劳动，有时候还会和丈夫一起探讨有关的问题和生活中一些事情的安排，并且没有以前那样过分追求完美了。比如，平时自己家里的厨房很少让别人进去劳动，因为她过于讲究规矩和条例。有一次，女婿在厨房做饭，收拾餐具，后来她就大发脾气，说是女婿不注意细节，把大盘子放在了小盘子的上面，这样万一碰着了，很容易碎的。结果女婿也十分生气，后来干脆很少进入厨房劳动了。这时，来访者插话说，以前对事情过于追求完美，一些生活中的事情必须按照自己的想法去做，否则就会感到不放心，所以只要自己能做的事情，很少让别人做。因为别人做的时候，自己心里会觉得难受，还不如干脆自己做呢。最近这种情况稍有所好转，比如，上个礼拜天，女儿一家来家里过周末，做饭的时候，女儿过来厨房帮忙上菜，结果，菜刚盛出来还没有进一步整理，女儿就要往餐桌上端。这时，母亲就告诉她要稍微等一下，让她把盘子周围的菜拢好，这样就会好看些。尽管是很小的事情，告诉女儿如果家里来了客人的话，这样做就会让客人感到很好。当时来访者还进行了心理斗争和思考，要是以前的话，或许会十分生气或者表现出来不满。可是，根据道家"**知和处下**"的处世原则，应该友好的和女儿讲解，不应该指责或者批评她。否则，会引起女儿的反感或者产生母女矛盾。这样对周围人的要求减少了，降低了生活的目标，家庭的人际关系就和谐了。治疗师请来访者的丈夫具体谈谈来访者的变化。他说，以前妻子对丈夫总是喜欢挑剔，或者是让别人根据她的意思去做，丈夫从年轻的时候就已经掌握了妻子的这种规则。因此，遇到事情大部分是让着她，以免惹她生气。最近一段时间她在家里不再去指挥或者指责别人了，觉得家庭气氛缓和了许多。其实，最近大家在家都十分小心，知道她有病，尽量不让她生气。

治疗师请来访者本人谈谈自己的改变过程。她说最近经常在思考道家认知治疗的有关内容，特别是"**知和处下**"很适合解决自己的问题。因为不管是在家里还是在社会上，原来一直不知道“处下”，总希望操纵别人，让别人按照自己的想法办。现在看来那是十分错误和有害的。特别是当自己年龄大了以后，已经不能像原来那样拼命工作和做事了，再对别人挑剔或者要求太多，就会产生矛盾和痛苦。按照道家认知治疗的要求，遇事如果能够处下的话，就可以减轻自己的心理负担和内心痛苦。她说比如 3 天前，女儿说要给她买些保健用药品（脑白金），说是可以帮助人改善睡眠和增加体质。如果按照自己的意见就认为不需要买，认为女儿乱花钱。可是那天没有指责和反对，认为女儿也是一片孝心，如果不能够接受的话，或许女儿会伤心和难过，因此就高兴地接受了。也不知道有没有实际效果，但是，她看到妈妈接受了她的东西也就感到十分高兴。还有就是最近赶上儿媳妇要生孩子，其实自己内心压力很大，因为，觉得自己作为婆婆应该是好好照看媳妇和孩子的，可是因为身体不好，担心不能够为媳妇做事，认为对不住儿媳妇。有时候还会想，等自己老了的时候，媳妇会不会照看自己。最近学习了道家认知治疗后，认为只要到时候尽力而为了就可以了，做到“**为而不争**”，不管将来她怎样对待自己。实际上儿子和丈夫都劝患者说，儿媳妇也是通情达理之人，她能够理解婆婆的难处和目前的身体状况，不会和她计较的。以前也知道这个道理，可是心里就是不好理解和接受。自从学习道家认知治疗以后，认为就是应该像道家所说的那样“**利而不害，为而不争**。”到时候如果身体恢复了，也会尽力给儿媳妇帮助和关心的，如果不能做到的话，也不必为此苦恼。

第四次治疗 来访者独自一人来到治疗室。来访者主动对治疗师说，现在的情况明显好转，睡眠好了，情绪也明显提高，并且完全能够操持家务活了。这样心里很高兴，因为可以过几天等儿媳妇生孩子的时候给她帮忙了。治疗师问来访者还有什么问题吗？她说现在的问题是遇到紧急的事情还会感到痛苦，因为总是会不自觉地按照原来的情况去处理问题，特别是别人不能理解自己的意图的时候，或者遇到一些紧急事件的时候。治疗师请来访者具体谈谈遇到什么事件，她说，比如昨天下午患者自己到街上散步，回来后发现丈夫中午看报纸的时候，把报纸随手放在了厨房的灶台上，就觉得十分恼怒，对丈夫进行了指责，说他几十岁的人了，说过多少次，都记不住把报纸放回报架上。丈夫说本来还准备看的，因为做别的事情，忘在了厨房。为此两个人心里都感到十分痛苦。事后，来访者分析说，问题还是在于自己对别人过于挑剔，不能够按照“知和处下”的思想去做事。治疗师帮助来访者分析说，这也是正常现象，主要是由于多年的行为习惯和价值观念造成的，不可能在短期内完全改变，只要能够慢慢认识到这些问题，就可以逐渐好转起来，以后再遇到类似的问题，就可以控制和改变了。

总结讨论：

来访者是一个由于生活事件的压力而产生抑郁的患者，来访者有典型的性格特征和人格基础，在进行药物治疗的基础上配合道家认知治疗收到良好的效果。本案例在治疗的时候，首先让来访者结合自己的生活感受分析其性格特征，帮助来访者认识到个性对别人过于挑剔和要求引起的人际关系问题，然后让其结合道家认知治疗的具体内容选择解决的方法和改变认知的内容。来访者根据“知和处下”的要求和理念，认识到自己的问题就在于不能够处下而导致的痛苦和矛盾。接着治疗师帮助她在解决实际问题的时候应该怎样处下，使得她改变了既往处理问题的方法和方式，减少了内心痛苦，缓和了家庭矛盾，进一步认识到了自己既往错误的认知，使精神得到了放松和解脱。

本例的问题在于来访者长期形成的认知方式和价值观念不可能在短期内得到根本彻底的纠正，只有在以后的实际生活中，遇到问题的时候，进行认真的分析和讨论，不断总结成功的经验，才能实现最终的完全超脱和达到理想的境界。

从临床的角度来说，抑郁症主要是因为生物性因素而发生的为多。假如是心理性因素的话，是因为面对心理上的创伤，特别是遭遇“丧失”而发生的心情反应。有时是患者的基本性格是富于强迫性、完美性的气质而间接引来的适应问题。假如有后者的性格上问题及行为模式上的毛病的话，也就可接受道家认知疗法，得到其疗效的好处。特别是年老的患者，会有所帮助。对于年轻的抑郁症患者，情况就或许有所不同。

第七节　道家认知治疗的适应性与疗效的讨论

道家认知行为治疗简称道家认知治疗（Daoistic Cognitive Psychotherapy，DCT），是针对中国人的心理痛苦及心理应激结合太极和气功的放松效果开展的中国本土认知行为心理治疗。道家认知治疗结合中国人的性格特征，从价值观对个人行为、心理应激水平、社会支持和应付方式的影响上分析探讨心理问题产生的根源，把道家处世养生哲学作为一种价值观去调整人们的心理痛苦和行为方式，以适合中国人的传统文化特征。经过10余年的发展，从创意、成型、应用、修改已初步形成一种具有中国文化特色的心理治疗技术，它吸取了西方传统认知治疗和日本森田疗法的精华，把扎根于中国人心理特性中几千年的哲学思想挖掘出来，并运用到心理治疗过程中去，是将中国传统哲学思想应用于心理治疗的典范，中国学者在焦虑症、焦虑障碍、抑郁障碍及心身疾病领域等开展了一系列的治疗和研究，以下是针对不同患者干预的初步评估和体会进行总结。

一、道家认知治疗的临床适应性与效果

经过10多年来的临床研究，综合起来已经了解到道家认知治疗对某种病情以及某种患者比较有效果。因此，针对患者的个人因素及所患的疾病的种类来分别说明其适应性与临床效果。

（一）年龄因素

临床经验显示年轻患者对道家认知治疗的接受性比较差，而中年以上年纪较大的患者接受性比较好。研究显示对比较年轻的三十几岁（主要患焦虑症）的患者，其提前终止治疗的发生率为1/3左右（周亮，2003）。相对的对平均年龄为65岁左右的（主要患冠心病）的患者其脱落率为1/10左右（朱金富等，2005）。年轻人终止的原因：对于青年患者由于处于社会发展的上升阶段，从个人成长、家庭和社会的要求，他们所面对的应激和社会竞争形成明显的心理冲突，这种冲突通过有限的道家认知治疗是很难消除的。另外，对年轻的患者，可能处于性格的成熟和发展阶段，他们对人生和社会应激的理解很容易被社会主流所左右和吸引，不容易做到理性的超脱和放弃，当他们在走出治疗室，回到现实生活中时，不得不面对自己的人生和社会定位，完全的超脱是很难做到的。因此，对于道家认知治疗的接受程度比较差，在治疗的时候容易脱落。对于接受道家认知治疗的焦虑障碍的患者，研究结果显示，年龄大的效果好，年龄小的效果差。治疗终止的主要原因是患者认为道家认知治疗对自己没有作用或治疗时间过长，治疗见效太慢，这从另一方面说明道家认知治疗更容易在中老年患者中开展。

对于中老年冠心病患者来说，一方面他们面对躯体疾病时，所产生的情绪反应与焦虑症相对较少；另一方面，冠心病患者的年龄大多处于中老年阶段，对人生的体验比较全面和完善，性格相对成熟和稳定，当他们离开工作岗位以后，走到了人生的后半阶段时，社会角色的转变和身体健康状况的下降，社会和家庭对他们的要求和挑战相对减少，使得他们更容易结合道家处世养生的价值观来适应各种社会心理应激，理性地面对自己的疾病和生活遭遇。道家处世养生的价值观就像中老年冠心病患者人生晚年的一条精神拐杖，它不但改善了冠心病患者的疗效，而且减少了生活中面对的许多痛苦，提高了他们的生活质量。

（二）教育与知识水准的因素

就一般情形来说，患者的知识水准比较高时比较能接受心理治疗而得到益处，这样的倾向对道家认知治疗也是如此。换句话说，道家认知治疗的治疗效果与患者的受教育程度有关。即：知识水准比较高的人比较能够接受道家认知治疗。主要的理由是道家认知治疗所依据的治疗机制是依靠患者来领会接受道家的基本人生态度，而这种观念是属于比较抽象层次的，是关于人生的基本态度与生活方式，因此需要有基本的知识水准才能够去接受和体会，而得到好处。患者的接受性与个人对人生的体会和对道家思想的领悟能力有关，正如老子所说："上士闻道，勤而行之；中士闻道，若存若亡；下士闻道，大笑之，不笑不足以闻道。"

（三）病的类型的选择

过去10多年来，学者们已经把道家认知治疗尝试应用于各种精神疾患，根据以往的经验，已经很显然地表明，这样的治疗对于冠心病患者非常有效，而对于轻度的焦虑症也是如此。目前正在研究对抑郁症的治疗，初步的结果显示，对轻度的抑郁症有作用，而对严重的抑郁症效果不显著。

一般来说患冠心病的患者都有性格上的特点（所谓A型性格），他们喜欢过分地工作，对自己的工作和生活要求更多的成功和成就，被名利束缚无法解决心理上的痛苦，而道家的思想正好可以针对他们问题的症结，教会他们向另外的方向去认知与适应，而这些病人大都在中老年以上，进入退休的人生阶段，因此，道家"顺其自然，为而不争"的价值趋向刚好适合他们人生的应用。

（四）临床病状的轻重与症状的种类

我们的研究显示：道家认知治疗对患者应激引起的各种症状的效果不完全一致，不同的疾病阶段对道家认知治疗的接受程度不同。在张亚林的研究中，对广泛焦虑的效果好，而对惊恐障碍和强迫症的效果差。在周亮的研究中，观察了治疗前后患者的SCL－90量表的变化情况，结果显示：道家认知治疗对患者的躯体化症状、强迫症状、社交焦虑症状、抑郁症状、焦虑症状和睡眠症状等焦虑性神经症的主要症状均有较好的疗效。朱金富对冠心病患者的研究结果显示，道家认知治疗对冠心病患者 A 型行为有明显的改善作用，但患者反应问题比较多的是，在日常生活中遇到一般性问题时，能够按照道家处世养生原则进行处理，但在应激情况下时有时候又不自主回到了原来的状态。治疗师要告诉患者这种情况是正常表现，随着我们治疗时间的延长这种情况会逐渐好转，只要大家能够坚持，最后可望达到理想的治疗要求。对于抑郁症患者，初步的研究结果是，严重的抑郁症患者，很难接受道家认知治疗，而对于抑郁程度较轻或者恢复期的抑郁症患者，对道家认知治疗的反应比较好。

二、附带的考虑因素

（一）药物治疗的兼用

在目前所有的道家认知治疗的研究中，都没有完全摆脱药物的治疗，所有疗效都是在药物治疗的基础上产生的，优势在于道家认知治疗组比单纯的药物治疗组或药物加一般支持治疗组的效果更好，维持疗效的时间更长，特别是对冠心病患者，一旦根据道家处世养生原则建立新的生活方式以后，对疾病的复发或加剧有明显的预防作用，并且我们还通过测量对冠心病患者疾病影响的生物学指标来验证我们的研究结果，那就是通过道家认知治疗改变了患者血液中纤溶激活系统的活性，降低了冠心病事件的发生率。

（二）治疗时间及其他因素

其他方面的影响如不同的婚姻状况、不同的性别以及不同的职业是否影响道家认知治疗的效果，在目前有限的几个研究中都没有加以关注和分析；在道家认知治疗的疗程对治疗效果的影响上，治疗的疗程到底多长时间最好，还没有一个大家统一的认可，在目前的研究中张亚林治疗了 4 周，而周亮和朱金富的干预都在 3 个月左右。究竟道家认知治疗以多长时间为最好，还要看患者对治疗的反应，特别是患者对道家处世养生思想的理解和实施体验。中国有句话叫“师傅领进门，修行在个人”，我觉得在这种治疗过程中，治疗师的作用就在于如何把道家处世养生的价值观和患者的生活实际有机地结合，并能够教会患者在实际生活或面对疾病时正确使用，至于使用的效果或反应如何只能看每个人自己的理解和领悟能力了，实际上也很难有一个客观的标准去加以认同或评估。还有治疗过程中的移情关系，特别是治疗师本身对道家处世养生 32 字思想的理解和领会，以及对不同患者面对的应激反应的解释和指导，都会对治疗效果产生影响；在治疗的形式上，大家都喜欢于集体心理治疗，每组患者大概 6～10 人，大家一起讨论或相互支持，这有利于患者在一个相对封闭的团队里建立各种移情或支持关系，相互理解和支持，同时也有利于病例的收集或调查。我们认为道家认知治疗作为一种心理治疗方法，不仅适用于团体治疗，同样也可以在个人的心理治疗中加以应用，实际上在这些团体治疗中难免会有一些个人的问题，从这个角度看，有时候团体治疗可能阻止了个人问题的进一步暴露和讨论，或许个人的辅导治疗效果会更好。

三、总结

总之，道家认知行为治疗作为中国本土化的一种心理治疗方法，把道家处世养生的思想作为一种价值观，在学理上是按照西方认知治疗和行为治疗的方法，对患者开展治疗。根据目前的研究结果来看，在选择对象时，以中老年受教育年限较长的为好，以情绪症状相对较轻的患者为好，与应激相关的各种神经症、应激相关障碍或心身疾病为好，治疗的时程以 1～3 个月比较理想；而对于年轻的、受教育年限较短的患者，情绪症状比较严重的患者开展道家认知治疗时，效果相对较差。在道家认知治疗过程中配合药物治疗是十分必要的，当然，个人的领悟力和理解力在治疗中起着关键的作用。

第四章　佛教教义在心理治疗中的应用

说起宗教，对于教徒来说，相信轮回、转世、天堂、地狱以及生命的彼岸一类的说法，追随者和教众，顶礼膜拜，虔诚至极。对于得道成仙，参禅悟道之类的玄奥之事，作为凡人不敢妄议，但却也难见周围有得道之人荣登极乐。恩格斯说："宗教把人的本质变成了现实性。"宗教本来源于人世的苦难，它给人们创设了一个向往的却永远也难以达到的理想境界。它使人们的精神和追求寄托于宗教的虚幻，生命的诸多不如意，靠着虔诚的笃信、满足、等待，修来世和求正果，便使纷繁的世界变得平静，常苦的内心趋于平稳。事实上，人生的道路充满了是非，人们常常要面对善、恶、美、丑的抉择，充满了痛苦和矛盾，充满失败后的沮丧，充满了自我制约的失衡，当然也有战胜困难、创造未来、超越自我取得成功的幸福和愉悦。

在本章讨论佛教，其目的并非推崇宗教，也不是宣传佛教的教义，而是从专业的角度去研究探讨，借鉴并采用佛教的某些观念，应用于来访者的临床治疗，更好地解决临床心理治疗中遇到的一些问题，从而发展具有中国特色本土的心理治疗方法，比如佛教中关于"正业"就是教导人们不做杀生、偷盗、邪淫等恶性，就是规范人们的行为，要爱护生命，信守道德。各种宗教有其精粹，也有其糟粕。要科学性、批判性地去选择，吸取其与人有益的精华之处，帮助社会人士疏导、开释，促其心理的健康发展。

第一节 佛教教义、心理健康及心理问题的解脱

一、佛教对人生的基本观念

1. 佛教对人生的看法，不外是“**缘起性空**”。所谓“缘起”，就是说：世间上没有独存性的东西，也没有常驻不变的东西，一切都是因缘和合所生起。所谓“性空”，就是说：因缘和合所生起的假有，本性是空的；如果自性不空，则不能有，这就是“真空生妙有”的意义，世间所有的一切都是相互依存的关系，如果没有因缘关系，一切皆不能成就。缘起性空正如拳头与手掌，五个指头合起来成为一个拳头，这叫缘起；放下来变成手掌，这叫性空。因为性空，所以才能缘起；因为缘起，故知本性是空。佛教认为现实的一切都是空的，人生的目标是为了来世。所以佛家说：家财万贯带不去，一双空手见阎王。

佛教主张戒贪的教义理念，对解决当今人们的内心冲突和困惑有很好的指导意义。在当今物欲横流、竞争激烈的现代生活中，当你拥有某种东西的时候，应当有知足感，而不应该贪求自己难以得到的东西。一个人贪心不足，行为超过自己的能力限度，常容易招致损失和灾祸，结果往往连已经拥有的都会失去，特别是在贪欲的支持下，很容易违反事物的本性，“搬起石头砸自己的脚”。另外，贪欲往往还引起心理上的紧张和不愉快，患得患失，使得身心疲惫，人际关系紧张，所以有人说：“知足者，身贫而心富；贪得者，身富而心贫。”

2. 佛教认为，人的一生充满着痛苦，而疾病是人类最“苦”之处，它直接折磨人的身心，这种告诉人们接受痛苦的教义理念，在人们面对挫折和应激而出现内心痛苦和烦恼之时，可以使人们找到一种心理的归宿感，使人们坦然接受现实，而不是与现实斗争，这样可以减少很多烦恼，转变人们的一些行为方式。所以佛

教对能够帮助人们摆脱疾病困苦的论述和评价，是“救人一命，胜造七级浮屠”。

二、佛教对人际关系的理解

1. 佛教主张一个人不应该单求个人“断烦恼，了生死”，还要深入社会，普度众生；令一切众生，离苦得乐，达到我与众生共成佛道的愿望。所谓：未能自度先度人，菩萨从此初发心。这才是佛教无我大悲、积极救世的精神。

2. 在人际关系上，佛教推崇要本着“爱心和慈悲心”来与人为善，这是一个佛教徒处世的准则。当我们对别人产生爱心和慈悲心的时候，不仅能给他人带去温暖，更能以此克服我们生命内在的嗔恨。关于人际关系的处理，佛陀提出了四摄法门。就是四种摄受别人的方法，如果我们依教奉行，就会获得他人的欢喜爱戴。四摄法门中，首先就是布施。布施包括财布施，就是当别人遇到困难时，以财富和经济手段去帮助别人；还有是法布施，就是以我们掌握的生存技能或所学的佛法去帮助别人。我们学佛之后，多多少少会在佛法上得到一些体验，得到一些受用。我们自己从佛法中得到了利益，就有责任去开导、帮助别人，让周围的人也有机会接触佛法，这才是最大的布施。因为世俗的财富只能暂时帮助他人解决一些生活问题，而佛法则能帮助众生解脱烦恼，甚至解脱生死。所以，《普贤行愿品》说：“诸供养中，法供养最”。也就是说，在一切供养中，能够用佛法去帮助别人，所得的功德是最大的。

其次是爱语，要我们带着爱心和慈悲心与人交流，远离两舌、恶口、妄语、绮语这四种不好的语言。两舌就是挑拨离间；恶口就是以粗暴的语言伤害他人；妄语是以假话欺骗他人；绮语就是以诲淫诲色的语言使人产生烦恼。修学佛法，要培养一种坦诚的心态。当我们说真话时，在生命中积极的就是真实的种子。而真实的种子是开发智慧的根本，如果说假话说多了，我们就会越来越虚伪。所以，一方面要说真话，一方面要说有利于别人的话，如果是对他人无益的话则不必说。

第三是要利行。我们所做的每件事，都要对别人有好处、有帮助；凡是会伤害到他人利益的事情都不要做。

第四是要同事。当别人从事一些健康的事业时，我们应尽力去参与或随喜，不要因嫉妒而排斥他人。同时，要学会设身处地地为别人着想，我们因为固执的关系，总是喜欢站在自己的角度，把自己的想法强加给别人；或站在自己的角度，要求别人顺从。哪怕是在一个家庭里，无论父母对子女，或者妻子对丈夫，总是一厢情愿地希望对方如何，而不能根据对方的实际情况来相互理解。往往会有这样的现象：父母对子女的爱越深，子女的负担就越重、越痛苦，甚至有的子女被父母爱得活不下去，心灵受到极大摧残。同事法门就是告诉我们，当我们帮助别人时，要知道对方需要什么，要根据对方的实际情况去帮助他，而不是想当然地将自己认为好的东西强加于他人。

如果我们能够按四摄法门去处世，那无论走到哪里，都会是个最受欢迎的人！学佛，就是以爱心和慈悲心给别人带去欢喜、带去信心、带去利益。

三、佛教对心理痛苦的看法

（一）“空”

佛教认为，我们生活的这个世界“万法皆空，色即是空”。佛教用万物的聚散来解释世间万象的理论，称为“缘理论”。佛教关于“缘起”的经典定义是：此有则彼有，此无则彼无；此生则彼生，此灭则彼灭。一切都是互为因果，互为依存，互为对峙的。

这实际上就是我们对日常生活中万事万物的一种基本的辩证的思考方式，是改变我们对事物单一认知模式的良好描述。可以在心理治疗中加以运用。

（二）“世上本无事，庸人自扰之”

这也是佛教对世间一切问题的基本看法或者态度，我们周围所有的烦恼和困惑，往往来自于我们自身对事件的认识或感受，实际上人世间所有的事情都会随着时间的推移而逐渐消失或泯灭。

儒家对待矛盾的处理方法是“中庸”，任何事物之间的矛盾都尽量采取折中的方式来处理。而道家则认为矛盾无处不在，永远不会消失，处理的方法是一分为二地看问题，按照事物发展的规律来处理问题。佛教则认为世上本来是没有矛盾的，只是人们发明了逻辑和制定了条条框框，如果破除思想上的条条框框，任何矛盾就不复存在了。

（三）“一切皆苦”

这里苦的含义主要不是指肉体上的或感情上的痛苦，而是泛指精神的困扰。佛教认为，一切都是变迁不息的，无常的，广宇悠宙，不外苦集之场，由于众生不能自我主宰，因此没有安乐，只有痛苦。佛教所指的苦有二苦、三苦、四苦、五苦、八苦乃至一百一十种苦等无量诸苦。所谓二苦，指内苦和外苦，内苦包括身体病痛和精神痛苦，外苦则指来自外界的各种灾难祸殃。所谓三苦，一是苦苦，即遭受苦事而感到痛苦；二是坏苦，即遇到乐事变迁而产生苦恼，三是行苦，由于事物迁流无常不能久留而引起的痛苦。所谓四苦，是指生、老、病、死。五苦是把四苦合为一苦，再增加怨增会苦、爱别离苦、求不得苦和五蕴盛苦，实为八苦。对这“八苦”进行简单的解释就是，“生”苦，人的出生，十月怀胎，人的出生脱离母体安逸的环境，冷风触身，对从来没有接触外界的皮肤，犹如刀刮，加上出胎时所受母体子宫的逼迫，所以说生是苦的。用现代医学解释就是婴儿出生的同时伴随着来到人间的第一件事情就是啼哭。“老”苦，人至老耄，头白齿落，肌肉松弛，五官失灵，神志昏暗，随着人体的衰老，人的基本活动或生活的能力逐渐减退，人的基本生活会受到限制或制约，所以人老了会感到痛苦。“病”苦，一个人从头到脚，从里到外，重病交攻，十分痛苦，如果是心病，内心忧愁悲切，十分苦恼，所以说，无论是躯体疾病还是心理疾病都会带来痛苦。“死”苦，无论是命终寿尽而死，还是遭受意外灾难而死，在面对死亡的时候，人都会感到痛苦。“怨增会”苦，人在主观和客观方面都有所不爱，对于怨仇憎恶的人或事，本求远离，可是现实的情况往往是冤家路窄，仇人相见，相互敌对的人常常聚在一起，憎恶的事情偏偏纷至沓来，比如婆媳之间的不融洽，现实的条件却是两个人不得不生活在一起。或者两个本来就有矛盾或隔阂的同事，如果一个人被提升为领导来管理另一个人的时候，这些都会给双方带来痛苦。“爱别离”苦，人们在主观和客观两方面都有所喜爱，但现实有时候却不得不分开，如父子、夫妻、兄弟、朋友等，或者长期生活的美好家园，当人们面对分别的时候，不得不体验生死离别的莫大痛苦。“求不得”苦，是说人们的要求、欲望、喜爱，往往得不到满足，甚至求之而不能得，愈得不到，内心的痛苦就愈大。“五蕴盛”苦，“五蕴”是指身心两个方面，包括“色”物质的身体。“受”指感观刺激所引起的喜、怒、哀、乐等情感。“想”是指理性活动、概念对个人心理的作用。“行”专指意志活动，是说一个人的意志活动可以影响他人的情感和心情。“识”指统一前几种活动的意识，有了五蕴，人们就会产生苦，生、老、病、死、怨增会、爱别离、求不得七苦，一个人天天向着五蕴进取，人的身心就会盛贮众苦。五蕴盛苦，既是其他苦的根源，又是一切苦的聚集。

四、佛教对心理健康的论述

佛教认为，世间万物，一切皆苦，并把引起苦的原因称为集，消除苦的方法称为道，最后的解脱称为灭。苦、集、灭、道，合称四圣谛。心理障碍是令人痛苦的。如果把苦理解为心理障碍，那么集就是心理障碍的原因，道就是心理治疗的方法，灭就是心理障碍消除后正常的健康状态。

把灭理解为心理健康与大乘佛教中观派有关。灭即涅槃，有人认为实有，是另一个世界，也有人认为是什么也没有，是“无”或虚空。中观派认为，涅槃与世间没有区别，都是空。人们不明白这个道理而把幻想当作现实，引起种种烦恼。一旦明白这个道理，了悟“一切皆空”，就达到了涅槃境界。这就是说，涅槃和世间不是两个世界，而是两种心态，与佛和凡人相对应。涅槃是佛的心态，比人高级，比人健康。如果把普通人的心态定为健康，那么佛的心态就是超心理健康。这使人想起人本主义心理学，罗杰斯和马斯洛都提到过超心理健康，即高于一般水平的心理健康。关于超心理健康的特点，可以用心灵不设防来描述。弗洛伊德认为让心灵直接暴露在环境之中，让它直接面对现实是不可能的，心灵马上就会崩溃。为了保持心灵的安宁，自我使用了“防御机制”，使心灵不至于崩溃而保持健康状态。罗杰斯则认为，这种状态不能算健康，因为它是以歪曲现实、压制自我为代价的。只有放弃心理防御，开放意识，让心灵与现实彻底沟通，做到不歪曲、不压制，这才是真正的心理健康，也就是超心理健康。

五、佛教教义在心理治疗上的贡献

（一）“诸行无常”

意思是说任何事务都是不断变化的，没有一件事物是永恒不变的。这本来是一个很简单的道理，可是当人们面对心理痛苦或心理挫折的时候，容易钻牛角尖，甚至会自觉和不自觉地放大事物的阴暗面，从而出现精神痛苦。不认为现实变化无常，于是会有意或无意地把“无常”这一实事给忽略了（见本章案例：因女儿离婚而想自杀的妈妈）。

（二）“自性迷，佛即众生；自性悟，众生即佛”

佛和凡人面对的是同一个世界，只是对世界的看法不同，在佛看来，世界一切皆空。在凡人看来这个世界是实有的，是无常、无我、痛苦、烦恼。这说明世界本身是什么样子并不重要，重要的是观察者的心态，具有佛的心态的人，所看到的一切都是美好的。在他们的眼中，秽土就是净土，烦恼（无明）就是“菩提”（即觉悟）。

（三）“忍”

从字面上看，就是心头上的一把刀，意思是说凡事要忍，不忍就会招来横祸，可是当我们真正去“忍”的时候就会感受到心理的痛苦，又说“小不忍则乱大谋”，“百忍成钢”，可见“忍”字当中包含了柔和钢的辩证法，佛教还有一副对联说弥勒佛“开口常笑，笑天下可笑之人；大肚能容，容天下难容之事”，佛教认为，“忍”是摆脱人世间烦恼苦难、觉悟成佛必须具备的心理素质之一。

佛教的“忍”包括两种意思，一是忍苦，就是要能守戒，克制常人难以克制的欲望，忍受常人难以忍受的痛苦。二是要忍辱，就是要忍受各种恶言、屈辱和各种违逆之境，做到人瞋我不瞋，人恼我不恼，克服人与生俱来的对恶语、羞耻、委屈、侮辱、忤逆等的自尊心，因此，逆来顺受，忍辱负重，任劳任怨，乃至以苦为乐，以辱为荣，成了佛教修行的一种境界和目标，这种境界在心理辅导过程中可以帮助来访者指明加强自身修养的方向和目标。

生活中我们难免与人发生矛盾和争执，在矛盾和争执中总爱誓死争高低，使小事酿成大祸。“忍”有利于人际关系的和谐，有利于我们自身的健康，人们常说“忍得一时之气，免得百日之忧”。佛教中有“不气歌”来表达忍的境界。

佛教“不气歌”

他人气我我不气，我的心中有主意。
君子量大同天地，好坏事物包在里；
小人量小不容人，常常气人气自己。
世间事物般般有，岂能尽如我的意？
弥勒菩萨笑哈哈，大着肚子装天地。

他人若骂我，当成小儿戏。
高骂上了天，低骂入了地。
我若真该骂，给我好教意；
我若无那事，他是骂自己。
吃亏天赐福，让人懂道理。
若不学忍让，气上又加气。
因气得了病，罪若无人替。
多少英雄汉，因气丧了命，
想到死亡时，其事过得去。
他人来气我，我偏不生气，
一句阿弥陀，万事皆化去。

六、佛教教义在心理治疗中的局限性

佛教以种种教义对教徒的身心言行进行控制和约束，某些心理健康手段或许能为现代人提供某些启示。但是，佛教的教义有其局限性和不可接受性，我们在实际应用时，不能完全相信和采纳，比如“忍”在有些时候的确有利于人际关系的和谐，但是，我们说在解决实际问题的时候，“忍”并不是要求毫无原则地忍让。有时候，在解决来来访者实际问题的时候，就是帮助来访者克服对自身情感表达的过度忍受，而帮助他们进行释放和宣泄，使得他们得到心理的满足和平衡。

佛教的生死轮回是没有任何科学依据的极端唯心主义，现实生活中人们面对的痛苦和挫折是建立在一定物质基础之上的，因此，如果完全地接受佛教的理念，很容易误入歧途，走向人生另外一个虚无的世界，而显得幼稚和荒谬。

第二节　佛教思想应用在心理治疗中的案例

案例一　因女儿离婚而想自杀的母亲

【案例介绍】

来访者67岁，女性，某中学退休教师。来访者介绍自己最近遇到的问题，说自己的大女儿大学毕业后参加工作，在某事业单位做会计工作，丈夫原来是某中学的校长，已经退休了。大女儿参加工作后，经别人介绍和爸爸单位的一名教师相爱，因为爸爸当时还是校长，对该教师的人品等基本情况比较了解，两人经过1年恋爱后结婚。婚后夫妻关系和睦，家庭幸福，婚后第二年生了儿子。儿子聪明可爱，自幼由外婆照顾。现在已经7岁多了，去年开始上小学。患者回忆说，论当时的家庭条件，女儿各方面都配得上自己的丈夫。丈夫来自农村，一个人在城里工作。老家的父母都是农民，没有固定收入，且家里还有兄弟姐妹3人，需要父母和他一起共同抚养。女儿当时考虑男方本人条件可以，也没有过分在意这些家庭条件。

可是就在1年前，一次偶然的机会，女儿发现自己的丈夫有了外遇。外遇的对象就是另外一个小学的一名教师。经过了解得知两个人是通过网络聊天相互认识的，这时候丈夫在学校已经做了学校的教务主任，其仕途很大程度上得益于岳父的关系。妻子发现丈夫有外遇后坚决要求离婚。经过法院的裁决，儿子判给妈妈抚养。女儿离婚后和儿子单独生活在原来的家，丈夫一个人住在单位的办公室，女儿一方面一个人照看孩子，另一方面还要坚持工作。很快妈妈发现女儿消瘦了很多，并且心情也不好。慢慢地妈妈总是思考女儿的生活困境，甚至后悔当初不该把女儿嫁给他。有时候还责备丈夫当初选错了人，认为女儿本来可以选择比他条件更好的等等。半年前，来访者开始出现失眠焦虑，情绪低落，总是不想干活，不愿意出门，不想和熟人见面，担心周围邻居会看自家的笑话，笑自己选的女婿还离婚了。认为自己女儿离婚了家里人都很没有面子，因为当初女婿是自己家里选的。有时候觉得不如死了算了，可是又担心自己死后家里丈夫和女儿会更伤心，曾有过想喝安眠药的冲动，但是没有付诸行动。自从来访者出现心理痛苦以后，女儿认为是自己的婚姻问题带给了妈妈痛苦，所以也觉得对不起父母，有时候不想把个人的生活和工作情况和父母沟通，甚至有时候故意避免回家，有苦自己忍受。

【治疗经过】

治疗师耐心倾听了来访者对自身遭遇和心情的叙述。表示理解来访者的困苦和心理感受。治疗师首先肯定了来访者内心的真实感受，建议来访者接受自己女儿的遭遇和困苦，体会人生的坎坷和不幸。治疗师请来访者分析问题出现的原因，来访者说可能是女儿生孩子后家庭事务过多，加上最近几年工作比较忙，可能对丈夫的关心少了。可是丈夫的工作也很忙，夫妻双方沟通和交流的机会少了。并且，由于孩子的出现，女儿会把更多的精力和时间用在孩子身上，这种情况下，女婿就有了外遇。治疗师问来访者，女儿的爸爸对女儿的婚姻问题是什么态度和看法。来访者说开始的时候女儿的爸爸也很生气，也觉得对不住女儿。可是慢慢地丈夫好像接受了这样的现实，丈夫说如果女婿真的喜欢现在的那个女人，就让他去好好地和别人生活。并且丈夫劝告患者要以平常心看待此事。每当女婿过来看望他儿子的时候，妈妈和女儿都显得很冷淡，只有丈夫还和以往一样，并且从来没有责备和过问过女婿的现状。治疗师问目前可能的解决办法有哪些，来访者说女儿的态度现在也慢慢淡定了，觉得因为自己的婚姻之事把妈妈连累病了，很内疚和不安。女儿现在开始注意营养和身体的保护，并且妈妈说最近女儿也吃胖了，女儿反过来安慰妈妈，说一切都会过去。这时治疗师解释说，女儿的想法很对，毕竟事情已经发生了，不会因为你的情绪改变事情的结果。这时治疗师就引用了佛教的“**诸行无常**”的说法，一切坏的情绪和感受也会随着时间的流逝而慢慢消失，来访者也同意这样的说法，来访者说自己目前的感受已经没有当初那么难受了。治疗师还分析说爸爸的态度是正确的，要勇敢地接受现实，客观地面对女婿，或许他的情况也会有所改变和发展。

来访者第二次来访是在两周以后，这次来访者很高兴，说事情已经解决了，自己的情绪也好转并恢复了。接着来访者向治疗师介绍了最近家里的情况，说上次回去后，经过自己和女儿的讨论，他们娘俩也改变了对女婿的态度，每次女婿来看儿子的时候，不再为难他。最近发现女婿还是很爱他们的，因为从熟人那里得知，离婚后没有多久女婿就和那个女的断绝来往了，那个女的也有家庭，不愿意离婚，女婿一直一个人住在单位的办公室里。女婿最近觉得很后悔，对不住妻子和儿子。当时和那个女的只是一时的冲动和好奇，离婚后没有多久两个人就断了，现在很后悔当初的迷失和错误，一直觉得对不起岳父一家，所以，每次来看儿子时，总是怀着一颗内疚的心。经过一段时间的考验和痛苦的折磨，现在女婿和女儿又重新和好了，女儿也原谅了丈夫，并准备近日复婚。来访者的情绪问题也随着家庭关系的改善而有所恢复，只是不知道是否还能够从根本上接受女婿。来访者询问治疗师，这次婚姻的挫折会不会给他们日后的生活和感情带来阴影。治疗师解释说，一切事情都会随着时间的推移而慢慢淡化，如果通过这次婚姻风波，双方都能够总结经验教训，并在今后的日常生活中珍惜第二次的和好，会培养出比以前更好的感情，事情就像睡眠中的一个“噩梦”一样，会慢慢在脑海里消失。但是，以后的生活中不可能没有矛盾，只是遇到矛盾的时候，双方都要做到就事论事，不要和以前的事情相联系，这样比较好。按照佛教里说的用善心来面对他人的话，生活就会慢慢变得美好与和谐，来访者接受了治疗师的建议，说回家和女儿女婿好好谈谈，尽量在以后的生活中相互关爱和理解，减少家庭矛盾。

【总结讨论】

该案例是一个因女儿婚姻问题导致情绪障碍的来访者，在治疗的时候，治疗师首先要理解来访者的内心痛苦，和她建立共同的治疗联盟。治疗的关键是帮助分析来访者的痛苦，并不能改变婚姻的现状和事实。在治疗中，借用佛教中**“诸行无常”**来帮助来访者走出心灵的阴影和情绪的低落。有幸的是，该案例在后来的生活过程中，事情的走向发生了良好的转机，这样就加强了来访者对“诸行无常”的价值信念，可是在以后女儿和女婿的相处中，该怎样回避离婚的经历对夫妻感情的影响？治疗师用佛教里**“爱心和慈悲心”**的教义理念，对来访者及其周围有关家庭成员进行疏导，为今后家庭成员的和睦相处和交流奠定基础。该案例中治疗师结合来访者的问题，恰当利用佛教中的教义对人的影响，使得来访者改变了自己的情绪，并随着家庭关系的改善，进一步为将来的和睦相处提供了可行的帮助和辅导，应该说是一个比较成功的案例。

案例二　破产大老板的困惑与痛苦

【案例报告】

来访者，男性，49岁，在家属的陪同下找到咨询师。首先由来访者的姐姐介绍来访者的情况。姐姐说弟弟是一家公司的老板，10年前从原来的单位辞职下海，一个人在商海中拼搏奋斗，事业干得非常成功，家产已经有上百万。可是就在今年的3月，从事的粮食生意一下赔了很多钱，造成了难以挽回的损失。弟弟两个月前出现失眠，焦虑，不停地在房间里来回走动，性格暴躁，很容易发火，并且后悔自己当初的一些决定，整日闷闷不乐。家里人多方劝解无效，就带他到外地旅游一圈，可是回来后情绪还是没有改善。有时候觉得活的没有意思，不想出门，不愿意和朋友一起聊天或者娱乐。甚至有过轻生的念头。曾经在精神科门诊服用抗抑郁药和镇静催眠类药物，睡眠有所改善，可是每天还是后悔和不想出门，经朋友介绍过来看心理医生。

来访者出身贫穷，高中毕业后曾当过 2 年的下乡知识青年，后来回城参加工作。平时性格比较内向，有些孤僻，但做事情很认真，工作能力很强，是单位的“小能人”，单位和家里的很多东西坏了都尽量自己维修。治疗师请来访者介绍自己的感受和体会。来访者说现在脑子里整天总是回想今年的生意情况，后悔自己当初的错误决定，认为不该把主要资金投出去。还说自己一辈子经历很多的事情和磨难都觉得没有问题，这件事情因为经济损失太大，让自己非常失落，在家人和朋友面前很丢脸。因此，不想出门，见了熟人来家看望自己又觉得很没有面子，还担心别人会不会看自己的笑话。并且最近做事情的时候不像以前那样果断和干脆，总会犹豫不决甚至瞻前顾后，害怕做错了，有时候会不自觉地反复思考一些事情。比如前几天到街上买药的时候，不知道是不是该吃药，还有药物会不会引起不良反应，会不会买到假药，甚至最后买回家后还要反复查看有关说明等。来访者说自己也知道这样做有些过度，可就是控制不住自己，唯恐不好的事情发生在自己身上。还有就是脑子里经常反复回忆或者思考同一个问题。有时候还想是不是自己的脑子有了毛病。来访者有强烈的治疗要求。

【治疗经过】

治疗师听取了来访者及其家属的有关介绍，对他最近的遭遇表示理解和接受，一下子几十万的经济损失，对于一辈子辛辛苦苦创下的家业，肯定是一个不小的打击。但是，治疗师和来访者讨论，所有的物质财富都是人创造的，如果失去了人的创造性，任何发展都是不可能的。治疗师请来访者回想自己创业的过程，来访者告诉治疗师，当初一无所有，几乎是白手起家，全凭自己的拼搏和奋斗才有了今天。这时，治疗师和来访者讨论，当初能够在商海中脱颖而出，主要靠的并不是坚强的经济后盾，而是顽强的个人能力和意志，来访者表示接受。这时，治疗师问来访者，目前的经济状况和当初创业时的情况相比，哪个更好呢？来访者说，当然是目前的情况好了，尽管最近赔了很多钱，但是还是比原来的情况好得多。治疗师接着说，其实，人世间的一切财富都是社会所共有的，按照佛教的说法是“**赤裸裸来，赤裸裸走**。”一切皆“空”，如果一个人过于被外界的物质世界所吸引，那么就成了金钱的奴隶。整天沉迷于其中，很容易在遇到困难或挫折的时候，精神崩溃，意志瓦解。相反，如果你能够摆脱金钱的束缚和制约，心里反而感到轻松和愉快，调整好了自己状态，一切都可以重新回来。就像人们常说的“千金散尽复还来”。来访者经过认真思考这些问题后，也觉得自己是太过于注重钱了。觉得即使目前亏损了很多，但是还是能够生活得很好的，如果一味地沉浸在消极悲伤之中，觉得还没有一些普通的人生活得快乐呢。所以，应该重新认识这次的失败和挫折，从颓废中振作起来，恢复到原来的状态之中。

第二次治疗，来访者一人独自来到治疗室。首先由来访者叙述自己的情况，来访者说一周来，情绪有所好转，从心理上已经认识到了这次生活遭遇的利弊。但是，还存在的问题是，脑子里总是不自觉地回忆一些事情。治疗师建议来访者，借用佛教中对一切事物都应该“放下”的教义，让来访者对于一些脑子里反复出现的想法，采用先挂起来的做法。其实，来访者所担心和反复思考的问题都是虚无的，不必太执著于这些想法上，回去后，来访者学会了对脑子里出现的意念和想法采用挂起来的做法，慢慢地改变了以前的想法，还特意到大街上做了美容，觉得要改头换面，再次走向生活。经过治疗，来访者情绪稳定，恢复了正常的生活，并重新开始工作。

【总结讨论】

来访者是一个被生意亏损所困扰的中年男性，他心理问题的根源在于外界生活事件的刺激，根据认知理论的思考原则，借用佛教“**万物皆空**”的思想，使来访者接受生意赔本的现状，调整来访者对生活事件的价值观念，改变他对生活事件的认知，减少了心理痛苦。

当一个人被物质完全控制自己的时候，往往会失去内心的平衡而产生痛苦，因为物质的东西是不可能永恒存在的，治疗师借用佛教教义中“万物皆空”的思想帮助来访者分析自己痛苦的根源，进一步转变来访者的认知，调整心态，起到了心理辅导的作用，收到了良好的治疗效果。

案例三　身患肿瘤的中年男士

【案例介绍】

来访者，男性，44岁，某单位的机关干部。在家属陪同下进入诊室，来访者看上去很虚弱，面黄肌瘦。坐下后，首先由来访者的妻子介绍情况，丈夫是军人出身，在部队的时候表现很好，工作认真负责。患者在部队提拔为副营级干部，从部队转业后，回到地方某机关作一般干事。平时性格温顺平和，工作也很认真负责，无烟酒等不良嗜好，待人热情，人际关系好。一年前无意之中发现大便带血，由于当时忙于儿子结婚，没有在意。半年前再次出现大便带血，并且出现进食减少，全身乏力，易疲劳，体重减轻，经医院检查，确诊为胃癌。当时患者的情绪还比较稳定，随即到医院进行了手术治疗，手术也比较成功。术后回家疗养，患者恢复比较理想，无明显不适和痛苦，可进行日常生活料理，并间断进行化疗治疗。1个月前化疗过程中，患者出现头疼，走路困难，个人以为是化疗药物的副作用，没有引起重视。可是一周后病情很快加重，患者出现行走困难，不能进食。随即到医院进行胃癌的复诊，经检查后发现患者的肿瘤有了脑部转移。自此以后，患者精神接近崩溃，整天闷闷不乐，内心觉得对不起家里人，花了那么多钱，自己的病还是没有治好。还说没有给儿子留下多大的家业，甚至不愿意继续接受治疗了等。曾有过自杀意念和想法，经家人劝说无效，今来找咨询师进行咨询。

【治疗经过】

治疗师听取了家属对患者的病情介绍，表示同情和理解。对患者来说毕竟才40多岁，患上这样的重病，精神上是一个极大的痛苦，治疗师分析，引起患者痛苦的根源是疾病的转移，对患者来说一方面治疗疾病过程肯定花费不少的钱；另一方面儿子刚刚成家，家里的经济支出也很大，所以患者内心感到内疚和痛苦。治疗师和患者讨论有关人生的价值和意义，指出人生老病亡是自然规律，首先我们每一个人要坦然接受发生在自己身上的事情，把佛教中**“色即是空，空即是色”**这句话给患者参考。一个人所担心的事情都是空的，虚无的，我们不能用世俗的眼光看待自己面对的所谓名利和家业。当我们的身体被疾病所缠的时候，一方面我们自身要坦然接受一切结果，另一方面要放下以前我们所看重的物质利益，理解诸事皆空的深刻道理，只有这样我们内心才会感到安慰和平静。正如《金刚经》中所说：**“一切有为法，如梦幻泡影，如露亦如电，应作如是观。”**强调的是对所有事物不要太执著，因为今天有的明天未必就有。世上没有永恒存在的事物，只有相对的合不合适。即使现在很富有的家庭，也未必可长久，所以我们必须领悟这些道理，不必太执著，可以放下就放下，让自己心安自在。对于子女将来的生活和经济状况，一切由他们自己去发展和创造，每一个人在离开人世的时候都只能是家财万贯带不去，一双空手见阎王。来访者通过认识和沟通，接受了教义的一些理念，自己所遭受疾病的痛苦折磨是每个人在人生最后阶段都要面对的（佛教的“死”苦），儿女经济上的困难也都是暂时的，自己原来也并没有从父母那里得到很多家业，要靠个人的奋斗和努力，一切事物有其内在的规律性，所以只能坦然接受身边的一切。

【总结讨论】

该案例是一个遭受疾病困扰的中年男士，他正处于家庭和事业的发展阶段。分析他痛苦的根源来自两个方面，一方面是面对自身疾病的折磨，特别是当他知道病情已经转移的时候，治疗的信心就一下子没有了。另一方面就是来自外界经济的消耗和对子女的愧疚感。在我国的传统思想中，子女能继承父母一定的家业才会使父母感到心安与满足，所以来访者的痛苦就是给子女留下的家业太少了。在治疗时，一方面让患者接受疾病的现实，利用佛教一切皆空和人生必须经历“苦”的过程的基本思想和来访者进行沟通和认识，使他能够坦然接受自己的现状和减少内心的愧疚感，以良好的姿态面对现实，积极主动地配合治疗，圆满完成自己的人生路程。另一方面，通过患者自身的成长和发展，使得他理解父母家业对一个人的影响并不是很大，只有靠个人的奋斗和努力，才能获得生活的幸福。

第三节　总结评论

许多社会常以宗教信仰来教导人的行为，作为提高精神生活的水准与依据，间接地对心理卫生有所贡献，有些社会里的宗教人士还积极地参与慈善事业，并且间接地从事心理辅导的工作，可是，有些社会人士过分迷信，妨害个人与社会，可以说是病态性的宗教，社会需要适当地去限制和约束。

在欧美社会里的基督教、中东社会里的回教这些都深深地影响生活在那里的人们的思想与文化，亚洲社会历史上则受佛教的影响较大。众所周知，佛教发源于印度，在中国和日本大盛，但是佛教传到中国又被中国传统思想消化融合，因此，探讨佛教的教义是推展心理治疗本土化的一个途径，是值得去探讨，并且学习如何适当地运用的事情。

在临床咨询与治疗的实际应用中，我们应首先正确理解和领悟佛教教义对人们思想和行为的影响，同时还要认真思考其他文化思想与佛教教义之间的相互联系和影响，比如儒家思想中要个人积极进取、光宗耀祖的思想，对人们心理的影响作用，还有就是中国家族思想对个人的影响，这些都是在应用佛教教义帮助来访者过程中所必须面对的。

第五章　中医理论在心理治疗中的应用

第一节　中医对心理治疗的贡献

祖国医学对于心理治疗的关注从中医诞生时就开始了，中医从整体的角度看待具有情感思维的人，积极关注心理因素对疾病的影响，从诊断、治疗、预防各个角度论述心理因素的作用。祖国医学在长期的医疗实践中，形成了独具文化特色的中医理论，大致可以概括为阴阳整体论、水火无形论、心主神明论、脏象五志论、七情学说等，形成了中医心理学的自身系统，它贯穿于对个体心身发展的认识，贯穿于病因、病理、诊断、治疗、养生等各个环节，这些理论至今仍影响着人们的思维和情志，有的理论和学说与现代心理治疗理论相互渗透和影响，有许多独特的心理治疗方法。不但有神奇的效果，而且为发展现代心理治疗打下了良好的基础。这里我们首先列举几个中医治疗心理问题的简单例子以供参考，并引起大家对中医心理治疗的重视（赵传栋，2004）。

一、暗示治疗

过去有个姓刘的人特别爱喝酒，闻着酒味就走不动，见了酒就没命。有一次，他去亲戚家探望，晚上吃饭，自然少不了酒。他一杯接一杯地喝，结果喝得酩酊大醉。亲戚家人把他安排到后花园的房子里住宿。睡到半夜，他酒醒后感觉口渴得厉害，在屋里找不到水，便到屋外寻找。见一石槽中有水，遂伏下身子饮了几口，喝完又回屋睡觉，天亮起床后，在园中散步，往石槽中一看，水中尽是蛆样小红虫游荡，他心里陡然而惊，感觉好像蛆虫正在肚子里乱爬。从此，胃脘便觉闭塞，越想越疑，渐成痿膈。吃饭不消化，身体逐渐消瘦虚弱，附近的医生都找遍了，吃了各种药物均未见疗效，病情没有明显的好转。

一天，一个姓吴的医生在此地路过，经同行介绍，请到刘家看病，吴医生仔细询问病情后，知其病是疑心造成的。欲治病，必须解除其疑虑。于是，吴医生找来红色细线，分开剪断如蛆状，用"巴豆"二粒，和饭捣烂，把红线头掺在里面，做成蜜丸数十丸。让患者在较暗的屋里服下，并在室内放上盛着清水的马桶。不多一会，患者要解大便，吴医生说刚吃了药不要出去了，在马桶里解吧。便后，医生故意把马桶提到明处，惊讶地说："谢天谢地，蛆虫排出来了，请快来看！"患者一听愣了，赶紧走过去看，千真万确，心中的石头顿时落了地。经过半个月的调养，便康复了。

该患者的症状是由于患者夜间饮用了带有蛆虫的水，第二天发现后出现的症状，症状表现与患者对水中蛆虫的恐惧和害怕有直接的关系。可是，按照现代医学的解释，即使饮用了这样的水，也不会有蛆虫在肚子里乱爬，患者的症状就是由于外界条件刺激导致的心理症状，故事中的吴医生设计了一个极为精巧的心理治疗方法，治疗的过程环环相扣，无懈可击，因而患者深信不疑，取得很好的治疗效果。我们知道，对于类似的病案，治疗的关键就在于对患者的暗示性，安排好适当的背景和过程，治疗就能够成功。

二、转移注意

有一位贵人，50 岁，一次她在梳洗后照镜子的时候，忽然发现眼睛晶体周围上方有些混浊，马上引起了她的主意。过了两天，又看到瞳孔区出现白色混浊，心里非常紧张，急忙请医生诊治，吃药数日不见好转，且病情还有所发展，眼睛晶体全部变成白色。她多次责怪医生无能，大发脾气，并时时持镜自照，看眼病是否又有发展。

正在此时，家人请名医杨贲亨来府中。杨医生看了患者的眼睛后，惊讶地说："贵人的眼病并不重，是可以治愈的。但是就是过去吃药太多了，腹内有毒，毒汁下行，汇到大腿发作，疼痛厉害，要有思想准备。"说完，起身走了。听了杨医生的话，贵人的心思一下子从眼睛转到腿上，眼睛看着腿，两手抚摸腿，唯恐肉烂毒出。甚至在夜间，也要蜡烛长明时时进行注视。过了几天，眼病逐渐好了，而腿上并没有毒汁流出。贵人认为杨医生诊断不准、说话不灵，叫来进行质问。杨医生耐心进行解释说："我用此法给贵人治病，这在中医学上称意疗。因为贵人性情急躁，对病总想很快好转，经常手拿镜子自照，心思无时无刻都集中在眼上，这样，则火上眼，眼病定会越来越重。这时无论服什么药也是不管用的。为了治好贵人的眼病，我才改用与众人不同的方法，使贵人把精力集中转移到腿上，则火自降，眼病自然就好了。俗话说，兵不厌诈，用智易胜。那么，行医治病也是这个道理。"贵人听了杨医生的解释，恼怒顿时消失，连声称赞他是医术高明的良医。并设宴热情招待，临走时还送给绸缎布匹等礼物。

这是一个由于过度专注于一个症状而导致的躯体表现，治疗者根据采用改变患者心理活动的指向性，使患者把对眼睛的关注焦点转移到其他地方，建立一种替代的情景，从而达到治疗的目的。

三、喜悦疗法

我国清朝年间，有一位县官，因没有按时完成朝廷催交的贡品，曾受到州官的严厉批评。为此，他觉得丢了脸面，无法见人，终日愁眉不展，郁郁寡欢，身体一天不如一天。多方求医，毫无效果。后来他听说邻县有位老郎中，医术高明，便前往求治。老郎中对这位县老爷亲自登门，非常客气，连忙让座，令家人献茶，寒暄之后，详细询问了病情。接着凝神闭目，慢慢切脉，忽然，老郎中惊讶地对县官说："大老爷怎么患了妇女病？"县令一听，又好笑又好气，没好气地说道："我是男人，怎么能患妇女病？你看病能不能不开玩笑？"老郎中一本正经地说："哪里是开玩笑？我是实在人，从来不说假话，大老爷真的患了'月经不调'症。需要服用调经药。"

县令哪里肯信，他觉得这位郎中一定是神经不正常，越说越不像话，真是让人啼笑皆非，生气地拂袖而去，回去后，县令越想越觉得可笑，逢人便讲这件怪事，边说边笑，每说一回，便捧腹大笑一回。没想到，过不多久，病竟然痊愈了。这时县令恍然大悟，赶紧上门拜谢郎中。郎中这才告诉他说："大老爷患的是郁结的心病，要治好你的病还有什么比笑更好的心药呢？"

该病案的主要症状是由于受责备而情绪低落、愁眉不展，过度的悲伤和郁闷造成的，多方求医，毫无效果，根据中医的"喜胜忧"的基本原则，老郎中一句逗笑的话使得这位县令一连笑了几天，原来的心理疾病竟然因此消失的无影无踪，这就是笑带来的作用。笑对身体健康有着积极的作用，通过开心的笑，使人保持快乐的良好心态，增强身体的免疫功能，使呼吸通畅，调节内分泌，神经系统得到放松，缓解内心的矛盾冲突，解除抑郁，忘却焦虑，以便走向新的开始。所以说"笑一笑，十年少；愁一愁，白了头。"这确实有道理。

四、厌恶疗法

有一男子，自幼喜欢饮酒，至成人后，更是嗜酒如命，每天要喝1、2斗。如果家人不让其喝酒，就叫骂不绝，甚至连饭也不吃。天长日久，身体状况变得很不好。为了让其戒酒，家人想了一个办法，将其手脚用毛巾捆起来，然后在他身边放上一坛好酒，打开盖子，酒香扑鼻，令其馋涎欲滴。这个嗜酒如命的人一会儿工夫便受不了，涎水滴入鼻中还不算，还吐了一大口脏东西到酒坛中。家人再将酒煮沸，然后将坛中凝固成块的脏东西取出来让他观看，只见一小块如猪肝状的脏东西在眼前晃动，这东西约有

二、三两重，周围还有不计其数的小针眼一样的小孔。联想到这正是刚才从自己口中吐出的，那人只觉得恶心不止，十分厌恶。此后这人便滴酒不沾了。

这是一例嗜酒如命的患者，根据现代医学的诊断，是一个物质依赖患者，现代医学治疗这类患者也是采用厌恶治疗，其基本的心理学基础就是条件反射理论，通过对患者的行为或嗜好建立一种厌恶性条件反射，使之消除对原来物质的渴求或依赖。

五、系统脱敏疗法

宋元之际，兵荒马乱。有个大户人家叫卫德新的，他的妻子怕在家不安全，跟着逃难的人流东躲西藏。一天，她来到一个小镇上，天黑了，住在一家旅店的楼上。睡到半夜，忽听盗匪在街上大喊大叫，砸门窗，抢东西，烧房子。她非常害怕，战栗不已，一下子滚到床底下，直到天亮还不敢出来。家人发现了，才把她抬到床上。一朝被蛇咬，十年怕井绳，从此，其妻被吓破了胆，只要听到响声，她就吓得不省人事。平日里家里人怕她犯病，都得蹑手蹑脚地做事，不敢有一点响动。又过了一年，她的惊吓病有增无减。请了无数的医生，都作心疼病治疗，服用了大量人参、珍珠及定惊丸，但都不见效果。后来请了名医张子和治疗，张子和诊断说："惊者为阳，从外入也；恐者为阴，从内出。惊者，为自不知故也。恐者，自知也。是少阳胆经属肝木，胆者肝也，惊怕则胆伤也。"于是，他叫两个侍女。架起其妻，将其按在高椅上坐定，而后在她面前放了一个小茶几。张医生用手指着茶几，对其妻说："夫人，请看这个地方。"随后用木棍猛敲在茶几上，其妻大惊。张医生说："夫人，勿惊。我用棍子敲打茶几你怕什么?"过了一会儿，她的情绪稍微平静了。医生又用力敲打茶几，她再次出现惊慌，但比前次轻多了。就这样，医生连续敲打几次，后又以手杖敲打门窗，还暗中派人到房后敲打窗户。如此反复多次，她逐渐适应了，慢慢平静了，再听到敲打声，也不惊慌了，已经和平常人一样，谈笑自如。

卫德新笑着问医生："你这是什么治法？像小孩做游戏。若是这样能治病，医生岂不是都没有用了吗？"张医生解释说："《内经》说过，惊者平之。平，就是平常的意思，平常天天看得见、听得到的东西，谁还会害怕呢？少见多怪，多见不怪。你明白这声音是敲茶几发出来的，觉得很平常，当然也就不害怕了，这是不吃药治病的方法。"为了检验治疗效果，当天晚上半夜，张医生叫人去敲击卫妻卧室的门窗，过一会敲一次，直至天亮。卫妻听到响声，开始时感到还有点惊悸，后来连看也不看，安心地入睡了。又过了几天，她的情绪完全恢复了正常，即使听到雷声，也不再惊慌。

卫德新的妻子旅宿遇盗，惊恐中从床上摔下来，自此患惊恐病一年多，药物治疗效果不好，张医生采用心理治疗，为了让她明白惊恐产生的原因，先叫她对面坐下，以木棍敲击茶几，她甚为惊恐，当说明了原因后，惊恐程度减弱，这样反复多次，明显见效以后，改从房后敲击窗户，进一步夜晚打击门窗，使她逐渐适应，取得很好疗效。这里使用的治疗方法正是现代心理学中行为治疗里的系统脱敏方法。

六、悲疗

明朝李大谏自幼勤奋好学，三年连续考中秀才、举人和进士，喜讯不断传到家乡，父亲高兴得大笑不止，不能自主，像"范进中举"一样得了狂笑病，多方医治无效。李大谏请御医治疗，御医思考良久，使用一怪招治疗李父的笑病。御医派人到李大谏的家乡报丧，告诉李大谏的父亲说："你儿子患急病暴死。"李大谏的父亲听到噩耗后，顿时哭得死去活来，由于悲痛过度，狂笑的症状也就止住了。御医又派人告诉李的父亲说："你儿死后，经御医妙手回春，起死回生了。"李的父亲听了又止住了悲痛。就这样，李父的狂笑病竟然好了。

七、怒疗

传说战国时期齐闵王患忧郁症，请名医文挚来诊治。文挚详细诊断后对太子说："用激怒的方法可治好齐王的病，只是我激怒了齐王，他肯定要把我杀死的。"太子说："只要能治好父王的病，我和母后一定保证你的生命安全。"文挚推辞不过只得应允。当即与齐王约好看病的时间，结果第一次文挚没有来，又约第二次，二次没来又约第三次，第三次同样失约。齐王见文挚连续三次失约非常恼怒，痛骂不止。过了几天文挚突然来了，连礼也不施，鞋也不脱，就上到齐王的床上问疾看病，并用粗野话激怒齐王，齐王实在忍耐不住了，便起身大骂文挚，一怒一骂，郁闷全泻，齐王的忧郁症也好了。

八、悦疗

宋代名医张子和善治疑难怪病，享有崇高威信。一天一个叫项关令的人来求诊，说他夫人得了一种怪病，只知道腹中饥饿，却不想饮食饭菜，整天大喊大叫，怒骂无常，吃了许多药都无济于事。张子和听后，认为此病服药难以奏效，告诉患者家属找来两名妇女，装扮成演戏的丑角，做出许多滑稽动作，患者果然心情愉悦，一高兴病就减轻了。接着，张子和又叫患者家属请来两位食欲旺盛的妇女，在患者面前狼吞虎咽地东西，患者看着看着，也不知不觉地跟着吃起来。这样利用怡悦引导之法，使心情逐渐平和稳定，最后终于达到不药而愈。

九、羞疗

传说有一民间女子，因打哈欠两手上举不能放下来，吃药治疗无效。名医俞用右利用女子害羞的心理，假装要解开这位女子的腰带，扬言要为她做针灸治疗，女子被突如其来的手势动作惊怒了，不自觉地急忙用双手掩护下身，急则生变，双手顺势自然下垂复原。羞耻感是人的本能，中医利用人的这一本能治疗一些疑难怪症都收到了神奇效果。这是中医采取“围魏救赵”的计谋做心理治疗的典型案例，收到了立竿见影的效果。

以上只是祖国医学在实际应用过程中的几个案例，从几个例子中我们不难看出，中医对待疾病的考虑除了身体上的因素外，十分重视与身体有关的外界环境因素对人体的作用和影响，特别是各种内在的心理因素对人体各器官系统的影响。那么中医对心理健康是一个什么样的观点呢？我们通过第二节来进行说明和解释。

第二节　中医理论对心理健康的论述

一、中医的整体观念

中医对个体心身发展的基本认识本于阴阳理论，它强调“形神合一”，“形神一体”，心身是统一的整体，个体的生、老、病、死都可以用阴阳的离合、消长、推移、互根、转化等法则去讨论和分析。中医认为，人的精神（神）与人的躯体（形）是统一的，《灵枢》里说：“血气已和，营卫已通，五脏已成，神气舍心，魂魄毕具，乃成为人。”形具神生，表明了中医形神合一的整体观。针对心理活动，中医认为人的精神充沛、心理活动正常是机体阴阳协调的综合体现。《素问·生气通天论》说：“阴平阳秘，精神乃治。”相反，阴阳失调则形病及神，或形志并病为各种心身疾病。如当“阴气少而阳气盛，故热而烦满也”；“阴不胜其阳，则脉流薄疾，并乃狂”。从对疾病的治疗角度来看，张仲景明白地说道：“百合病，见于阴者，以阳法救之，见于阳者，以阴法救之。”可见对阴阳的调节是治疗心身疾病的基本方法。在治疗疾病过程中，从组方到养生都体现了阴阳学说，比如著名的益智方剂——孔圣枕中丹，汪昂在药解中说：“龟者，介虫之长，阳物之阴阳，补吾身之阴阳，假二物之灵气，以动吾心之灵气也。”就是基于阴阳学说，进行类比，推物及理，理解药性，以物阴阳之阳气，补心阴阳之灵气，以达到治疗读书健忘，长期服用令人聪明的意图。从养生的角度来看，为了保持心理平衡。达到“阴平阳秘”的目的，注意人与四时阴阳的协调，故《内经》提出了“四气调神”论的自然观。在阳气发生的春三月，要顺其性“使志生”，在万物蕃秀，阳盛暑热的夏三月，要使“气得泄”，这样易得“志勿怒”；在秋高气爽，阴盛阳衰的秋三月，要“无外其志，使肺气清”；在冰天雪地，阳气闭藏的冬三月，要顺之潜心收神，“使志若伏若匿”。随着四时阴阳的生、长、化、收、藏，而生气、泄气、收志、藏神。构成了和谐的天人一体，使阴平阳秘，达到精神内守，心身健康，延年益寿的目的（王米渠，1985）。

中医与心理健康有关的其他几种理论与阴阳关系论的关系十分密切，五行学说是阴阳学说的进一步展开，五行之间的生克制化，消长平衡，反映了阴阳整体制约的关系。

二、中医关于情绪的论述和观点

关于情绪的类型，我国最早有“六情”的说法，见于《荀子·正名》中：“性之好、恶、喜、怒、哀、乐，谓之情”，后来对中医影响最大的则是见于《左传·昭公二十五年》的六气说。六气指的是阴、阳、风、雨、晦、明，以此概括了自然界的气候变化。以上各种提法内容不完全一致，据陈仲庚先生的研究，主要把它们分为好、恶两大类心理特征，属“好”的有喜、乐、爱等；属“恶”的有哀、怒、惧、憎等。

中医关于情绪的基本观点就是“七情说”，关于“七情”的记载最早见于《礼记·礼运》，其中说道：“何谓人情？喜、怒、哀、惧、爱、恶、欲七者，弗学而能……饮食男女，人之大欲存焉；死亡贫苦，人之大恶存焉。故欲恶者心之大端也。”到宋代医家陈无择，综合了《内经》中的各种学说，提出了与之有所不同的“七情”说，他在《三因极一病症方论．三因论》中说：“七情者，喜、怒、忧、思、悲、恐、惊是也。”

七情主要是情感过程，七情致病表现的病症各不相同，但基本的病理在于气机的失常，有的是气滞不行，有的是气机紊乱，有的是升降反作，比如“怒则气上，恐则气下”。当人愤怒时气血上搏，面红耳赤，青筋怒张，毛发竖起，横眉张目，呃逆不止，头疼脑涨，甚至眩扑厥倒，都是向上的病机；恐则气下，表现为气血内却，面色苍白，胆战心惊，呆若木鸡，甚则二便失禁。故《素问·举痛论》说：“怒则气逆，甚则呕血及飧泄，故气上矣。……恐则精却，却则上焦闭，闭则气还，还则下焦胀，故气不行矣。”七情致病的机制，不只是怒则气上与恐则气下，还包括忧则气聚与悲则气消，分别宜一疏一敛；惊则气乱与喜则气缓，则分别宜一顺一收。中医关于七情的论述分别如下：

1. 喜，归心属火。喜本是高兴、快乐的意思，当人们企求盼望的目的达到后，精神紧张状态随之解除的一种情绪体验。可是每个人对喜的追求不同，所以不同的事物可以引起不同人的情绪反应，有的人因获得大量钱财而高兴，有的人因升官而快乐，有的人因游历祖国的大好河山而喜悦，也有的人因为能欣赏到古典高雅的音乐而高兴，故北齐《刘子·辨乐》中说：“人心喜则笑，笑则乐，乐则口欲歌之，手欲鼓之，足欲舞之”。喜是一种积极的情绪表现，心情的喜悦有利于人体的健康，但是，喜悦也应该有度，过度喜悦反而对身体造成危害。

喜可以使气和志达营卫通利，但凡事太过于偏激，皆可以导致疾患。所以如果喜过度，就会出现阴阳偏盛的情况，导致疾病。比如旧时的“四喜”：“久旱逢甘霖，他乡遇故知，洞房花烛夜，金榜题名时”，这些狂喜会使精气消耗太多，血气涣散，出现心悸、失眠、甚至狂乱等症。

2. 怒，归肝属木。怒是人的愿望和需求被阻滞或受到压抑时产生的否定的情绪体验，或见事不平，令人愤慨，怒火内生向上搏击，为一种痛苦的冲动情绪。这种精神的紧张状态达到一定程度就会向内、向外发泄。怒也就是我们平时所说的发脾气。陈无择说："怒伤肝，其气击，"其症状可表现为：眩晕头痛，心烦呕逆，甚至吐血衄血。有的视力听力急剧下降，以致失明、耳聋；有的盛怒可以出现大量脱发或变白，晕扑厥倒，不省人事，严重者可因盛怒而丧命。历史上三国时著名的大将周瑜就是因多次败于诸葛亮而在暴怒之下，口吐鲜血而死。另外某些疾病过程中也可以使人性格发生变化，易于发怒，比如慢性酒精依赖的患者。

我国古代将怒分为"郁怒"、"暴怒"两种，"郁怒"就是通常所说的生闷气，表现为愤愤不平、心烦、愁眉苦脸等；"暴怒"有强烈的情绪体验和明显的面部表情，表现为横眉竖眼、鼻孔大张、咬牙切齿、全身发抖、面红耳赤、两眼圆瞪、青筋暴露、声音高亢等，多具有攻击性。

通常情况下，怒是生活的遭遇与欲念的抵触和冲突，是一种消极的情绪体验，但有时候，怒也是人类正常的一种情绪反应，暂时而轻度的发怒，可以及时发泄压抑的情绪，缓解紧张的精神状态，对人体的生理和心理都是有益的，发怒起到了自身调节和保护作用。然而，如果一个人经常为一些鸡毛蒜皮的小事头脑发热、丧失理智、暴跳如雷、大喊大骂，不记任何后果，甚至做出简单粗暴、盲目的行为，就没有任何积极的意义而言。它表明一个人气量狭小，缺乏修养，自制力差，是一种不健康的表现。怒气致病临床上比较常见，《黄帝内经》中说："怒则气上。在志为怒，怒伤肝。"祖国医学认为，人的肝脏喜疏泄、条达，气机调畅、升降正常，才能气血平和、心情舒畅；如果肝气郁结、气机不调，则会致病。所以《素问·生气通天论》中说："大怒则形气绝，而血菀于上，使人薄厥。"古人认识到，相互斗争、发怒就会给人体带来危害，许多人在发怒的时候，发生心肌梗死或者脑血管破裂而死。因此，对此症进行治疗的时候，也要配合适当的心理治疗。《医圣阶梯》说："夫气证固当因病用药。尤当以平怒为先，胸襟洒落，怀抱宽舒，庶有其效。苟藏怒蓄怨，不能平其怒，药亦何济?”要抑制暴怒就要学会宽容忍让，拓宽我们的心理容量，《来瞿塘集》中说：“人之七情，惟怒难制。制怒之药，忍为妙剂。医之不早，厥躬速戾。滔天之水，生于其微。燎原之火，起于其细，两石相撞，必有一碎。两虎俱斗，必有一毙。怒若攻面，耳热面赤。忍则解表，冰消雾释。怒若结胸，霍乱喘急。忍则理中，风光月霁。怒以动成，忍以静息。怒主乎开，忍主乎闭。方忍之初，止医怒气。忍之至再，渐无芥蒂。再之至百，即张公艺。无所不忍，量如天地。有容乃大，必忍有济。”由此看来，忍是抑制愤怒的有效方法，如果任凭愤怒情绪的发展，必定会如同燎原烈火、滔天之水，给人们带来巨大的危害；而忍让，则可以使得本来面红耳赤、气愤填胸的愤怒，顿时冰消雾释、风平浪静。

3. 忧，归肺属金。是预感或经历某种不顺意的事情，沉浸在担心愁郁的不良心境中的情感体验，持久不解可为病。陈无择在《三因极·病记方论》中说：“忧伤肺，其气聚，”忧愁的外在表现是意志消沉、闷闷不乐、太息不已、眉头紧缩、目光暗淡等。《荀子·正名》中说：“心忧恐则口衔刍豢而不知其味，耳听钟鼓而不知其声，目视黼黻而不知其状，轻暖平簟而体不知其安。”意思是说忧愁的人，虽然吃着美食，却尝不出滋味；耳边虽然有钟鼓和鸣的声音，但什么也听不到；眼前虽然有华丽的衣服，却什么也看不到；睡在温暖的褥子里或平整的竹席上，却丝毫没有舒服的感受。《尚书·洪范》中认为：“六极：一曰凶短折，二曰疾，三曰忧，四曰贫，五曰恶，六曰弱。”意思是说六种极为不幸的事件，一是短命夭折，二是疾病在身，三是忧患重重，四是贫困不堪，五是丑恶难看，六是羸弱不支。在这六种极为不幸的事件里，“忧”便是其中之一。忧愁的常见表现是反应迟钝，神志恍惚，感觉漠然。平时若有所思，若有所失，情绪上怏怏不快，闷闷不乐，郁郁烦躁。长期处于忧愁之中可以导致人体的疾病，人们常说“愁能断肠。”就是说忧愁可以抑制胃肠蠕动，造成胃肠功能紊乱，还可以使呼吸次数减少，气滞郁结。有的人忧愁时总是长吁短叹，难发胸中之郁闷。长期过分忧伤，甚至会损害人的机体，“忧愁烦恼使人易老”，“愁一愁，白了头”。现代医学表明，长期处于忧愁状态，对事情总是怀有消极看法的人，具有一种固定的人格特征，这种人格特征就是C型性格，具有这种性格特征的人容易患恶性肿瘤。

对于忧愁的解决方法，古人常用的是饮酒。曹操认为酒是唯一的解忧之物，其实现在看来，饮酒只是一种缓解忧愁的应付方式，长期饮酒不但不能解除忧愁，反而会使忧愁更加严重。唐代诗人李白经过长期的饮酒消愁，在《宣州谢朓楼饯别校书叔云》诗中反而感叹道：“抽刀断水水更流，举杯消愁愁更愁”。古人用来消愁的方法还有清心寡欲，心中欲望思虑少了，自然可以减少忧愁烦恼。中医看来，忧郁常为阴证，郁积而发，待时而作，又可转化为阳证、热证，忧多伤气分。

4. 思，归脾属土。脾土主中央治四旁，脾主思的意义较广，对环境事物的认识体验决定了情绪，思维是认知活动的中心，“思”是精神高度集中时的一种心理活动。作为情绪活动的思是指思虑过度。陈无择说：“思伤脾，气留而不行，积聚在中脘，饮食腹胀满，四肢怠惰，故曰思则气结。”意思是说，思虑过度会损害人的身心健康，导致多种病症，脾气郁结，运化失常，出现食欲不振，头晕目眩，失眠多梦，健忘等多种表现。古人认为，思与心密切相关，思是心的一项功能，《素问·举痛论》中说：“思则心有所存。”

防止思虑过度的最好办法是清心寡欲，减少思虑。唐代孙思邈在《千金要方卷二十七·调气法》中说：“彭祖曰：道不在烦，但能不思衣食，不思声色，不思胜负，不思曲直，不思得失，不思荣辱，心无烦，形勿极，而兼之以导引行气不已，亦可得长年，千岁不死。凡人不可无思，当以渐遣除之。”

5. 悲，属金归于肺。悲由失望所生，心境凄凉，无可奈何，垂头丧气，叹息不已，愁眉不展，面色惨淡，时泪涌而泣。悲的主要表现是表情淡漠，心灰意懒，精神不振，反应迟钝，肌肉松弛，闷闷不乐，唉声叹气，哭哭啼啼，泪流满面等。悲哀在一定范围内，是人们的正常情绪反应，古时认为人生最大的悲伤之事是幼年丧父，中年丧偶，晚年丧子。或遭遇抢劫，经历天灾人祸等，都可以使人感到非常悲哀和伤心。过度悲伤会使人阴阳失调，心情不安，精神涣散，各种邪气会乘虚而入，损害人体健康。情绪过度悲伤易导致心气上下不通，阳气在内妄动，病发则逼血下崩，所以常常小便出血，过分的悲哀可导致脏气竭绝而丧失生命。结合现代医学的观点，情绪的过度悲伤，会使人的免疫能力大大降低，人体就难以抵御各种细菌、病毒的入侵，而产生疾病。

悲伤的治疗，《素问·至真要大论》中说："悲则气消，"故当"散者收之，损者温之，脆者坚之，衰者补之。"应针对患者的情况，进行分析开导，增强信心，使其看到希望，振奋其沮丧消散之气。有着坚强精神支柱的人，在再大的不幸和痛苦中也能顽强地生活和战斗，正如《易经》中所说："天行健，君子以自强不息。"

6. 恐，归肾属水。恐是人们面临祸患威胁时，感到自身的安全受到影响而产生的畏惧心理，是在异常应激情况下的内心体验与感受，其外在的表现是面色苍白或面如土色，目瞪口呆或张口结舌，心悸脉数，汗出惊叫等，严重时可以表现为不由自主地战栗，四肢瘫痪，惊慌失措，奔逃躲避，大小便失禁甚至昏迷僵仆等。《黄帝内经》中说："恐惧而不解则伤精，精伤则骨酸痿厥，精时自下。恐则精却，却则上焦闭，闭则气还，还则下焦胀，故气下矣。"一般认为，恐为肾志，恐攻于心则肾应之。恐惧时气急收引于下焦，气不摄津而见面色苍白，冷汗淋漓。过激之恐，初则下焦胀满，甚则二便失禁，精神忧伤。继则气下泄而肾气伤，以致肾精不得上奉，当上而不上，势必造成该下者不降，而出现心肾不交和肾气不固的病理。有的人遭恐惧暴吓后，出现神智失常、遗精、遗尿、腹泻等病症，其机理不外"气下"二字。

7. 惊，归心属火。惊与恐相近，但也有区别，惊为自不知，从外而入为阳；恐为自知，从内而出为阴。清代叶桂《临证指南医案·惊》中说："惊则伤胆，恐则伤肾。大凡可畏之事，猝然而至谓之惊。若从容而至，可以宛转思维者，谓之恐。是惊急而恐缓也。"意思是说，惊是由未知和未预感到的突然事变所引起，而恐是由已知和已经预感到的突然事变所引起。凡是令人可怕的事情突然而至，引起的情绪反应叫惊；如果可怕的事情从容而至，可以经过人类思维应对的情绪体验叫恐。惊与恐有时候往往难以截然分开，有时相互依存，彼此转化，因而称之为"惊恐"。人们在平时受惊之后常出现脸色灰白、肌肉紧张、心跳加快、呼吸急促等一系列症状，超强度的惊恐还可以使人发生精神错乱、木僵、休克等各种精神症状，在社会生活中的战争、大地震或者突如其来的车祸等情况下，可以出现精神失常。

三、中医对心理治疗的有关记载和论述

祖国医学宝库中包含着极为丰富的心理学内容，很多理论和学说对现代心理学的发展和应用具有一定作用，特别是结合我国本土的文化特征，有的来访者很愿意接受中医关于心理问题的解释和处理方式，我们简要摘取其中的一些记载和描述，以便在实际临床工作中参考试用。

1. 闭户塞牖，系之病者，数问其情，以从其意。得神者昌，失神者亡——《素问·移精变气论》

意思是说在进行劝说开导时，医生必须获取患者的信任，因此医生的态度要严肃、诚恳、热情，要对患者有同情感，环境要安静而无干扰，气氛要融洽，语言要慎重，要注意为患者保守秘密，要鼓励、引导患者讲出"隐私"、吐出真情。实际上患者能将思想上的苦痛诉说出来，不仅对病情的分析判断有利，同时其本身就是一种"心理疏泄"方法，对病情是有利的。善于引出并善于解释，是心理治疗最重要的一环。通过个别而深入的心理治疗，若

能调治其神，使患者神气旺盛，则预后良好。否则，神气丧失，对治疗疾病缺乏信心，则预后不良。结合现代心理治疗的理论，我们在和来访者进行交谈的时候，首先要建立良好的咨访关系，取得来访者的信任，只有这样来访者才愿意把内心的痛苦向治疗师倾诉；另一方面，要求治疗师对来访者的心理痛苦和内心感受要进行保密，这实际上也是现代心理治疗过程中应具备和遵守的基本原则。

2. 人之情，莫不恶死而乐生，告之以其败，语之以其善，导之以其所便，开之以其所苦，虽有无道之人，岂有不听者乎？——《灵枢·师传篇》

这段话的意思是说惧怕死亡，而希望生存是人之常情。知道了这个大主题，就应该按照以下的原则对患者进行指导，即："告之以其败，语之以其善，导之以其所便，开之以其所苦，虽有无道之人，岂有不听者乎?"就是说，即使有一些不合作的、很固执的包括不通情理的患者，只要你能耐心地按照"告之、语之、导之、开之"四个原则去做，患者怎么能不听从呢？这实际上是对治疗师本身素质的一种要求，就是我们在面对不同的来访者的时候，要能够耐心地接受他们的痛苦体验，做到和来访者之间的共情，并耐心地给予开导和建议，以来访者可以接受的方式使其内心的痛苦和体验发生变化和改善。

3. 是故怵惕思虑者则伤神，神伤则恐惧，流淫而不止。因悲哀恸中者，竭绝而失生，喜乐者，神惮散而不藏，愁忧者，气闭塞而不行，盛怒者，迷惑而不治，恐惧者，神荡惮而不收。——《黄帝内经灵枢·本神》

这段话是说精神在生命中占有重要的地位，健身的重要因素在于养神而不是伤神，伤神的因素很多，其中包括过度的惊恐思虑，过度的悲恸，过度的高兴，过度的烦闷，过度的恼怒以及过度的惧怕。一旦心理失和，那么反映人的精神和肉体协调程度的生命的天平就会出现不正常、不稳定的迹象，如不调节，将会导致严重的后果。结合现代医学的理论，人的情绪状态应该保持一个相对的稳定与平静，过喜、过悲都是不健康的。

4. 养生有五难：名利不去为一难，喜怒不除为二难，声色不去为三难，滋味不绝为四难，神虑精散为五难。——唐·孙思邈《千金要方》

这段话的意思是说养生存在的五个难点，这五个难点是告诫人们勿重名利，善调喜怒，能控声色，慎节滋味，谨防精散。难是因为难做到而不是做不到，难可以转化为易。是说我们在养生的时候淡泊名利，控制好自己的情绪，不要大喜大悲，这样才能够保持良好的身心健康。

5. 病有六不治：骄恣不论于理，一不治也；轻身重财，二不治也；衣食不能适，三不治也，阴阳并，藏气不定，四不治也，形羸不能服药，五不治也；信巫不信医，六不治也。有此一者，则重难治也。——《史记·扁鹊仓公列传》

这段话意思是说人患了疾病的时候，如果有以下六种情况之一，治疗起来就比较麻烦。这六种情况就是一不骄恣无理，二不轻身重财，三不衣食不适宜，四不能保持脏气安宁，五不能配合服药，六不能相信医生。以上六种情况有一种就说明疾病难以治疗。结合心理咨询过程中我们的体会和感受，如果来访者过于任性，或者有的自己根本不注意个人的身心健康，都会给治疗带来不便，还有就是来访者要对治疗师信任，如果需要药物治疗的话，能够接受一定的药物治疗，这样效果就会比较理想，这也就是现代心理治疗过程中所说的建立良好的咨访关系。

6. 人有欲，则计会乱；计会乱，而有欲甚；有欲甚，则斜必胜；斜必胜，则事经绝；事经绝，则祸难生。由是观之，祸难生于邪心，邪心诱于可欲。可欲之类，进则教良民为奸，退则令善人有祸。……是以圣人不引五色，不淫于声乐；明君贱玩好而去淫丽。——《韩非子·解老》

这段话意思是说如果人有贪欲，那么计划就会混乱，计划混乱；贪欲就会更严重；贪欲更严重，邪恶之心就会占上风；邪恶之心占上风，做事的规则就会被破坏，祸害灾难就会产生。从这一点看来，祸害灾难产生于邪恶之心，邪恶之心又由所贪欲的事物所诱发。所贪欲的那些东西，一方面会把善良的百姓教成奸诈的人。另一方面又会让善良的人遭受祸害。因而圣人均能节制自己的祸财之欲。这段话主要是告诫人们应该看到财可以带给人们不利的一面。当今社会物欲膨胀，很多物质生活得到满足的人，反而出现精神的空虚和焦虑，有的人甚至为了物质的追求和满足，而误入歧途。在心理辅导过程中要让来访者正确接受自己在物质追求方面的不足和问题，不要把一时的利益损害看的过于重要，甚至有的人为此付出过多的代价。

四、中医对病理心理的解释

（一）郁证

郁证是情志不舒、气机郁滞所导致的一类病证。其发生总由情志所伤，肝气郁结，心气失调，进而导致五脏气机郁滞，阴阳不和所致。此外，还与体质、人格等因素有关。这种人素体较弱，性格内向，多忧多愁，沉默悲观。其证始则多实，久则兼虚。

1. 郁怒不畅，肝失疏泄　肝喜条达而恶抑郁，由于郁怒不畅，致使肝失条达，气机郁结，则形成气郁之证。表现为抑郁寡欢，心绪不宁，胸闷胁胀，太息嗳气，腹胀纳呆等症。若气郁不解，久则化火，形成热郁之证，可见急躁易怒，胸胁胀闷，口干而苦，或头痛目赤等证候。若肝郁乘脾，脾失健运，则聚湿生痰，形成痰郁之证。痰气互结于咽喉，则见咽中梗阻不适，有如炙脔，咯之不出，咽之不下，胸闷胁痛等证候。其治气郁宜疏肝理气解郁，热郁宜清肝泻火解郁，痰郁宜化痰利气解郁。特别要注意配合精神劝慰及疏导工作。

2. 情志不遂，心脾受伤　肝郁乘脾，运化不足，或思虑劳心，心血被耗，均可导致营血亏损，心神失养，发为郁证。表现为精神恍惚，多悲善哭，心神不宁等症状；若心脾久伤，郁而化火，下劫肾阴，则会出现心悸少寐，心烦易怒，以及遗精腰酸、晕眩、耳鸣之症。其治前者宜补血养心安神，后者宜清热安神，滋阴补肾。还要注意进行情志疏导，避免思虑劳心过度。

（二）怒气

恼怒伤肝，肝郁化火：肝主疏泄，性喜条达而恶抑郁，若性情急躁、阴虚火旺之人，又遇恼怒之事，恼怒太过则伤肝，肝失疏泄，郁而化火，火热上扰于心，心神不安，则发生不寐。这种不寐的临床表现多伴有烦躁不安，辗转难以入睡，以及急躁易怒，胁胀太息等症。治疗宜疏肝泻火安神，辅以情志开导，使之移情易性，进行自我心理调整。

1. 惊恐伤神，心胆虚怯　素体心胆虚弱之人，因平素心虚胆怯易恐，若突遇惊恐之事，惊则心气散乱，恐则胆气怯弱，致使情绪紧张，心神不安，而夜不成寐。临床多具有触事易惊，虚烦不眠，多梦易醒的特点。正如《沈氏尊生书·不寐》所说："心胆俱怯，触事易惊，梦多不详，虚烦不眠。"由于胆虚失疏，气滞而不化津，津液凝聚为痰，痰扰于心，则心神更为不安，从而加重失眠。其特点是惊恐不安，常有不安全的感觉。治宜益气镇心宁胆，或辅以化痰理气，同时还应进行心理治疗。

2. 思虑伤脾，心血不足　素体心血不足之人，若思虑过度，伤及心脾，则阴血亏虚，心失所养，神不守舍，而成不寐。故《景岳全书·不寐》指出："劳倦思虑太过者，必致血液耗亡，神魂无主，所以不眠。"这种不寐常伴有心悸头晕、多梦易醒之症。治宜养心补血，健脾益气。注意精神与生活调摄，减少思虑，避免情绪激动。

（三）心悸

心悸是指患者自觉心中悸动，惊惕不安，甚至不能自主的一种病证。其产生原因较为复杂，由于情志因素所致者，主要有以下两种：

1. 心虚胆怯，突受惊恐　心主神明，胆主决断，正常人心神安定，胆气能决，则神气内守，心动安和而不自觉。平素心虚胆怯之人，若突然遭受惊恐，如临危遇险，或目视异物，耳闻巨响，致使心气散乱，胆气失决，心神不能自主，则发生心悸之症。此种心悸多伴心中惊恐不定，坐卧不安，甚至“如人将捕之”。治疗除了镇惊安神、宁胆止怯之外，还应进行心理安慰，以缓解惊恐所造成的心理创伤。

2. 思虑劳心，阴血暗耗　正常的思考有助于健脑和养神，一般不会造成心悸等病证。但是，对于素体阴血不足之人，若思虑劳心过度，便会造成对人体的损伤。一是思虑过度，损伤脾胃，脾失健运，则气血生化乏源，从而造成气血亏损。二是心之官则思。过度思虑，必伤心之阴血，阴血亏乏，心失所养，虚火内扰，神动不安，故心悸。这种心悸多伴有心烦、头晕之症，表现为思维不能集中，思虑劳累则加重。治疗当滋阴补血，养心安脾，减少思虑，以治其本。总之，由情志因素导致的心悸多属于虚证，或虚中夹实证，且每于情志波动时诱发。

（四）健忘

健忘是以记忆力减退、遇事易忘为主症的一种病证，临床上常与不寐并见。因于情志所致者，主要有思虑伤脾及神志过用、忧思过度三种。多伤及心、脾、肾，以虚证较为常见。至于老年神衰记忆减弱所致之健忘，属于生理现象，不在此列。

1. 思虑伤脾，心脾两虚　心藏神，脾主思，思虑过度，心脾两伤，脾伤气虚则无以化生精微，心血乏源，心伤则血气更虚，无以滋养神气，故产生健忘。正如《济生方》所说：“盖脾主意与思，心亦主思，思虑过度，意舍不清，神官失职，使之健忘。”本证之健忘常伴有心慌、失眠、多梦及食少气短等心脾两虚之证，且有用脑过度则更甚的特点。治宜补益心脾，减少思虑。

2. 神志过用，心肾不交　心藏神，肾舍志，劳心过度，心血暗耗，心之阴血不能下滋肾阴，或五志过激，气郁化火，心火下劫肾阴，导致肾阴亏虚，志不守舍，则发生健忘。临床常见心悸失眠，耳鸣腰酸，遗精盗汗等症。治宜交通心肾，调摄精神。

3. 忧思过度，痰浊扰心　忧思过度，脾气受伤，湿聚生痰，痰浊上逆，扰乱神明，可发生健忘。如《丹溪心法》说："健忘由精神短少者多，亦有痰者，此症多由思忧过度，损其心包，以致神舍不清，遇事多忘。"其证常伴见头晕目眩、胸闷、呕恶，或咳吐痰涎等。治宜化痰开窍，宁心健脾，辅以情志疏导。

（五）厥证

厥证包括范围较广泛，此处所论，系指以突然昏倒，不省人事，或伴有四肢厥冷为主要表现的一种病证。其病机总因阴阳失调，气机逆乱而致神志昏乱。从形成原因看，情志所伤尤为重要，诸如恼怒、惊骇、悲伤等均为常见的病因。

1. 恼怒悲恐，气机逆乱　恼怒等过激的情志因素，导致肝气上逆，气机逆乱，上闭清窍，则发生昏厥不知人事。若气虚之体，又突遇大悲卒恐，悲则气消，恐则气下，从而阳气下陷，血不上达，神明失养，亦可发生突然昏厥。前者以口噤握拳，呼吸气粗，或四肢厥冷为特点，治宜理气开郁，辅以精神开导；后者以面色苍白，呼吸微弱，汗出肢冷为特点，治宜益气回阳。

2. 暴怒伤肝，血随气逆　阴虚阳盛之体，或肝阳素旺之人，若触事突然暴怒，则肝气上逆，血随气升，清窍被阻，可发生昏厥而不知人事。《素问·生气通天论》说："大怒则形气绝，而血菀于上，使人薄厥。"其证候特点是牙关紧闭，面赤唇紫，气粗胸胀，每于情志过激时发作。治宜活血顺气，辅以情志疏导。

3. 郁怒气逆，痰浊上蒙　阴盛阳虚之体，素多痰湿，或性情抑郁之人，肝郁犯脾，脾虚生痰，痰浊内聚，若再遇恼怒等因素，致使气逆痰升，痰浊上蒙清窍，则可发生昏厥。其证以头晕目眩、喉中痰鸣、呕吐涎沫为特点。治宜行气豁痰，兼以开导劝慰。总之，厥证有虚有实，多与情志因素有关。因于情志所致者，发病前多有明显的情绪变动史，部分患者还有反复发作的病史。

（六）胸痹

胸痹是以胸部闷痛不舒为主症的一种疾病，严重时可见胸痛，或心痛彻背，背痛彻心之症。情志失调是导致胸痹病的重要原因之一，临床主要与忧思或郁怒过度，长期精神紧张有关，其人格特征常表现为雄心勃勃，做事认真，好争斗，易激惹，固执己见，急于求成等。脾主思，思则气结，若忧思过度，则脾气郁结，津液不化，遂结聚为痰，痰浊阻于胸部，胸阳受阻，血行不畅，则发为胸痹。肝主怒，怒则气上，若郁怒不止，肝伤失疏，则气机郁滞，甚则气郁化火，灼津为痰，痰气阻于胸中，气血不畅，心脉瘀痹，亦可发生胸痹。其治疗当分清痰与瘀的主次轻重，痰浊重者，治以通阳散结化痰；瘀血重者，治当理气活血化瘀。且应注意保持乐观情绪，消除紧张心理。

（七）头痛

头痛有全头痛及偏头痛之分，是临床上常见的一种自觉症状，其致病原因有外感、内伤两大类，因于情志所致者，主要与肝有关。肝主疏泄，在志为怒，若情志过激，郁怒伤肝，肝失条达，郁而化火，火盛动风，风火上逆，扰乱清阳之位，则发生头痛之病。或肝火灼伤肝肾阴液，阴虚阳亢，肝阳上扰头部，亦可发生头痛。其症状是：肝火者，头痛较剧烈，且伴心烦易怒，面红目赤，胁肋胀痛等肝郁化火之症，治宜清肝泻火，熄风止痛；肝阳者，头痛较轻，并伴眩晕，耳鸣，胁痛腰酸等阴虚阳亢之症，治宜滋阴潜阳，平肝熄风。但是，这种头痛均与情志关系密切，表现为精神紧张，情志不舒时头痛发作或加重，患者常具有好强、固执、孤僻、多疑，又谨小慎微、容易烦恼等人格特征。因此，注意精神调摄，保持心情舒畅，缓解紧张心理，是防治此病的重要措施。

（八）眩晕

眩晕是临床常见的一种自觉症状，表现为头晕眼花，轻者闭目即止，重者天旋地转，不能站立，或伴有恶心、呕吐、出汗，甚至昏倒等症状。此病的发生与情志因素密切相关，一般认为，焦虑紧张、抑郁愤怒、易于激动、求全责备、刻板主观者，易患此病。《素问·至真要大论》说："诸风掉眩，皆属于肝。"肝主风木，其性喜动，若素体阴虚阳亢，复遇长期的忧思恼怒，肝郁不舒，气郁化火，灼伤肝阴，则肝阳不藏，上扰清空，发生眩晕。证候特点是，眩晕每因情志波动而加重，且伴头痛、耳鸣、面红、急躁易怒等症。治宜平肝潜阳，滋阴熄风。注意生活将息，避免情志过激。

第三节　中医理论在心理治疗中应用的案例

案例一　为身体不适而烦恼的中年男子

【案例报告】

患者36岁，男性，衣着讲究。独自一个人来到治疗室，神情有些忧郁。坐下后经治疗师引导，开始叙述自己的情况。刚开始患者先问治疗师，"艾滋病的潜伏期是多长?"接着患者叙述了最近两年的情况，患者是某酒店的厨师，平时工作比较忙。有一次，一位朋友请客，几个人酒足饭饱之后，被拉到澡堂里洗澡，而后迷迷糊糊和"三陪小姐"发生了性关系，当时也没有往心里去。大概3个月后，觉得下体不舒服，小便不尽有烧灼感，心情十分紧张，到医院检查，医生诊断为"前列腺炎"，给予药物治疗，但效果不是十分理想。后来患者回忆3个月前朋友那次请客和小姐发生性关系的经历，但记不清当时是否使用了安全套。因此，自己担心是否患了"艾滋病"，到医院作艾滋病抗体检查，没有发现异常。可是患者还是觉得身体不舒服，自己反复查看有关"艾滋病"方面的书籍和材料。此后的几个月反复检查多次艾滋病抗体，患者自己也查阅了不少有关这方面的书籍，知道艾滋病的潜伏期是3个月。可是还是对此事放心不下，后来陆续吃了不少治疗前列腺炎的药物，均未见明显效果，并且，身体素质有所下降，进食减少，容易疲劳，夫妻性生活质量下降。近半年身体出现各种不适并进一步加重。记忆力减退，医生说还有“胃炎”，饭后有时呕吐。全身各处不时的酸疼，先后到综合医院进行过3次胃镜检查，均诊断为“慢性浅表性胃炎”。吃过不少治疗胃炎的药物，但是收效甚微。后来又出现慢性前列腺炎，影响性生活的质量。常发生早泄，患者心情十分焦虑和紧张，不知道该如何调整自己。有内科医生建议患者到心理科咨询和治疗。曾在我院精神科门诊就诊，按“抑郁症”服用“博乐新”等治疗，收效甚微。并且近日出现出汗和心慌，有时候坐卧不安，唯恐自己患有什么不治之症。来访者一年来能够勉强坚持工作，只是觉得工作十分劳累，工作质量不如以前，有时候还感到情绪很差，觉得活得很没有意思，但是没有消极观念和自杀企图。

【治疗过程】

第一次会谈：治疗师在认真倾听了来访者的陈述后，对其经历和痛苦表示理解。治疗师问是否做过很多检查，来访者说是的，曾经到过不少医院做了很多检查，但是一直都没有发现明显的异常情况，也没有解决实际问题。总是不是这里不舒服就是那里不舒服，身体状况一直不好。治疗师问到来访者，现在妻子是否知道他曾经和澡堂的“小姐”发生过关系。他说现在妻子已经知道了，并且很谅解自己目前的痛苦，也原谅了他。可是就是自己觉得浑身不舒服，也不知道究竟该到哪里看。治疗师对来访者建议是否可以接受一些有关中医的思想或者建议，来访者说他曾经吃过不少的中药，但是也没有解决根本问题。治疗师建议来访者目前暂时停用所有的药物，恢复身体到自然的状态。根据中医“**神志过用，心肾不交**”的理论，心藏神，肾舍志，劳心过度，心血暗耗，心之阴血不能下滋肾阴，或五志过激，气郁化火，心火下劫肾阴，导致肾阴亏虚，志不守舍。临床常可以表现为耳鸣腰酸，遗精盗汗等症。在停用所有的药物后，如果有什么不适，先要排除是药物引起的还是身体自身所致。来访者愿意接受治疗师的建议，说自己也认为，身体的某些不适是不是和吃的药太多有关，尽管吃了不少的药物，也没有见到明显的效果。

第二次会谈：来访者准时来到治疗室，首先介绍了最近一周的情况。说本周开始停药后身体稍有不适，主要是阵发性出汗和坐立不安。但是两天后情况有所恢复，吃饭有所好转，只是觉得乏力，不愿意工作和外出，说担心外出时周围熟人看见自己后说自己有病，怕丢面子。治疗师问来访者关于夫妻关系问题，他说这方面也是自己十分烦恼的事情，只是不好意思开口，原来自己也偷偷看过不少中医，吃过不少补药，可是就是不能很好地进行性生活。治疗师请他谈谈具体的问题，来访者说主要的问题是夫妻性生活时间短暂，有时候还会出现早泄，妻子也十分苦恼，只是不断鼓励患者，自己有时很担心自己是不是这方面出了问题，所以总是试图完成性交过程，往往事与愿违。治疗师问大概每周有几次，他说几乎 1～2 天就有一次夫妻生活，并且越是质量不好，越想试试。治疗师建议是否最近一段时间暂时停止，让身体恢复一段时间。这时治疗师进一步帮助来访者分析，根据中医理论，应该保精养神，保持脏气安宁，只有这样才有可能达到心神合一。来访者愿意接受治疗师的建议，并问治疗师是否需要服用药物治疗，治疗师建议目前无明显的用药指征，来访者的问题是由于身体各系统的功能紊乱和不平衡造成的，建议坚持每天适宜的活动和修养，比如每天坚持早晚的锻炼，来访者接受了治疗师的建议。

第三次会谈：来访者如约来到治疗室，叙述最近一段时间的变化，他感觉最近饮食很好，能够坚持每天的散步和锻炼。治疗师问最近一段时间的情绪是否稳定，来访者感觉情绪基本稳定，就是情绪稍有些低落，总是高兴不起来，好像总怕发生什么意外的伤害或者危险一样。治疗师建议来访者可以通过转移注意来调整这种状态，比如，每天坚持做家务劳动，或者建立一种良好的娱乐休闲爱好。来访者说原来爱好打羽毛球，治疗师建议每天坚持打30分钟左右的羽毛球。来访者还说最近一段时间出汗有些减少了，觉得精神开始慢慢恢复，睡觉的时候觉得比以前更有睡眠感了。治疗师问是否还想吃药，来访者说已经不想了。这时治疗师分析来访者的问题，认为他对药物的过分关注本身可能会引起情绪上的改变，还有就是原来对艾滋病的过度担心，可能也是情绪问题的转移。来访者说最近也没有再想艾滋病的事情了，并且现在很少和妻子过夫妻生活，觉得等过一段时间身体完全恢复以后再说。妻子十分谅解他目前的状态。治疗师建议在身体恢复以后，可以过正常的夫妻生活，只是最近要进行一段时间的隔离，以减少经常的性生活失败导致的内心不安和恐惧。其实，真正的夫妻关系是应该建立在良好情感交流基础上的，如果只是单纯地为了性生活而性交，这样往往收不到很好的效果。

经过几次的治疗，来访者的总体情况明显好转，饮食改善，睡眠好转，身体素质开始慢慢恢复。来访者的自信心也慢慢地增强了，工作状态也有所好转，每天晚饭后在家属院散步锻炼，遇到熟人也不感到不好意思了。

【总结讨论】

该案例是一名因为偶尔出轨导致心理问题的患者，随着来访者对过去经历的担心和回忆，加重了内心的不安和焦虑，并且和躯体不适相互交织在一起。来访者一方面表现为严重的躯体不适，到处就医，做各种医疗检查却没有发现明显的异常，而身体素质逐渐下降。另一方面，来访者内心的不安和痛苦也在不断演变，开始只是担心是否会患上艾滋病，后来随着身体情况的变化和治疗效果的不理想，情绪低落，使得他慢慢不愿意出门，不愿意见人。

结合来访者病情的具体情况，用中医关于心神关系的理论，帮助来访者调整恢复身体状况，开始的时候让来访者停用所有的药物，是为了避免药物本身对身体造成的不良影响。后来接着建议来访者减少性生活的次数，帮助身体素质的恢复。这些都是在中医的理论指导下进行的，来访者容易接受这些理论，治疗依从性很好。来访者的身体素质恢复后，心理上的烦恼自然也就解除了。

案例二　经常恐惧、害怕死亡的大学生

【案例报告】

某女，25岁，大学毕业生，在校外租房考研。经熟人介绍，在男朋友的陪同下找到治疗师进行咨询。患者进入治疗室后，主动介绍自己的情况。患者自诉半年前开始出现无明显原因的恐惧害怕，主要是害怕死亡，担心自己周围的人会不会死，有时候想到死，或者看到死字就会紧张出汗。治疗师问来访者主要担心谁的死，来访者说有时候会不自主地想到自己会死，想到家人父母会死，每到此时会感到情绪低落，常独自伤心落泪。开始的时候大概几分钟就可以过去，后来这种感觉的时间越来越长。开始的时候症状比较轻微，发作性出现，每次发作大约1小时左右，未曾系统治疗。最近两个月症状明显加重，发作频率增加，每次发作时间延长，有时候可持续将近半天时间，影响自己的心情和学习。患者饮食睡眠都好，和周围同学关系也好，在宿舍里基本上看不出来有问题。接着患者叙述了自己的一些经历和遭遇。患者生活在一个幸福的家庭里，父亲是商人，母亲是家庭主妇，小时候患者内心觉得父母对自己不好，有时候十分痛恨父母。特别是患者的母亲，经常会因为患者做事情慢而批评患者，有时候还会骂她或者打她，因此，小时候有时候会希望妈妈死去。可是等患者慢慢长大后，觉得父母对自己还是很好的，特别支持自己的学习和生活。现在认为小时候父母对自己的严格要求也是为了自己好，想起来小时候希望妈妈死去的想法，觉得很不好，对不起他们。患者自幼性格有些内向（患者说有些像爸爸的性格）。患者自幼学习刻苦认真，学习成绩一直很好。高考时成绩不是很理想，考入西安某民办大专学校学习。由于个人觉得学校不好，想继续考取研究生，所以大学毕业后一直没有参加工作。毕业后的第一年在

西安租房子复习考研。谈到这一点，患者特别强调，父母十分支持患者考研，说只要患者愿意，就可以一直支付她学习和生活的经费，患者对此内心十分感激父母的培养。可是患者已经连续考了两年，一直没有考取，现在是第三年了，说起来此事患者说，自己也觉得有一定的压力，去年一人独自从西安到北京来复习准备继续考试。男朋友对自己也很好，只是担心自己考不上研究生将来两个人不能到一起工作，患者因此有些紧张。

【治疗经过】

第一次会谈：治疗师耐心听取了来访者的叙述后，对来访者的处境和感受都十分理解。因为来访者已经大学毕业三年了，一直没有参加工作，在父母的帮助下，复习考研。花费了父母很多的钱，使得来访者内心感到很愧疚和不安。治疗师问来访者自从什么时候感到紧张怕死，来访者回忆说好像从春节开学后，开始的时候偶尔有一次，时间很短，后来越来越频繁，持续的时间也逐渐延长。治疗师问来访者最担心的是什么？来访者说主要是害怕死亡，有时是担心自己死，有时候担心父母会死，有时候害怕周围同学或者朋友会死。每次想到死就会浑身紧张，双腿发软或者出汗，感到恐惧。治疗师问来访者身体素质情况，来访者说自己平时身体素质比较差，特别是最近两年，因为总是在外面忙于复习考研，加上租房子花费，生活上自己很节俭。同时，由于考研压力较大，平时吃饭很少，所以，这两年体重明显减轻。治疗师问来访者为什么考研压力这么大，来访者说主要是觉得怕对不起家长，还有更重要的就是现在有了男朋友，担心如果考不上研究生，将来不能在一起工作，可能会分手。治疗师问是否可以介绍一下男朋友的情况，来访者说自己的男朋友是老家的同乡，认识以后一直对自己很好，他去年考到了北京某大学上研究生。所以，一年前自己也来到北京参加研究生的复习考试，他很支持自己的学习，对她考研充满了希望。因为只有考上研究生，两个人才有可能分配到同一个地方工作。

治疗师分析来访者的情况，说她目前接近考试，心情一定会感到紧张，加上这次已经是第三次考试了，来访者一定会担心考试不好。目前来访者的内心是十分复杂的，根据中医理论，素体心胆虚弱之人，因平素心虚胆怯易恐，若突遇惊恐之事，惊则心气散乱，恐则胆气怯弱，致使情绪紧张，心神不安，常会有不安全的感觉。如果能够保持心情的平静与稳定，可能会心情舒畅。另外，要加强饮食，增强体质，提高自身免疫力。治疗师进一步帮助来访者分析目前的心身状况，一方面考研已经是第三次了，同时，考研又和自己的男朋友的将来联系在一起，内心会不自觉地感到紧张和焦虑；另一方面，几年来，一直一个人在外面租房子复习考试，营养状况不如以前，因此，可能会出现目前的表现。治疗师建议是否一方面改善生活水平，加强饮食营养；另一方面，改变学习方式，因为目前又临近考试，是否可以适当放松自己，每天参加适量的体育运动或者娱乐活动。治疗师问来访者喜欢什么活动，她说没有什么特别的喜好，有时候喜欢听流行歌曲，治疗师建议每天听半小时到一小时的流行歌曲。来访者愿意接受治疗师的建议。

第二次会谈：来访者在男朋友的陪同下，准时来到治疗室。治疗师发现来访者的头发剪短了，来访者说上次治疗回去后，自己反思以前的一些生活，认为治疗师的建议是对的。两年来，一直忙于复习考试，好像一直没有放松过，连自己的头发也没有怎么修理过。上次回去后，在男朋友的指使下，到理发店重新做了头发，那天回去后当即感到轻松了很多，最近饮食也进行了调整，每周定期补充营养和改变食谱，所以现在的精神状态也好了很多。治疗师问最近的恐惧情况，来访者说上次回去后，一周内总共发生了两次，每次的时间大概半小时，比以前的时间短了些。来访者问治疗师是否可以进行其他治疗，治疗师告诉她主要是生活方式的调整和注意力的转移，必要时参加一些社会活动，这样可以减少学习的紧张。来访者问治疗师，自己还是对考研感到紧张，主要是觉得怕连累了男朋友，如果考不上的话，很可能会分手。治疗师告诉他们解决问题的方法还有很多，如果是两个人真心相爱的话，不会仅仅因为工作的问题而分手的。这时，他的男朋友也在一旁说，问题没有那么严重，真的考不上的话，到时候也可以先找个临时的工作，以后或许还有其他的发展机会。

经过两次治疗，帮助来访者分析了问题的所在，建议来访者改变了生活方式，提高了生活质量。同时，通过男朋友的解释和支持，消除了来访者的担心和顾虑，问题逐渐得到了解决。

【总结讨论】

该案例是一个心理压力导致恐惧死亡的青年女性，她大学毕业后多次考研失败，使得她感到学习的压力和紧张。特别是最近一年，有了心爱的男朋友，而与男朋友能够相处的外在条件，也是需要她必须考上研究生。这样使得本来就感到考研压力很大的她更加感到前途渺茫。

在该案例的治疗过程中，治疗师运用中医身心合一的理论，使她认识自己所面对的压力和痛苦，采用心身同治的治疗策略。一方面帮助来访者正确认识考研的压力，调节生活方式，坚持一定的娱乐活动，保持心情的愉快和放松；另一方面，帮助她认识身体素质的重要性，指导合理的膳食，使她恢复身体素质，只有身体素质恢复了，精神状态也会自然恢复。

第四节　心理辅导时如何配合现代知识与传统的中医观念

中医理论和现代心理学知识在某些方面是相通和一致的，只是表达问题的角度和方式有其独特性，在心理辅导过程中应该正确地加以应用，和现代心理学知识合理地进行结合，只有这样才能发挥其应有的作用。

首先，我们应该正确认识和区分中医关于心理症状的描述和现代心理学之间的差异。中医理论中关于心理的描述常用神、魂、魄、心、意、志、思、虑、智等词进行表述。而现代心理学中常用心情、情绪等表述症状。在实际应用时，我们应该注意加以正确地区分。不能相互混淆这些概念。有时候，来访者也会把自己对这些概念的理解，用于心理辅导过程中和自己的心理体验进行交互影响，比如中医认为“心”作为五脏之一，主血脉，心主神明，是产生一切心理活动的器官。而现代心理学认为，大脑是一切心理活动的基础，人所有的心理活动都是由大脑来完成的。所以我们应该正确理解中医的“心”和现代理论的“脑”。

其次，要正确选择适应证，不是所有的来访者都可以运用中医思想进行心理辅导的，在选择案例的时候，要注意来访者的文化背景及其对中医观念的理解和认识，如果来访者不能正确理解中医观念或者不接受中医观念的话，就不能勉强进行辅导。同时，还要注意，有时候来访者过于相信中医的疗效，或者存在一些世俗上的偏见或错误，也要正确进行解释和纠正。比如，有的男性来访者，对手淫造成的精液丢失，过分地担心和恐惧，严重时造成精神负担，认为“一滴精就等于十滴血”，射精过多就会引起肾虚，或者导致疾病。面对这种情况，治疗师要正确地加以引导和解释，消除他们对一些偏见的误解。还有一个常见的情况就是，有些焦虑情绪的来访者，对出汗过于担心，认为出汗就是中医上所说的“虚”，甚至认为是体质的虚弱或者免疫功能的低下，有时候会加重来访者的疑病观念。因此，在实际解决问题的时候，需要多方面地去理解和解释有关中医理论对身体的影响。只有这样，才能很好地帮助来访者解决问题。

第六章 格言在心理治疗中的应用

第一节 格言在心理学上的意义

格言就是用简单的一句话或者两三句话精要地来表达某种含义，来劝告别人如何待人接物，适应人生。格言的作者有时知道是历史上有名的人物，有的却不知道原有的作者。格言常世代相传表达透过文化筛选的价值观念，是文化产品。格言通常用来劝导别人，含有教育辅导性质，也是揭示社会的某种规律，阐明某道理的言辞。格言的特点是精简明确，很容易表达所包含的意思，包括所蕴含的哲理，可以给人清晰和深刻的印象和理解。因此可以运用在心理辅导的过程中。由于格言反射历史性的、文化上的价值观念，有许多是一般人知晓的，运用在心理辅导上可以发挥本土性的心理辅导的效果。由于格言的种类很多，治疗者可以任意选择，使用适合病人当时所需的格言来沟通、提示，达到辅导的作用。譬如：要强调教育就可以使用“少壮不努力，老大徒悲伤”这句话；而要鼓励一个人开始人生上的改变，可以用“千里之行，始于足下”这句话。

中国的历史悠久、文化底蕴深厚，格言来源和形式很广泛，主要是古代书籍作品的名句以及人们生产生活的经验总结。内容大多是：立德、修养、学习、养生、待人、处世、爱情的处理等。内容具有教育性、启迪性、警示性；形式多样，散韵兼有，长短不一。由于格言源自于历史，是传统的智慧，容易被人了解与看重，并容易产生共鸣的作用，增强效果。可是同时也要注意由于社会与文化是时时变迁的，因此有些格言具有时代的局限性；假如是不同地区或者是不同社会阶层的人会有不同的反应与接受性（童莜，2004）。

在心理治疗过程中正确地运用格言可以起到以下几方面的作用：

1. 增加来访者对问题的认识和理解。有时候格言有助于帮助来访者对自身情绪和心态的正确认识和理解，比如当一个人面对利益的丧失而悲伤的时候，治疗师引用“在人生的旅途中，能够避免痛苦的最好办法，就是把自己利害的念头抛开”来告诫他，只有抛开了利害的纠缠，才能轻松地面对个人的损失。

2. 格言有时候可以增加来访者解决问题的信心和勇气，解除内心的胆怯和羞涩。比如有的时候，来访者不愿意直接暴露个人的内心痛苦或者不好意思直接说出问题的实质，治疗师可以引用“能征服自己的人，才是伟大的”等鼓励来访者。

3. 格言有时候还可以提供解决问题的途径和方法。例如当一个人面对困难不能解决的时候，可以用“团结就是力量”，建议来访者争取更多人的帮助和支持。

第二节　心理辅导与格言的分类

一、格言对人生的见解

1. 九层之台，起于垒土；千里之行，始于足下。意思是说任何远大的志向都是从一点一滴积累起来的，只有量的积累达到一定时候，才能实现宏伟的目标。当今社会很多人在激烈竞争的现代生活中容易浮躁，急功近利盲目追求高效率，而忽视了量的积累。

2. 勿以恶小而为之，勿以善小而不为。不要随便做任何小的坏事，不要放弃任何一件好的小事。现代社会中常常因为一个小的错误酿成大的失败；另一方面，也不要因为好的事小而看不见，只有从小的一点一滴做起，才能表现一个人真正的人格魅力和修养。

3. **能征服自己的人，才是最伟大的。**是说一个人往往不能面对的就是自己，在困难和挫折面前要敢于接受自身的不足和缺陷，不要认为一切都应该是一帆风顺的。

4. **书到用时方恨少，事非经过不知难。**这句话是说读书的积累要在平时，平时积累得不够，真正到用的时候，才觉得自己读的书太少了；事情要在认真经过之后才能够体会其中的奥妙。这句话实际上就是告诉人们平时知识的积累和实践的重要性。

5. **鸟欲高飞先振翅，人求上进先读书。**这句话是说任何事物的发展都有其内在的规律，针对这些规律，一个人要想求得更好的成绩，好好读书是应该具备的一个基本条件。

6. **黑发不知勤学早，白发方悔读书迟。**意思是说当一个人处于黑发年少的时候，他认识不到读书学习越早越好；等到了满头白发的老年阶段的时候，才真正体会到读书已经晚了。说明年轻的时候应该好好读书，要不然等老了的时候会感到后悔。多用来激励年轻人发奋学习。

7. **每个人都是自己命运的建筑师。**是说我们的能力和成就与个人的努力密切相关，只要我们能够认真打造和装扮自己，就一定能够成为我们希望的有用之才。

8. **青春去时不告别，老年来时不招手。**意思是说一个人一生短暂，青春易逝，我们应该好好把握时间，珍惜生命，不然到老一事无成，常用来教育青年学生要发奋学习，珍惜时间。

9. **玩人丧德，玩物丧志。**是说一个人在行为爱好方面，如果沉溺于酒色，必然会丧失做人的基本道德要求。如果整天沉溺于各种娱乐爱好，必然会丧失自己的远大志向。这句格言是告诫人们在日常生活行为中，要注意自己的行为规范和爱好，比如有的人整天泡在麻将桌上玩物，必然会耽误工作，影响家庭生活和夫妻关系，最后一事无成。

10. 少不勤奋，老必艰辛。 是说如果一个人年轻的时候不知道发愤图强，争取较大的事业和成就，等到了老年就会一事无成，甚至生活没有保障，而感到痛苦。这也是告诫青年人要注意好好珍惜时间，力争取得最大的成就。

二、格言对人生智慧的论述

1. 不知而自以为知，百祸之宗也。 这句话的意思是说，一个人要实事求是地对待知识和技能，不能不懂装懂，不会装会，否则会给我们的工作带来危害。

2. 智者千虑，必有一失；愚者千虑，必有一得。 这句话说明了我们每个人都有自己的优点和缺点，再有智慧的人也有失败的时候，再愚蠢的人也有成功的时候，因此，我们不能够因自己聪明而轻视我们生活中遇到的问题，也不能因为别人的愚笨而小看他的成功。

3. 笨鸟先飞早入林。 这句话是说如果我们认为自己和别人存在差距和不足的话，可以通过我们勤奋的劳动和额外的付出来弥补我们自身的不足与缺陷，不要自暴自弃，成功还是会有的。

4. 虚心请教别人的智慧是最大的智慧。 意思是说一个人的智慧是有限的，但是如果他能够知道虚心向别人请教，那他的智慧一定会比别人都强。告诉我们要学会谦虚和向别人学习。

5. 多行不义必自毙。 是说一个人的行为要保持正义的立场，否则会自寻烦恼，甚至自己损害自己。

6. 对勇气的最大考验就是看一个人能否做到败而不馁。 这句话是说一个人在遇到挫折和失败的时候，能够坚持做到不退缩、不气馁，勇往直前，这才是最大的勇气。

7. 在道德教育方面，只有一条，既适合于孩子，又对各年龄的人来说都是最为重要，那就是：决不损害别人。 这句话说出了我们在人际交往过程中应该具有的基本的道德底线，不要让自己的行为给别人带来伤害，这也是对人们日常行为规范的要求。实际上人们在生活中容易被利益或荣誉所吸引，而失去行为的控制和约束。这句话可以帮助那些不能很好的控制个人行为的人。

8. 工作能使愚人变得聪明，聪明人变得智慧，智慧者变得稳健。这句话说明了工作的重要性，一个人如果只会夸夸其谈，而没有工作经历和实践过程，只能算是一个理论家，只有当我们踏踏实实工作的时候，才能够不断发展我们的智慧，修炼我们的人格，使我们变得更加智慧和豁达。

9. 没有顽强的细心劳动，即使是有才华的人也会变成绣花枕头似的无用的玩物。这句话也是说社会实践的重要性，只有在劳动的过程中才能增长我们的智慧，把我们的知识变成有价值的社会产品。

10. 平静的湖面，练不出精悍的水手；安逸的环境，造不出时代的伟人。这句话是说安逸的环境不利于个人的成长和磨炼，一个人只有在恶劣的环境中才能发挥自己的潜能，完善自己的人格。

11. 我觉得人生求乐的方法，最好莫过于尊重劳动，一切乐境，都可由劳动得来；一切苦境，都可由劳动解脱。这句话说明了劳动能带给我们快乐，劳动也能使我们摆脱逆境，因此我们要学会劳动，热爱劳动。

12. 业精于勤，荒于嬉；行成于思，毁于随。意思是说要成就一番大事就要不断勤奋和努力，并进行不断思考，如果是随随便便或者不务正业，是很难成就一番事业的。

13. 知之必好之，好之必求之，求之必得之。这句话说出了一个人做成一件事的基本过程应该是兴趣爱好加上努力奋斗的过程，教导我们只有建立在一定兴趣和努力基础上的奋斗，才会获得成功。

14. 任何人走路，都必须在前人已获得的成果的基础上继续前进。只有十足的呆人，才会一切从头做起。这句话说明了每个人的成功都是建立在前人基础之上的，离不开前人的成果。如果做什么事情都抛开已有的经验教训，想通过亲身实践获得知识积累的话，就像呆子一样。

15. 行是知之始，学非问不明。意思是说行动是获取知识的开始，学习要在不断对问题的质疑过程中才能明白；人们在生活中要勤实践、多思考，这样才能不断进步。

三、格言对思维与心灵的论述

1. 在开口之前，先把舌头在嘴里转十个圈。这句话说明一个人要对自己的言语负责，每当要说话的时候，先把舌头在嘴里转几个圈，其目的是要我们多加思考，这样才不会说错话。

2. 说谎的人所得到的，就是即使说了真话也没有人相信。这句话说出了说谎带来的后果就是既使说真话别人也不会相信了，告诫我们要诚实，不要失去别人对我们的信任。

3. 虚荣心很难说是一种恶行，然而一切恶性都围绕虚荣心而生，都不过是满足虚荣心的手段。这句话说明在我们的生活中，很多时候一些恶劣行为的目的就是为了满足我们的虚荣心，进一步告诫我们不要为了虚荣而采取一些不良的行为。

4. 懦弱愚蠢的人才好激动和大吵大嚷，聪明强干的人什么时候都应保持自己的尊严。这句话告诉我们工作和人际交往中的矛盾不能通过大吵大嚷来解决，否则只会失去我们的尊严，而并不一定有利于问题的解决。

5. 走自己的路，让别人说去吧。这句话是说我们每个人应该有自己的奋斗目标和生活准则，不要受别人的影响，不管别人说什么只要坚定信念和目标，就一定能够取得成功。在心理咨询过程中，我们有时候会发现来访者的心理问题实际上就是过于在乎周围人的评价和议论，有时候拿不定主意或者不能做出决定。

6. 人不可貌相，海水不可斗量。这句话是说我们在人际交往的过程中，不要轻易地以貌取人，因为每个人的能力和智慧不是通过外表看出来的，就像海水的多少不能够用斗去测量一样，提示我们要善于用心观察别人，通过与别人的交往慢慢了解他人。

如果只靠外表，是很容易犯错误的。

7. 一棵树上很难找到两片形状完全一样的叶子，一千个人之中也很难找到在思想感情上完全协调的两个人。该句话意思是说在思想感情和性格特征上是很难找到完全相同的两个人的，只有接受了人与人之间的这种差异，才可能与人进行友好的相处。

8. 不要让嫉妒的蛇钻进你的心里，这条蛇会腐蚀你的心头，毁坏你的心灵的。这句话提醒我们在与人相处的过程中，嫉妒是我们心头的一条毒蛇，如果让嫉妒钻进我们的心里，我们会一败涂地的，所以，要把握好我们的内心不要被嫉妒所腐蚀。

9. 目不淫于炫耀之色，耳不乱于阿谀之辞。意思是说在我们的生活中真正做到眼睛不要被炫耀的色彩所淫乱，耳朵不要被阿谀的言辞所扰乱，是对自我修养的一种至高无上的要求。

10. 不轻易发怒的人，胜过勇士；治服自己心灵的人，比夺取一座城市的人还强。这句话说明了自己控制情绪和治服自己的心灵的重要性。

11. 经得起各种诱惑和烦恼的考验，才算达到了最完美的心灵健康。这句话说明了人们面对各种诱惑的时候，如果能够控制好自己，才算是人格修养和心灵达到了完美的境界。

12. 富贵不能淫，贫贱不能移，威武不能屈，此之谓大丈夫。这句话是对一个人完美人格的要求，如果做到富贵的时候不淫乱，贫贱的时候不改变意志，面对别人的武力不屈服，这才是我们对大丈夫的人格要求。

13. 盖棺才能定士之贤愚，临事始能见人之操守。这句话是说一个人只有到了生命最后的时候才能判断他是贤明还是愚蠢，考验一个人只有在经历事情的时候才能看出他的行为是否符合规范。告诫人们不要只听一个人夸夸其谈，而要看他的具体行动；不要只看一个人的一时行为，而要看他的长期表现。

14. 观操守在利害时，观度量在喜怒时。这句话说出了观察一个人的品质，要在遇到利害问题的时候看他的所作所为；观察一个人的心胸和度量，是在遇到喜怒之事的时候看他的具体表现。

15. **横眉冷对千夫指，俯首甘为孺子牛。**意思是说面对权势应该保持自己完整的人格，不要屈服于权势；而面对弱势群体要做到同情和理解，甚至可以低下头让小孩子骑在脖子上。

16. **自知者真，自制者善，自胜者美。**意思是说如果一个人能够做到自知之明就保持了自己真实的一面，如果做到了能够严格控制自己，就体现了善良的一面，当一个人能够战胜自己的时候，体现了人性的光辉和美好。我们在心理咨询过程中有时候会遇到来访者不能够做到自知之明；遇到挫折和困难的时候，不能够自制或者自胜。

17. **人格成熟的重要标志是：宽容、忍让、和善。**这句话是说一个人要有成熟的人格，就要做到宽容、忍让与和善，这三方面是需要一定的心理能力才能达到的，如果没有做到这几点，就说明了人格的幼稚和欠缺。

18. **老是考虑去做好事的人，就没有时间去做好事。**这句话说明了任何事情要付出行动才能够见效果，如果只是空想，永远不能达到预期的目标。

19. **人带着良心生活，就像开着有刹车的车。**这句话说明了一个人的良知对一个人一生的重要性，只有具备了一定的良知，我们的行为才能够受到控制，我们的人格才能够升华。

20. **大疑则大悟，小疑则小悟，不疑则不悟。**这句话说出了我们人类智慧的产生就在于我们对问题的疑惑，只有带着疑惑去思考，才能发现新的问题，不断得到对问题的解释。

21. **国家兴亡，匹夫有责。**这句话说出了一个人应该热爱自己的祖国，当国家遇到危难的时候，就应该挺身而出，承担起自己应该具有的责任。

22. **先天下之忧而忧，后天下之乐而乐。**这句话意思是说一个人应该把国家的忧患考虑在前面，把个人的欢乐放在国家的后面，也是告诫我们要把国家的利益建立在自己幸福和欢乐之上，只有这样的幸福才是真正的幸福。

四、格言对友情和人际交往的论述

1. **一朵鲜花打扮不出美丽的春天，一个人先进总是单枪匹马，众人先进才能移山填海。**这句话说出了团结的重要性，一个人力量再大也是有限的，大家一起用力才能取得辉煌的成就。告诫我们要取得辉煌的成就必须团结其他大多数人。

2. **人是要有帮助的。荷花虽好，也要有绿叶扶持。一个篱笆要打三个桩，一个好汉要有三个帮。**这句话是说我们生活中离不开人的帮助，只有在别人的帮助下，才能够取得辉煌的成就，同时也说明人与人之间合作的重要。

3. **关关雎鸠，在河之洲。窈窕淑女，君子好逑。**这是一首用于描述男女之情的诗，说明男女相互的吸引和爱慕之情是正常的情感需求，没什么不好意思的。可是在实际生活中有的人总是掩盖自己的情感或者认为那是不道德的，这是对人性的泯灭。

4. **贫贱之交不可忘，糟糠之妻不下堂。**意思是说人在困难的时候交往的朋友是不应该忘记的，而贫穷时共患难的妻子不应该抛弃不要。告诫人们要知道珍惜患难和贫穷时结下的友谊和感情。

5. **两情若是久长时，又岂在朝朝暮暮。**这句话是说只要双方有真正的感情，不在乎一时的分别，最终会有长久的幸福，劝告人们不要为了一时的欢乐而过于沉溺于儿女私情，要拿得起，放得下。

6. **本是同根生，相煎何太急。**这是历史上曹植留下的名句，有时候我们会和身边的亲人相互争执和分歧，甚至采用一些不择手段的伎俩，忘掉了大家都是同一个祖先。这是提醒我们不要相互斗争得过分了。在处理人际关系的时候，可以采用这句话告诫人们要相互宽容和容忍。

7. **独在他乡为异客，每逢佳节倍思亲。**这句话说出了人们的思乡之情，特别是一个人独自在外地的时候，遇到节假日就会产生思念之情。

8. **儿孙自有儿孙福，莫为儿孙作远忧。**这句话是说子女自有子女生存的技能和方法，作为父母没有必要整天为子女作长远的担忧和顾虑。常用来作为那些为孩子过度操劳的父母的建议和忠告，在我国传统文化里，父母总是为孩子考虑太多，甚至为了孩子而伤心担忧，郁郁寡欢，结果落得心理负担过重，精神痛苦。

9. **家有一心，有钱买金；家有二心，无钱买针。**这句话是说家庭关系的重要性，如果一家人能够齐心协力，再大的困难也可以克服；如果家里人不团结，彼此相互之间不合作，即使是很小的事情也不会处理好。

10. **割不断的亲，离不开的邻。**这句话是说邻里关系的重要性，相互不能离开，难免会需要帮助和支持，因此保持良好的人际关系是十分重要的。

11. **天时不如地利，地利不如人和。**这句话是说一个人、一件事的成功，需要具备优越的地理位置、合适的时机和良好的人际关系。特别强调人际关系的重要性。

12. **莫愁前路无知己，天下谁人不识君。**这句话是说一个人不要觉得没有人会理解自己，只要能够认真做事，总会有人认可和接受的。

13. **水至清则无鱼，人至察则无徒。**这句话是说与人交往的时候，有时候不能太过较真要求完美，那样就找不到朋友，因为每个人都有自己的缺点和不足，告诫我们要学会接受并包容别人的缺点，不能够过分追求完美。

14. **物以类聚，人以群分。**这句话是说在人们交往的时候，都会自觉与不自觉地和其性格、爱好相似的人进行交往，我们把握了这一点，就能够看出人的内在本质，不容易被表面的假象所迷惑。

15. **君子与君子以同道为朋，小人与小人以同利为朋。**这句话说出了人际交往过程中，要分清楚交往的共同目的是什么，如果是以共同的爱好或者志向而交往的，往往是真正的朋友和知己，如果是以双方的相互利用和利益而交往的，交往绝不会长久。

16. **路遥知马力，日久见人心。**这句话常用来考验一个人的真心，在朋友的相处中，只有经过时间检验和生活考验的时候，才会发现谁是真正的朋友。

17. **如果你不把秘密告诉朋友，那么当他成为敌人的时候也无需害怕。**这句话是说在和人相处的过程中，不要随意把个人的秘密告诉别人，因为有时候人际交往的过程是不断变化的，当朋友变成敌人的时候，也就不会害怕曾经告诉过他个人的秘密了。

18. **私下批评朋友，当众表扬朋友。**这句话是说朋友交往过程中如何友好的相处，真正的朋友，要在私下指出其存在的问题，而在公共场合要学会表扬其优点。

19. **万两黄金容易得，知音一个也难求。**是说一个人真正能够遇到一个和自己成为知心的朋友是很困难的，甚至比得到万两黄金还难，说明真正的朋友比黄金还珍贵。

五、格言对人生的劝勉和命运的叙述

1. **人，很难发现自我，更难战胜和超越自我。一旦摆脱了自我的困惑，就走上了通往成功之路。**这句话是说一个人真正能战胜自己是很难的，但是，一旦摆脱了自我的困惑，就很容易通向成功的道路。告诉我们在面对困难和挫折的时候，首先要勇于战胜自我。

2. **一个人的生命是极有限的，总是免不了一死的，那就应该在活着的时候，尽可能地使生命之光发的更亮一些。**这句话是告诉我们每个人的生命是有限的，我们都会面临死亡，所以我们应该好好珍惜活着的时光，做更多的有意义的事情来充实我们的人生。

3. **苦难是滋养人的，把诅咒吞下去，让它化成力。**这句话说出了苦难带给人的好处，我们往往在苦难面前感到忧伤或悲痛，实际上我们还应该体会和领悟它带给我们的好处，那就是它可以化作成功的动力，促使我们不断进取，走向成功。

4. 你在砍柴时感受到炉边的温暖，那就是信心。我们很多时候告诉别人要有信心，可是什么是信心呢？这句话就是给出了一个例子，就是看到美好的未来就是信心。

5. 不要让每一秒在后悔的泪水中滑掉；不要让每一秒在孤独的烦闷中失落。这句话告诉我们后悔和孤独是不能解决问题的，只有睁开我们明亮的眼睛，向前看，才能获得成功。

6. 别因为一次失败，就放弃了你已经定好的计划。这句话是说失败是难免的，成功的路上只要我们不放弃，就一定有希望。

7. 出类拔萃的人都是通过痛苦的努力而得成功的到欢乐。这句话说明了每个成功人士都是经过一番痛苦的努力而获得成功时的快乐，告诫我们面对痛苦的时候，要有成功的信心和勇气。

8. 患难困苦，是磨炼人格之最高学问。这句话是说一个人可以在困难之中磨炼自己的个性和人格。

9. 厄运给信心不坚定者以致命的打击，却给予信心坚定者以锻炼。这句话是说一个人应该客观看待困难和厄运，它有时候可以增强我们的斗志和勇气。

10. 挫折，每一个人在生活的道路上总会遇到它。弱者在它面前叹息、发抖、绝望、停滞不前；强者在它面前挺胸、斗争、崛起、继续前进。强者也不是没有失望，只是他不会以毁灭自己来结束痛苦，而是在挣扎中获得新生。这段话是说不同的人面对挫折所采取的行为不同，不能因暂时的困难而一蹶不振，丧失拼搏的勇气，而是应该挺胸、斗争、崛起、继续前进。

11. 失败是成功之母。这句话是告诉我们失败是不可避免的，但是，只要我们有信心和勇气，失败的最终结果是取得成功。

12. 今日复今日，今日何其少，今日又不为，此事何时了？人生百年几今日，今日不为真可惜，若言姑待明朝至，明朝又有明朝事。这段话说出了珍惜眼前时间的重要性，我们应该把握我们的现在，一切从今日做起。否则，明天还会有明天的事情。告诫人们只有好好把握现在，才能做出一番事业。如果一个人总是把自己的目标放在明天的话，只会“万事成蹉跎”。

13. **不饱食以终日，不弃功于寸阴。**这句话是告诉我们，不应该每天只以吃饱饭为目的，不应该把时间都耽误了，只有珍惜每寸光阴，才能取得最后的成功和成就。

14. **人们对自己实际拥有什么东西，并不怎么感谢命运，对于自己缺少什么东西，却总是加倍地埋怨命运。**这句话说出了我们日常生活中对命运的理解和看法，实际上我们每个人都拥有很多幸运的东西，可是往往被我们忽视了，当我们失去的时候，我们反而会说是命运在作弄我们。例如，我们整天走路，并不觉得我们幸运，当我们失去双腿的时候，却会抱怨命运的不公。

15. **自知者不怨人，知命者不怨天。**这句话是说当我们了解了自己的时候，我们就不会埋怨周围的人，当我们知道命运的时候，我们就不会抱怨天。尽管这句话带有唯心主义的色彩，但是当我们面对无法改变的现实情况时，不愧是一种超脱和接受的最好托词，它可以使我们受伤的心灵得到抚慰，宽容地接受“上天”的安排，也许这份淡定与从容会带给人们命运的转机。

16. **当局者迷，旁观者清。**这句话是说遇到问题的时候，往往当事人容易受个人思想的影响而不能够分清事物的真相，相反，一旁的观察者却可以保持清醒的头脑。提示我们在生活中遇到问题不好解决的时候，要善于听取周围人的意见，然后“择其善而从之”。

六、格言对待批评与成功的论述

1. **正己而后可以正物，自治而后可以治人。**这句话是说一个人只有自己有了正确的行为，才可以纠正周围其他人的行为，所以人要严于律己，否则不容易让其他人信服。

2. **有则改之，无则加勉。**这句话是说当我们遭受周围人的建议或批评的时候，要谦虚接受，如果我们确实存在问题，那就要认真改正，如果我们没有那样的问题，也要注意避免问题的发生。是说一个人对批评应该采取的态度和措施。

3. **世界上最有力的论证莫如实际行动，最有效的教育莫如以身作则；自己做不到的事千万勿要求别人；自己也要犯的错误先批评自己，先改自己的。**这段话是说一个人只有在行动中才能学到有效的知识，教育别人的最好方法是先要以身作则，如果自己都做不到的事情就不要强求别人去做，如果自己也要犯的错误，那就先要批评自己，然后自己先改正，这样才能教育别人。

4. **以铜为鉴，可以正衣冠；以古为鉴，可以知兴衰；以人为鉴，可以明得失。**这句话是说我们要在认真思考前人的基础上不断完善自己，以免犯过去同样的错误。

5. **人贵有自知之明。**这句话说明了一个人认识自己的重要性和困难程度，自知之明就是说一个人对自己的认识和了解。贵的意思就是少，因为物以稀为贵，也就是说只有很少的人才能够达到自知之明的状态，提示我们在日常生活中应多反省自己。

6. **真正的高明，不是不犯错误，而是能从自我批评中达到高明，不肯自我批评的人，永远不会真正高明。**这句话是说每个人都可能犯错误，但是一个高明的人是能够在错误中进行自我批评，因为只有不断地进行自我批评才能够达到人格的完善。

7. **总想顺水行舟，永远也找不到江河的发源地。**这句话告诉我们只有面向困难，才能取得胜利，如果总是生活在安逸之中，很难成就一番事业。

8. **缺乏自信常常是性格软弱和事业不能成功的主要原因。**这句话是说一个人只有具备良好的信心，才能战胜软弱的性格，才能取得辉煌的成就；否则，一个缺乏自信的人只能是一个性格软弱的一事无成者。

9. **知己知彼，百战不殆。**意思是说只有正确分析敌我双方的力量，才能够在战争中立于不败之地。常在日常生活中劝导别人要了解双方的力量，既不能夜郎自大也不能妄自菲薄，要客观公正的评价，然后做出决定。

10. 成大事者，不怕小耻；立大功者，不拘小谅。意思是说一个成就大事的人，一般不怕小的耻辱，立了大功的人，不会拘泥于小的原谅。

11. 谋事在人，成事在天。这句话具有唯心主义的思想，但可以让我们内心能够接受所有的一切，特别是在逆境中，能够摆脱自我的谴责与矛盾。

12. 失败有时会使人清醒、冷静，使人重新估量自己的存在；成功有时会使人昏然、陶醉，使人过高地估计自己的价值。驾驭这二者，是在把握自己的人生之舵。这句话是提醒我们要正确地面对失败和成功，正确地驾驭这两者，才能够胜不骄，败不馁。

13. 不干，固然遇不到失败，也绝对遇不到成功。这句话告诉我们应该正确地面对失败，做任何事情都不可能一蹴而就也许会经历失败，但这正是迈向成功的阶梯。

14. 不积跬步，无以至千里；不积小流，无以成江海。这句话是说任何伟大的成就都是一点一滴积累的结果，一切事务的变化也都是由量变到质变的过程，因此，我们要注意量的积累。

15. 泰山不让土壤，故能成其大；河海不择细流，故能就其深。这句话是说只有不断地团结和积累周围的力量，才能够壮大自己的势力，最终实现宏伟的目标。

16. 冰冻三尺，非一日之寒。这句话是说任何事物的变化都需要一个不断演变的过程，只有等慢慢积累到一定程度，才能够看出巨大的成就，主要是奉劝人们任何事物都要注意量的积累。

17. 天将降大任于斯人也，必先苦其心志，劳其筋骨，饿其体肤，空乏其身，行拂乱其所为，所以动心忍性，增益其所不能。这段话是说一个人要成就一番事业，必然要忍受一些精神上的孤独，身体上的劳累，磨炼自己的个性，然后就什么事情都可以做成了。是说一个人创业的艰难和必须经过的基本磨炼。“不经一番寒彻骨，哪得梅花扑鼻香”世界上没有什么事情是不用经过努力而平白得来的。

七、格言对道德与奋斗的论述

1. **本能超过了某种限度，成为病态时，罪恶便产生了。**这句话是说一个人的本能需要应该控制在一定限度，如果不能控制，就会产生罪恶，甚至走向犯罪。

2. **能使人幸福的东西，同时又可以变成他痛苦的根源。**这句话说出了幸福和痛苦的辩证关系，当我们体会到幸福的时候，应该知道有可能正是这种幸福带给我们痛苦。

3. **道德说得太多，反省得太复杂，研究得太精细，反会令人变得懦弱，瞻前顾后，丧失道德的勇气。**这句话告诉我们，在讲究道德的时候，不能够过度沉溺其中，如果一切事情都去用道德的标准判断的话，我们的行为就会受到影响，瞻前顾后，徘徊不前，最后丧失道德的勇气。

4. **人无远虑，必有近忧。**这句话是说我们做事情要有长远的打算，这样就不会在问题出现的时候，感到束手无策。

5. **道不同，不相为谋。**这句话是说我们在人际交往的过程中，只有志同道合的人才能够长久的友好相处，如果没有共同的志向与爱好，很难长期相处下去。

6. **无事常如有事时提防，才可以弥意外之变；有事常如无事时镇定，方可以消局中之危。**这句话说的是一种辩证看问题的方法，在平时没有发生意外事情的时候，我们就像发生事情一样去提防，做好预防工作；当真正有事情的时候，我们应该像没有发生事情一样去镇定自如，这样才可以消除当局者的危险和错乱。告诫我们平时应该怎样做，遇事应该怎样做。

7. **宜未雨而绸缪，毋临渴而掘井。**意思是说当事情没有发生的时候我们应该防患于未然，提前做好一切准备，不要到干渴的时候才想到去挖井。提醒人们做一切事情都要事先做好准备和预料。

8. 患难及困苦，是磨炼人格的最高学府。这句话是说一个人的人格只有通过患难和困苦才能得到锻炼和成长，意思是告诉我们艰难困苦能给我们带来人格的成长，遇到困难就低头的人，肯定是一个人格不健全的人。

9. 每个人在他生活中都经历过不幸和痛苦。有些人在苦难中只想到自己，他就悲观、消极、发出绝望的哀号；有些人在苦难中还能想到别人，想到集体，想到祖先子孙，想到祖国和人类，他就得到乐观和自信。这段话告诉我们在面对不幸和痛苦的时候，我们不仅要想到我们自己，我们更要想到周围的人，想到自己的家人和祖国甚至全人类。

10. 面对光明，那阴影就永远在我身后。这句话告诉我们只要我们勇敢地面对正义，邪恶将永远被我们甩在身后。

11. 应该记住：我们的事业，需要的是手，而不是嘴。这句话告诉我们，要做成一番事业，不能靠一张只会说话的嘴，而应该靠我们勤劳的双手，说明了实践的重要性。

12. 只有愚者才等待机会，而智者则造就机会。这句话是说一个聪明的人会努力工作，那么机会自然会到来；如果一个人不努力工作，只是在等待机会，那么机会也就会错过。

13. 认识了生活的全部意义的人，才不会随便死去，哪怕只有一点机会，就不能放弃生活。这句话告诫我们要好好地珍惜生活，不能因为一时的挫折和失败就放弃生命。

14. 实力就是机会。意思是说机会是给有实力的人准备的，如果没有实力，即使机会来了也只能与之擦肩而过。

15. 实践是检验真理的唯一标准。这句话是说我们的想法是否正确、观点是否正确只有通过实践才能得到认证和检验。

16. 最大的悲哀是生活中缺少选择的机会，人到老年所以迟暮，也在于他们已经无力选择了。这句话是说只要我们生活中有机会选择，就说明有成功的可能性，当一个人走到人生晚年的时候，已经没有力量去进行选择了。

17. 年年岁岁花相似，岁岁年年人不同。这句话是说随着时间的变化，每年的花开的都十分相似，可是每年的人却在不知不觉中发生着变化。用以告诫人们要珍惜美好时光，不要任何光飞逝而虚度人生。

18. 当断不断，反受其乱。这句话是说当我们面对错综复杂的事物的时候，需要我们做出决定，如果不能及时做出决定，就可能会受到事物的左右，反而可能出乱子和差错。提醒人们在处理问题的时候，要及时果断做出决定。

19. 明者因时而变，智者顺事而制。这句话告诉我们聪明的人可以根据事物和时间的变化而发生改变，也会顺着事物发展的规律而发展。告诉我们只有随着事物和时间的变化而不断变化，才能适应事物的发展。

20. 识时务者为俊杰。这句话是说一个人只有能够正确判断事物的变化才能成为做事成功的英雄豪杰。

21. 不满是向上的车轮，能够载着不自满的人类，向人道前进。这句话是说我们只有对自己状态的不满，才能够不断向前进步，取得更大的成就。

22. 路漫漫其修远兮，吾将上下而求索。这句话是说人生的道路漫长，我们应该在不断的奋斗和求索中生活。

八、格言对人情世故的论述

1. 不会宽容别人的人，是不配受别人宽容的，但谁能说自己是不需要宽容的呢？这句话是说我们在人际交往的过程中要学会宽容别人，因为我们每个人也都需要别人的宽容。

2. 人心不是靠武力征服，而是靠爱和宽容大度征服。这句话是说我们靠武力不能征服人的内心，只有爱和宽容大度，才能够征服别人的内心，因此，我们要有爱心和宽容心。

3. 结婚前眼睛要睁圆，结婚后眼睛要半睁。这句话是说婚前婚后应该采取的态度。结婚前要睁大眼睛，看清问题；可是，结婚后，只有半闭眼睛才能避免争执和纠纷，减少夫妻矛盾。

4. **既来之，则安之。**这句话是说我们做事情一定要接受现实，一旦我们作出决定，就不要再反悔或者后悔了，只有接受我们所选择的一切，才能够保持良好的心态。

5. **瓜田不纳履，李下不正冠。**这句话是说我们在做事情的时候，要考虑我们所处的场所和周围的环境，不要做出容易让别人怀疑我们或者误会的事情。

6. **先下手为强，后下手遭殃。**这句话是说我们在做事情的时候，有时候需要我们当机立断，抢先抓住机会，否则就会错过机遇，失去机会。

7. **各人自扫门前雪，莫管他人瓦上霜。**这句话是说一个人首先应该做好自己的事情，不要先去管别人的事。

8. **一个人如果物质需要适度、精神境界比较高尚、行为能够自律、能充沛地进行工作，那么这个人的人格之发展还是比较“和谐”的。**这段话是说一个人应该保持物质、精神和行为三者的和谐状态，具有这种状态的人，才是一个人格发展比较成熟和完整的人。

9. **良药苦口，唯疾者能甘之；忠言逆耳，唯达者能受之。**这句话是说好的药材，虽然苦口，但却可以治好疾病，善良的言语，虽然不是很中听，但是却可以指导我们的行动。

10. **仓廪实而知礼节，衣食足则知荣辱。**这句话是说当人们衣食住行得到满足之后，就会讲究礼节和道德感，结合当今社会现象，物质生活得到满足以后，精神生活就有了更高的追求。

11. **人无外财不富，马无夜草不肥。**这句话是说人只有收获意外之财才可能富贵，马只有在夜间吃到草料才能够长膘。

12. **金钱好比肥料，如不散入田中，本身并无用途。**这句话是说只有当金钱用于消费的时候才能显示其价值，而有些人在实际生活中并不能消费太多的金钱，却往往过度追求占有金钱。

13. **我们手里的金钱是保持自由的一种工具，我们所追求的金

钱，则是使自己沦为奴隶的一种工具。这句话是说金钱只是生活中的一种工具，如果我们过于追求，就会限制我们的自由，成为金钱的奴隶。

14. 世上的喜剧不需要金钱就能产生，世上的悲剧大半和金钱脱不了干系。这句话是说喜剧并不一定需要金钱的支持，而悲剧的发生往往与金钱有一定的关系。

15. 亡羊而补牢，未为迟也。这句话是说一旦发现了错误，就及时更正还不算完。相反，如果知错不改，就算晚了。

16. 临渊羡鱼，不如退而结网。这句话是说只是在岸上羡慕鱼，不如回家编织渔网，告诉我们与其高谈阔论，不如脚踏实地，做实际工作。

17. 是非只为多开口，烦恼皆因强出头。这句话告诉人们在很多的情况下，是由于我们的言语招惹了是非，因此在人际交往中要小心言语，由于人们希望出人头地，才会导致烦恼。

18. 得放手时须放手，得饶人处且饶人。这句话是说在我们与别人相处的过程中要宽容他人的缺点错误，不要过于计较，能放手的时候就要放手，能原谅的地方就要原谅。

19. 说自己知道的话，干自己应该干的事，做自己想做的人。这句话说出了一个人应该说什么、干什么和做什么。按照这种方式去做，就不会有太多的麻烦和苦恼。

20. 踩着别人脚步走路的人，永远不会留下自己的脚印。这句话是说一个人总是跟在别人后面做事，永远没有自己的特色，鼓励人们要开创自己的特色，做出自己的原创性成果。

21. 积财千万，不如薄技在身。这句话告诉我们，只要有自己的本领，就不怕没有钱花，相反，如果一个人家产万贯，而自己什么也不会做，必将一事无成。

22. 人是创造工具的动物，是要使用工具，而不是将自己变为工具。这句话告诉人们，我们应该使用工具，而不是作为工具被别人使用，进一步说出了在生活过程中应该具备的姿态和人格。

23. **恼一恼，老一老；笑一笑，少一少。**这句话是说情绪对我们身心的影响，只有保持乐观的心情，才会有健康的身体，如果整天闷闷不了或者经常发怒，就很容易衰老。

24. **美丽的身材可以吸引真正的倾慕者，但是要持久地吸引他们，需要有美丽的灵魂。**这句话是说外表的美丽固然可以吸引人，但是只有美丽的心灵才能够永久地吸引人。

25. **人并不是因为美丽才可爱，而是因为可爱才美丽。**这句话说出了美丽与可爱之间的关系，美丽是外在的，而可爱却是内在的，有了内在的可爱，外在的美丽才可能得以维持。

26. **奢者心常贫，俭者心常富。**意思是说奢侈的人常感到内心的贫苦，节俭的人常体会到内心的富足。

27. **不受苦中苦，难为人上人。**意思是说一个人要想做出比别人出类拔萃的成绩，就应该忍受更多的痛苦。

28. **俭则常足，常足则乐而得美名，祸咎远矣；侈则常不足，常不足则忧而得訾恶，福亦远矣。**这句话是说一个人知道节俭和知足，就会感到快乐并得到好的名声；如果一个人奢侈且常不知足，就会感到忧伤而听到很多别人的坏话，幸福也就远离自己。

29. **一粥一饭，当思来之不易；半丝半缕，恒念物力维艰。**意思是说我们应该知道日常生活中的衣食住行来之不易。

30. **勤能补拙是良训，一分辛苦一分才。**意思是说要用勤奋来补偿自己的不足，只要有一分辛苦劳动，就会有一分收获。

九、格言对欲望和人格的论述

1. **人心不足蛇吞象。**这句话是说一个人的欲望是无止境的，就好比一条蛇都想自己吞掉一头大象一样。可是有时候人的欲望又是不现实的，劝解人们不要为一些不现实的欲望而痛苦和烦恼。

2. **事能知足心常惬，人到无求品自高。**这句话是说当一个人对周围的事情能感到知足的时候，心里就会感到惬意，如果一个人对别人无所要求的时候，人的品位自然就高尚了。意思是让人们学会知足。

3. 人怕出名猪怕壮。意思是说一个人如果出了名，就很容易引起别人的关注和注意，有时候会招惹是非和别人的议论，就像猪一样，太肥壮了很快就会被宰杀掉。

4. 人生自古谁无死，留取丹心照汗青。这句话是说自古以来，人终不免一死！但死得要有意义，倘若能为国尽忠，死后仍可光照千秋，青史留名。

5. 最好的心境是老百姓的平常心。这句话是说一个人要想保持良好的心境，就应该像老百姓一样保持一颗平常的心。

6. 一个人光溜溜地到这个世界来，最后光溜溜地离开这个世界而去，彻底想起来，名利都是身外物，只有尽一人的心力，使社会上的人多得他工作的裨益，才是人生最快乐的事情。这句话意思是说名利只是身外之物，只有我们通过自己的工作，使社会上的人享受到我们工作的快乐，才是人生的最大快乐。

7. 峣峣者易缺，皎皎者易污。这句话是说任何事情太出风头就容易被别人指出缺点错误，太过于纯洁了，就很容易被污染，意思是告诫我们不要追求过于出头或者完美。

8. 怨恨的人常常发现披着羊皮的狼，好心的人常发现披着狼皮的羊；乐观的人发现还有半瓶水，悲观的人发现另一半是空的。这句话是说我们看问题的角度不同产生的心理反应就会不同，建议我们要学会从不同的角度看待问题。

9. 欲胜人者必自胜，欲论人者必自论，欲知人者必自知。这句话意思是说一个人只有战胜了自己才能够战胜别人，只有先谈论自己才能再谈论别人，只有先了解自己才能够了解别人。实际上就是说人应该具备的一种换位思考的能力。

10. 近朱者赤，近墨者黑；声和则响清，形正则影直。这句话是说外界环境对一个人的影响，符合现代心理学中行为主义的观点。

11. 土相扶为墙，人相扶为王。这句话是说人与人之间相互帮助才能够成功。

12. 劝人息争者君子也，激人起事者小人也。这句话是说当人与人之间发生争执和矛盾的时候，如果一个人奉劝平息争吵，则说明此人是君子，如果一个人故意激发事情的发展，则说明此人是小人。

13. 自满、自高自大和轻信是人生的三大暗礁。这句话是说我们人生的旅途中，自满、自高自大和轻信是我们的绊脚石，我们常因为这些因素而出现问题。

14. 帮助一个坏人，犹如伤害一个好人。这句话是说当我们对坏人不进行揭露而进行帮助的时候，实际上就是对好人的伤害。

15. 当我们自以为在领头的时候，正是被人牵着走得最欢的时候。这句话是说我们每个人在工作中都是被人牵着走的人，只是每个人的感觉不同罢了。

16. 当欲望激荡的时候，人不可避免地要犯错误。这句话是说我们人类很容易被欲望所控制，如果我们真的被欲望控制的话，就很容易犯错误，因为我们的行为可能会失去理性。

17. 不因一事，不长一智。意思是说只有经历了一件事情，我们才能够增长自己的智慧，说明了实践的重要性。

18. 事不三思终有悔，人能百忍自无忧。这句话是说我们在遇到事情的时候如果不三思而后行，就很容易感到后悔，如果我们遇事能够忍让，自然就不会有什么忧愁。

19. 君子祸至不惧，福至不喜。这句话是说一个真正的君子，当遇到大祸来临的时候，不会感到害怕；到了幸福的时刻，也不会欢喜。是说一个人应该做到宠辱不惊。

20. 天有不测风云，人有旦夕祸福。这句话是说人们的祸福有时候会在瞬间产生，因此，我们应该正确认识这些不幸的遭遇和挫折，告诫人们正确面对生活中遇到的不幸事件。

21. 屋漏更遭连夜雨，行船又撞打头风。这句话是说不顺心的事情接连发生，使我们感到十分的不幸和痛苦。

22. **大难不死，必有后禄。**这句话是说一个人遇到危险的事情能够化险为夷，将来肯定会得到丰厚的待遇。尽管是唯心主义的说法，但有时候却可以给人的心灵以安慰和鼓励。

23. **生活就是与人相处，相处得好我们就生活得好。**这句话是说人际关系就是生活的重要组成部分，有了好的人际关系我们就会感到生活幸福。实际上在心理辅导过程中，人际关系困难是常见的问题。

24. **对生活失去信心，与其说是过多地注目于阴暗面，不如说是缺少一双善于发现美的眼睛。**这句话是说我们看待生活和问题，应该用美好的眼光，而不能总是看到问题的阴暗面。是建议我们换一个角度看待问题。

25. **人无害虎心，虎有伤人意。**这句话是说我们在和人交往的时候，应该提高警惕，特别是当你还不了解对方的时候，一定要有警惕性，以免受到别人的伤害。

26. **画虎画皮难画骨，知人知面不知心。**这句话是说人心难测，有时候不能够凭借外表来进行判断，也是告诫我们在与人交往的时候要多加小心。

27. **乐言己之长者不知己，乐言人之短者不知人。**这句话意思是说一个人如果总是喜欢炫耀自己的长处，就说明他没有自知之明；如果一个人喜欢议论别人的短处，就说明他不了解别人。

28. **以小人之心，度君子之腹。**这句话是说一个人有不好的想法去推测别人也都有同样的想法。

29. **追两只兔子——将会一无所获。**这句话是说如果做事情没有固定目标就会一事无成，做事情要专一。

30. **告诉我你常和什么人来往，我就能说出你是什么样的人。**这句话是说一个人常和什么人来往就说明他具备那些人的个性和品位。

31. **悬崖勒马收缰晚，船到江心补漏迟。**这句话是说做事情的时候，到了事情的中间阶段再后悔就已经晚了，应该提前做好充分的准备工作。

32. 自静其心延寿命，无求于物长精神。这句话是说一个人保持心情平静可以延长寿命，对外在事物不过于追求就会增加精神。

33. 滴自己的汗，吃自己的饭，自己的事情自己干，靠人靠天靠祖上，不算好汉。这句话是说一个人只有靠自己的勤劳，才能造就自己的成就，取得应有的收获，如果靠外界条件或家庭的支持，不算什么英雄好汉。强调个人独立奋斗的重要性。

第三节　格言在心理辅导中运用的案例

在心理辅导过程中合理地运用格言可以起到良好的效果，结合实际工作中的体会，整理三个案例，供大家参考。

案例一　为婚外情而苦恼的单位领导

【案例介绍】

来访者，男性，37 岁。独自前来，寻求治疗。来访者进来后，叙述了这样的生活经历和感受：他原来是某国营单位的中层领导，一年前一次偶然的机会，认识了一位年轻漂亮的女士，两个人谈论十分投机，相处了3 个月后，发生了婚外情。双方保持婚外关系半年多以后被妻子察觉。但是来访者处于离婚和不离婚的两难选择之中。一方面，原来的妻子对自己一直很好，自己的孩子已经 9 岁多，十分可爱，来访者特别喜欢自己的孩子，因此，无法割舍原来的家庭。另一方面，发生婚外情的女孩，十分年轻漂亮，也让人难以割舍，这种进退两难的情况持续了大概 2 个月后，来访者和那个女孩最后协商决定，断绝关系。断绝关系以后，来访者出现失眠，情绪不好，整天不愿意上班，有时候脾气大。当时来访者单位正在进行领导换届改选，自己对工作不是十分满意，因为调换了原来负责的部门，这种情况下，来访者主动辞职，整天待在家里，不想出门见人，和其他同事也相互不来往，有时候觉得活得很累。后来，妻子也知道了他的婚外情的事情，妻子开始对此十分生气，可是后来发现丈夫心情不好，并且确认已经和那个女孩断绝关系，也就原谅了他，对他仍然十分关心，可是来访者就是不能走出困境，整天闷闷不乐，不知道如何是好，曾到综合医院看内科医生，做过很多方面身体的检查，均没有发现明显的异常情况，后来内科医生建议他看心理科，因此，前来就诊接受咨询。

【治疗经过】

治疗师首先听取来访者对病情的回忆和叙述，对他的心理状态和感受表示理解，并请来访者谈谈他妻子的情况。来访者说妻子是某单位的会计，对工作和家庭十分负责，孩子已经9岁，孩子小的时候都是妻子带着孩子，因为那时候自己忙于工作的事情。妻子十分贤惠和善良，特别是对公婆也十分孝顺，因此，周围亲戚和朋友也十分羡慕他们的生活。治疗师又请他谈谈对婚外情女孩的看法，来访者说，那个女孩年轻漂亮，性格比较外向，开始接触后，她对来访者比较热情和主动，所以很快两个人就好上了，这时治疗师问，后来为什么又主动断交呢？来访者说主要是经过一段时间的思想斗争，认为不能离婚，舍不下孩子和老婆，治疗师这时候和来访者讨论他们夫妻之间的关系时，引用格言“**最好的人际关系是关爱，而不是相互需要。**”来访者十分接受这句话，并进一步解释说：“是的，现在回想起来，觉得和那个女孩就是一种情感上的相互需要，而不是真正的相互关爱；而和原来的妻子之间的关系，是相互的关爱，因为她照顾着自己和孩子，而且是在我最困难的时候帮助过我，而后来的女孩只是一种情感上的出轨，不一定能够获得真正的友谊和爱情。”来访者慢慢接受了自己的选择，认为这种选择是非常理性的。只是情感上觉得对不住那个女孩，毕竟，两个人已经好了几个月了。治疗师进一步告诉来访者说：“有句格言是这样说得：**人生没有十全十美，如果你发现错了，重新再来，别人不原谅你，你可以自己原谅自己。千万不要用一个错误去**

掩盖另一个错误。”来访者听了这句格言，非常赞同和认可，并且认识到自己以后还是应该好好工作和生活，把对孩子和老婆失去的爱弥补回来，不应该留恋过去的错误。经过咨询和治疗，来访者认识到了自己的问题所在，内心恢复了平静和快乐。

【总结讨论】

该案例是一个受过一定教育的领导干部，在生活中因为感情的出轨，而出现心理的烦恼，当他理智地从婚外恋的漩涡中抽身出来的时候，内心却失去了平衡，在整个咨询和治疗的过程中，治疗师结合来访者的问题所在，运用格言对人际关系中“爱”的描述，让来访者分清哪种爱是真正的爱，哪种爱只是相互的需要和满足；然而，使来访者感到困惑和不安的是，他内心不能恢复失去第二个女孩的平静。治疗师进一步运用格言说明，当一个人真正认识到错误的时候，就应该有勇气去面对，不能用一个错误掩盖另一个错误，这样来访者就更加坚定了自己的决定是正确的，只是需要经历一段时间才能恢复内心的平静，因此，来访者的问题也就慢慢地解决了。在该案例的治疗过程中，治疗师结合来访者的问题和对问题的理解，两次运用格言，调整来访者的认知和坚定来访者的自信，收到了良好的治疗效果。

案例二　因为不能照看孙子而情绪低落的祖母

【案例报告】

来访者，女性，68岁，因为不能同时照看两个孙子导致内心苦恼，失眠，不愿意出门而来找心理医生，来访者在儿子和儿媳妇的陪同下进入治疗室。首先，由来访者的儿子介绍情况，说是自己母亲，最近3个月出现整天不愿意出门，不想见人，总觉得对不住家里人的想法，晚上睡眠障碍，表现为入睡困难和易醒，进食量明显减少，体重有所下降。接着，来访者的儿媳妇叙述了这样的家庭状况，来访者共有两个儿子，大儿子在农村，是个农民，随来就诊的是小儿子，在国外攻读学位，媳妇是高校教师，兄弟两个都有孩子，两个孩子相差不到1岁，都需要有人照看。公婆两个人都是农民出身，平时和大儿子一起生活在乡下，由于不能为二儿子照看孩子，内心感到不安和痛苦。其实，儿媳妇说他们对婆婆并没有意见，只是婆婆自己内心感到对他们不公平。但是，婆婆又不习惯于住在城里，因此，就产生心理痛苦和矛盾。

【治疗经过】

治疗师听完来访者的儿子和儿媳妇介绍完病情后。进一步和来访者进行交流和沟通。首先证实来访者的心理问题。来访者说儿子讲的基本是自己的真实感受，自己主要是内心反复思考自己的问题，认为自己是不是对不起孩子，又觉得儿子在国外，儿媳妇一个人在家既要上班又要带孩子，会很困难的。这时治疗师向来访者解释说：**"儿孙自有儿孙福，莫为儿孙作远忧。"**这句格言就是说子女自有子女生存的技能和方法，作为父母没有必要整天为子女作长远的担忧和顾虑，既然媳妇支持丈夫出国，就有能力支撑家务。儿媳妇这时候也在一旁说，婆婆有时候会担心将来子女不照顾她，其实不会的，即使现在婆婆不能帮助自己照看孩子，等将来老了也会好好孝敬的。治疗师看到儿媳妇的这些话使来访者感到有些轻松，治疗师进一步说，其实父母没有不为孩子着想和操心的，父母总是为孩子考虑太多，甚至为了孩子而伤心担忧。可是要知道：**"恼一恼，老一老；笑一笑，少一少"**说明情绪对我们身心有重要的影响，只有保持乐观的心情，才会有健康的身体，如果整天闷闷不乐或者经常发怒，就很容易衰老，甚至导致疾病，这反而会给子女带来额外的负担，影响他们的生活和工作。来访者认为治疗师的分析很有道理，说回去后要学会放心，不再整天闷闷不乐，忧心忡忡了，只要自己的身体好，孩子们就会感到幸福的。

来访者经过治疗师的咨询和家属的解释，认为前一段时间主要是钻到了问题里面出不来，总是担心将来没有人照顾自己，怕孩子们说她对子女不公，经过治疗师的分析和讨论，解决了内心的痛苦，缓解了心理压力。

【总结讨论】

来访者是一位老年人，因为担心为子女照顾孩子出现不公平，而产生情绪症状和心理痛苦。咨询的时候，治疗师帮助来访者分析痛苦的原因和可能的各种解释，运用成语“儿孙自有儿孙福，莫为儿孙作远忧。”来缓解来访者的心理压力，解除内心的担忧。另外，运用“恼一恼，老一老；笑一笑，少一少”说明情绪对身体的危害，进一步引起来访者对身体的关注，以免为子女带来不必要的担心和麻烦，解除了来访者的心理问题和内心痛苦。在这一过程中，治疗师运用中国传统文化中家庭关系的力量——父母总是怕给孩子带来负担，而帮助来访者振作精神，缓解症状，达到治疗的目的。

案例三　总是因为向妻子发脾气而苦恼的丈夫

【案例介绍】

来访者，男性，33 岁，在妻子和两个孩子的陪同下进入治疗室。来访者首先介绍自己的情况。来访者说自幼受家庭的影响就十分自卑，遇事喜欢回避和忍让。治疗师问怎么受家庭的影响，他说自己的家庭在村里面是小户人家，没有本家的亲戚朋友，因此，父母自幼就教育他遇事要忍耐，不要和别人发生争执和冲突，以免受到别人家的欺负，可是他总是咽不下这口气，这种情况一直持续到自己成家。结婚后，有时候会向妻子发脾气，心烦，容易冲动。特别是最近两三年，经常为一些生活琐事而发火，甚至摔东西。来访者说自己摔的碗最少有 20 多个，自己也十分痛苦。因为，每当事后自己会感到后悔或者认识到自己的不对，但就是难以控制自己的情绪，最近还觉得活得很累，有时候想用刀砍自己。治疗师问想怎样砍自己，来访者说想用刀砍自己的手指，砍掉后连砍几下，才能解除心头的怒火。有时候也想到喝农药自杀，可是又怕没有死掉，而被周围人笑话或者更加看不起。治疗师问为什么来咨询，来访者说主要是最近婚姻已经进入危机。因为爱人准备和他离婚，治疗师进一步了解妻子的情况，来访者说，其实他知道妻子是一个贤妻良母，两个人的主要矛盾是妻子遇事不喜欢说话，而只是一个人哭泣，有时候她越是哭泣，丈夫越想发火。治疗师问来访者妻子的情况，其妻子说，刚结婚的时候两个人就有分歧，丈夫的脾气十分暴躁，经常发脾气，摔东西。最近，两个人还打架，而且总是改不了，所以，准备离婚。

【治疗经过】

治疗师耐心听了他们的叙述，对其基本的情况进行了了解和分析。问丈夫是否愿意离婚，丈夫说不愿意，因为两个孩子很好，两个人没有根本的矛盾，只是自己的脾气不好，其实自己内心也十分痛苦和痛恨自己。如果能改变了脾气，家庭生活应该是很好的。治疗师问来访者除了农活还干什么，来访者说在农村养猪，家里的经济收入还是很好，他和妻子的问题主要是他对妻子总是喜欢哭泣十分反感。来访者问治疗师自己能否通过治疗改掉原来的脾气，治疗师告诉他，只要有信心和勇气，是可以控制的。建议他遇到问题的时候，首先要三思而后行，古人说得好：**"事不三思终有悔，人能百忍自无忧。"**这句话是说我们在遇到事情的时候先要进行思考然后再采取相应的行动，否则，就很容易感到后悔。如果我们遇事能够忍让，自然就不会有什么忧愁。每个人在他生活中都经历过不幸和痛苦。有些人在苦难中只想到自己，他就悲观、消极、发出绝望的哀号；有些人在苦难中还能想到别人，想到集体，想到祖先子孙，想到祖国和人类，他就得到乐观和自信。治疗者的妻子问应该怎样帮助他，治疗师说要靠他自己来学会控制情绪，学会接受不同意见。例如，培养自己良好的兴趣和爱好，体验不同角色的内心感受，学会换位思考，最后达到控制自己情绪的目的。治疗师还告诉来访者，把一些格言警句写在自己的身边，或者家里容易看到的地方，每天学习体会，比如**"不轻易发怒的人，胜过勇士；治服自己心灵的人，比夺取一座城市的人还**

强”等，这样经过一段时间的改变，有望达到治疗的目的，慢慢就学会了爱别人和体谅别人。来访者认为治疗师说得十分有理，愿意回家进行尝试和改变。

【总结讨论】

该案例是一个不能够很好控制自己的情绪、经常对妻子发火的人，他内心的痛苦来自性格上的自卑和家庭关系的不成熟。在具体的治疗时，要分析来访者的性格特征和内心的痛苦，并把他的实际体验及时反馈给妻子，争得妻子对他的理解和支持。同时，让来访者学会体验换位思考，当遇到问题的时候，先进行一定的控制和思考，让来访者学会体谅和关心别人，治疗的时候运用了格言“事不三思终有悔，人能百忍自无忧”和“不轻易发怒的人，胜过勇士；治服自己心灵的人，比夺取一座城市的人还强”，这里主要是让来访者理解发火带来的痛苦，增加其改变自己的决心和勇气。

第四节　心理辅导中如何运用格言

好的格言可以指导人们的行为和改变人们既往的认知，在心理辅导过程中结合来访者的实际问题和治疗时机，恰当地运用格言可以收到很好的治疗效果。在运用格言的时候，可以收到以下效果：

1. 用来指点病人的心理问题。因为有时候来访者对自己的问题，只体会到了痛苦，而不能认识到问题的实质。格言有时候可以帮助人们认识自己问题的实质，例如“瓜田不纳履，李下不正冠”，就是通过实际的场景来告知人们，当遇到容易引起别人怀疑或者注意的时候，最好的应付方式就是控制自己的行为，这样就可能减少别人的误解。

2. 格言在心理辅导过程中，可以用来作为供给来访者解决心理问题的途径，帮助他们找到解决问题的方法。例如：“与其临渊羡鱼，不如退而结网”，就是指导人们采取适当的行为，来解决自己的问题。

格言的运用还有其他的心理辅导效果，但是在使用的时候也要根据来访者的实际情况进行选择，特别是来访者的受教育程度和性格特征，如果不加选择地盲目运用也不会收到预期的效果。

格言本身就是理智化产品，辅导上用的过多就变成太偏重“超我”焦点的辅导，辅导操作就变得太理智化，形成教化性的辅导对许多病人不合适，因此要配合实行焦点摆在“自我”与“原我”层次的辅导，供给所需的同理心，提供情感方面的支持。还有就是要注意格言与文化背景的相融性，就算是同一个社会，由于不同的社会阶级或者亚文化的差别，有些人对某些格言不熟悉，不容易发生共鸣的现象，因此不能滥用，要时而可止。社会文化在不断变迁，有些格言的适用性就受到限制。例如：“女子无才便是德”，这是封建社会对女人的过度控制，当今社会已经过世和被淘汰了。还有的格言已经不适合社会文化的需要，例如：过去说一个人对衣服的穿着可以用“新三年，旧三年，缝缝补补又三年”等。这显然已经与当今社会经济的发展和物质极大丰富的现实相背离，因此，已经不能再运用到实际生活中。完全不同的社会的人由于文化不相同，有些格言应用起来就没有相融性。譬如讲究谦虚的社会里说：“出头钉会挨打”，劝告不要过分表现个人的意见，要考虑群体间的关系，可是这样的话对于在鼓励个性张扬、人格独立的社会里，就会被解释为缺乏自我独立与表现的负性行为。

第七章 俗语在心理治疗中的应用

第一节 俗语的定义与本质及在心理治疗中的可用性

俗语是约定俗成、广泛流行的定型的语句，是人民群众在生活实践过程中创造的口头词汇。它的题材广泛，思想活泼，风格幽默，形式凝练，是人民群众世世代代集体经验和智慧的结晶，是一种极富表现力的形象化语言形式。俗语有多种称呼，如“直语”、“善语”、“俗说”、“谚语”等。俗语不同于格言。格言的作者常是历史上有名的人物，用来劝告人们如何待人接物，适应人生，含有教育与辅导性质，也是揭示社会向往的某种规律与理想，阐明某道理的言辞。从心理学的角度说来，表现“超我”的性质，含有道德感的味道。与此相比，俗语的作者不详，常是通俗人经由实际生活体验而来的智慧，表达适应现实所需要的警惕与应对的技巧，相比较道德感的色彩少一些，而是应对实际生活的要领。因此，可说是“自我”的表现，提示如何适应充满困难、风险与严酷的现实。

俗语跟格言相似，都是世代相传的意念，透过文化筛选而存留下来的价值观念，是文化产品。人们在交谈和沟通的过程中，常常用“俗话说……”，或者“常言道……”等，借用俗语来增加说服力或者解释事物的内涵和本质。因此，格言与俗语，都是民俗观念的表现，跟传统思想配合着，以不同的性质组成为文化产物，反映文化上的思维与价值观念。

在这里研究文化形式对我们的思想意识和行为方式的影响，以及人们为人处世的方式方法，可以说是一条必要的途径。俗语作为一种流行在人们口头的语言表达形式，它虽然不像格言那样能荣登大雅，但它却在文化的变迁衍生中经久不衰，代代相传，自有它不被湮灭的原因。俗语短小精悍，它包含了人们对真、善、美的向往，对假、恶、丑的憎恶，在人们的思想意识中占有很重要的地位。它就像潜在人们心底的火种，在适合的环境和条件下就会被点燃，从而萌发生活的激情。作为心理辅导者，在心理辅导上适时而恰当地应用这些语言，可以很好地帮助来访者认识他们自身的心理问题，可以说是一种具有特别效果的辅导技巧之一。所以心理辅导者就要对一些通俗而容易理解的俗语认真掌握并正确运用。在来访者困惑和痛苦时，恰当的俗语可以让他们心胸豁然开朗，人们不是常说："良言一句三冬暖"。正是辅导过程中治疗师恰到好处的一句良言，拨开了久埋在心底的迷雾，由此可见，俗语的力量之大。但是由于俗语来自民间，是人们对生活、生产经验的总结，并非所有的俗语都是积极的、健康的，例如有部分旧的俗语由于受剥削阶级思想的影响和小市民低级趣味的渗透，还有猥琐、庸俗、低级、迷信的一面，例如"贵易交，富易妻"，"有福之人人服侍，无福之人服侍人"。还有一些俗语，随着社会的发展已经失去了原有的意义，如"功名由命不由人"，在封建社会，人们把求取功名作为读书人唯一改变命运的途径，有了功名，才算是一个真正意义上的读书人，才有了幸福、快乐、财富，因此才会有范进因中举而发狂。另外还有"书中自有黄金屋，书中自有颜如玉"等都反映了俗语创造者和使用者思想上的腐朽愚昧。而且几乎已经无人使用，只能算作"死"的俗语，成为历史的沉积。在运用俗语过程中，我们应积极吸取其精华，剔除其糟粕，加以分辨地使用，才能让健康、美好，滋润、渗透心灵，从而形成完美的个性、健全的人格。

俗语多由本民族的材料或风格构成，不同的社会文化环境有不同的俗语，例如"和尚庙里借梳子"，在没有和尚的民族中间，显然是不能产生和存在的，也很难理解其内在的含义；“小卒子过河不回头”这句话本身是中国象棋的规则，借指一个人做事情开了头就不能够停下来，而要一直坚持到底，可是如果不了解中国象棋及其规则的话，是根本不会了解这句俗语的。

俗语在心理辅导过程中具有以下几点作用：

（1）恰当地运用俗语可以帮助来访者准确表达其内心的真实感受，有时候来访者可能受个体文化因素的影响或制约，难以十分准确地表达内心的情感体验，如有时候表现为述情障碍，这时候治疗师准确地运用俗语，并和来访者进行交流，可以使来访者确认是否表达了自己真实的内心感受，而和治疗师建立良好的治疗关系。如“瓜田不纳履，李下不整冠”就是对周围过于敏感的人，应该怎样控制自己的行为的表达方式。

（2）俗语可以帮助来访者提供解决问题的方法，增加来访者治疗的依从性，如“良药苦口利于病，忠言逆耳利于行”就是指导我们在治疗疾病的时候，必须有接受苦药的现实，对于那些需要咨询的来访者来说，听得进咨询师对自己深层次的心理问题的剖析，不讳疾忌医，才能收到良好的治疗效果。

（3）俗语可以帮助患者正确转变认知，改变行为方向，从而摆脱苦恼。在劝解那些恋爱过程中为了实现个人单方面的愿望，而采取一些不恰当的外在力量来争取得到婚姻关系时，适时的一句俗语“强扭的瓜不甜”，来访者结合自己的内心感受必会产生心灵触动，产生真实可信的心理体验，从而做出正确的选择。我们结合心理治疗的具体要求，把在心理治疗过程中常用的俗语进行分类和总结，以便我们在实际工作中加以运用，增加实际的治疗效果。

第二节　心理治疗过程中可运用的俗语

我国常用的俗语至少有几千条，表达的意思丰富多彩，有些是人们日常生活的总结和概括，有的是反映人们的内心情感和体验，有的抓住了事物的本质等。我们结合心理治疗的实际需要，把中国常用的俗语给予简单的分类和举例，便于我们在心理辅导过程中适时适机的运用，从而起到事半功倍的疗效（邱崇丙，20003；魏浩云，2005）。

一、关于人生时间

1. 花有重开日，人无再少年。意思是说逝去的青春，永远随着时间而流走，我们的青春也永不再来。谁也无法活到以前的某一天，重新去选择。过去的成为沉痛的教训！时间正在我们手中！你该合着手掌，握紧拳，紧紧地抓住它，它就是你的，就能为你而服务，你轻轻的押着手臂，握着双肩，它就会像一阵烟随风而去，决不为你留恋。切记，时间就是生命，生命就是时间，对于时常活在懊悔中的来访者来说，与其去嗟叹在以往的岁月里做错或没做的事，不如珍惜眼前，努力自从今日始，鼓励他们做了总比不做强，让痛悔陪伴到老不如让有意义的事情充满你的一生。

2. 人生一世，草生一秋。意思是人生在世就像草木一样，经历了一定季节变化就要结束自己的人生，主要是劝告人们不要过于追求外在的物欲。

3. 前三十年睡不醒，后三十年睡不着。是说一个人随着年龄的变化，睡眠的需求也会自然发生变化，人要学会理解和适应这种变化。

4. 三岁看小，七岁看老。三岁就可以看出来一个小孩的性格，七岁就能够看出来成年后一生的性格。主要是说明个性发育是从小时候就开始的，要引起注意。

5. 海水知深浅，人心难思量。意思是说人的内心难以把握，提示人们在人际交往中要注意防止上当受骗，不能让认知只停留在事物的表面，应该深入了解相交的人的人品、性格，朋友之间要相互尊重，为自己的隐私保密，对于一些别有用心的人来说，毫无设防往往是使自己受伤的利器，受伤的也尽是那些坦诚的近乎于无知的人，常用于对初入社会的人的告诫。

6. **画龙画虎难画骨，知人知面不知心。**和上句话的意思相近，是说对人的了解需要一个过程，不能只看事物的表面现象，事物的本质很难一下子看出来。

7. **死了的儿是乖的。**对失去的感到惋惜，而存在的又不知道珍惜。人们常说失去才知真价值，没有得到的留在记忆深处都是最好的，就如同人们都知道健康的重要，可是常常见到锻炼身体的都是那些失去健康的人和即将失去健康而恐慌的老年人，那些如日中天的中年和青年人，何曾见到健身的身影。

8. **心有余而力不足。**有此心愿，只是力量有限。是说一个人对某件事情无能为力的状态。就健康来说，很多处于亚健康状态的中、青年人都为自己找了很合适的理由，是的，家庭、事业种种压力压得这类人群喘不过气来，透支健康，透支心理承受能力，于是，近些年来听到的是某某人英年早逝，某某人不堪生活重负或心理压力而跳楼身亡，这些真实的情况提示我们，身心健康就是人生命的阳光。

9. **眼不见，心不烦。**看不见也就算了，不操心。说一个人在处理比较棘手的问题的时候所持的一种回避态度。回避是人生的消极态度，暂时的逃避并不等于问题不存在了，没有解决的问题永远是横亘在心中的一条沟壑，只有填平它，才能平稳地越过，才能看到那边的风景，心胸才会开阔。

10. **一日不见，如隔三秋。**三秋，指秋季三个月，也可以解释为三年。意思是说一日不相见，就好像很长时间没有看到一样，是说两个人感情深厚，刚分开一天时间，就感觉好像三年一样那么长。

11. **人非草木，孰能无情。**人有情感，不能无动于衷。与人在日常生活相处的过程中只要彼此真诚，就可以结下真挚、深厚的感情，即使有一方在结交过程中起初抱着设防的心理，没有激情的回应，但只要你的心底无私，真情相待，最后往往会赢得纯真的感情和友谊。

二、关于婚姻及人际关系

1. **贫贱之交不可忘，糟糠之妻不下堂。**这句话是说一个人在最困难的时候，帮助过你的朋友不能忘记，同样，共患难的夫妻不能抛弃，意思教人不要忘记过去，不要忘本，要讲良心和道德。人们常说“同甘苦，共患难”，然而，当今社会人心浮躁，有人篡改了这句话的真实内涵，变成了朋友、夫妻只能同甘，不能共苦，人们在财色面前迷失了自我，迷失了本性，酿造了许多人间悲剧。

2. **强扭的瓜不甜。**凡事要自愿，强迫命令往往不会有好结果，多指婚姻方面，违背个人意愿，就不要相互勉强。为了某种目的或某种利益，强加于人的感情是虚伪的，有违人伦的，当今社会强调感情至上，个性解放，但是在婚姻问题上，仍然有“强扭的瓜”成为人们终生的遗憾。

3. **有缘千里来相会，无缘对面不相逢。**这句话是说婚姻能否成功，不在两个人之间偖大距离的远近，关键是看两个人是否合得来，有无感情基础和缘分。尤其是现代社会，交通信息异常方便，使得地球已经近似于一个村庄，人们的姻缘很少再受地域和距离的限制，只要是两个人有着共同的情感基础，就可以“千里姻缘一线牵”。

4. **情人眼里出西施。**西施是春秋时期的美女，意思是说在有情人眼中，心爱的人个个“赛西施，胜貂蝉”，美与丑并没有绝对的标准，只要有感情就会觉得美。这是说明我们人类的认知和自身的情感有关。

5. **打虎亲兄弟，上阵父子兵。**意思是说当和外人发生矛盾的时候，血缘关系重于其他关系，在遇到困难的时候，家庭成员之间要注意相互帮助。

6. **儿不嫌母丑，狗不嫌家贫。**这句还是说儿子不应该嫌弃母亲，如果“儿嫌母丑”，那么这个儿子一定是逆子；“嫌家贫”的狗一定会成为流浪狗或疯狗。常用于教育人们无论母亲多么贫穷都不应该忘记自己的母亲。

7. 儿孙自有儿孙福，莫为儿孙作马牛。意思是说为人父母者总是忍不住操心自己的儿女，回头看看每个人走过的路，只有自己学会了生活和闯荡，才能够立足于社会，每个人的潜能才能够发挥出来。可是作为父母，总是想做好自己的一切，为子女创造优越的条件，当发现自己不能为子女创造好条件或者生病等因素给子女带来麻烦的时候，常会内疚和不安，并总是把责任追究到自己的身上，而痛苦不安。

8. 儿行千里母担忧。儿子不论走多远，妈妈总是放心不下。是说人们的血缘关系不会随着距离的遥远而淡化。

9. 儿子是自己的好，老婆是别人的好。这句话是在日常的生活过程中，由于内心的亲情和认知的差别，很容易产生一些带有偏见的认知，往往容易只从自己的角度看问题，这样容易顾此失彼而陷入情感的困惑之中。

10. 家丑不可外扬。内部矛盾尽量不给外人暴露，以免人家笑话。“家和万事兴。”这是中国儒家思想的一种典型思想，一切家庭矛盾和纠纷都要围绕着“和”这样一种状态来进行，这种思想对控制家庭成员之间的矛盾不扩大和外传，对维持家庭成员之间良好的关系非常有用。

11. 龙生龙，凤生凤，老鼠生儿会打洞。是说任何事务都有内在的天性，是不以人的意志为转移的，我们在看人看事的时候，不要忽略其内在的本性，因为这些东西是很难因为外在条件的改变而变化的。

12. 千顷地，一棵苗。是说事物的珍贵，大家会自觉和不自觉地加以保护和珍惜，常用于解释对独生子女的过分娇惯和宠爱。

13. 清官难断家务事。是说家庭成员之间的亲情关系和利益关系错综复杂，任何外在的力量和判断都难以保证公平和正确，提示人们要善于接受和处理家庭矛盾，这些矛盾没有一个固定的模式。

14. 望子成龙，望女成凤。每个父母都希望自己的子女成才，光宗耀祖，飞黄腾达，但是这是不可能的，因为机会总是有限的，不可能每个人都会得到，提示人们应该努力发展自己。

15. 一年土，二年洋，三年不认爹和娘。是说外界的条件改变了，人的价值观念及人生目标都会发生变化。

16. 有其父，必有其子。是通过家庭里父亲的言行来进一步推断在其教导下成长起来的孩子的品质和行为，也说明父母对孩子的影响。

17. 知子莫若父（母）。意思是说对孩子的了解和认识没有比他自己的父亲（或母亲）更了解了。

18. 别人的肉贴不到自己身上。不属于自己的不可靠。告诫人们外在的东西不能强加在自己身上，只有自己内在的本领和技能才能为自己服务。

19. 断了骨头连着筋。指血缘之间的关系密切，即使表面上的隔离或疏远，但内心还是息息相通的，两者之间不可能完全割断。

20. 酒逢知己千杯少，话不投机半句多。与知心朋友在一起是一种乐趣，如果两个人关系很好，那么即使喝上千杯酒也不觉得多，如果两个人话说不到一起，既是半句也觉得很多。是说人际交往过程中两个人之间相互的认知决定了交往过程中情感的好坏。

21. 亲兄弟，明算账。虽是近亲，经济上也要分清，经济上不分清，时间长了就会影响两人之间的情感和关系。

22. 远亲不如近邻。意思是说要在日常生活的交往中注意搞好邻里之间的关系，因为当一方遇到困难的时候，邻里之间的相互帮助和支持非常方便，甚至比自己远在外地的亲戚还重要。这句话强调人际关系的重要性。

23. 张家长，李家短，或东家长，西家短。是说有的人在平时总是喜欢说长道短，挑拨邻居关系或者制造是非，这是日常生活中应该避讳的。

24. 人情留一线，日后好相见。意思是说在人际交往过程中不要过分暴露矛盾冲突，相互之间要保留一定的面子，为今后的相见留下余地。

25. 一人难称百人意。意思是说在解决矛盾或问题的时候，很难让所有的人都满意，因为每个人的思想感情或看问题的角度都不一样，认识到这一点就能够正确接受现实生活中的不同意见。

26. 冤仇宜解不宜结。意思是说结仇没有好处，建议人们面对仇人要尽量相互谅解，不要相互报复增加矛盾，这是指导人们解决矛盾和人际交往的良好准则。

27. 一没有杀父之仇，二没有夺妻之恨。意思是说各种矛盾都不应该过于放大，我们在人际交往过程中要淡化矛盾。

三、关于疾病及其治疗

1. 病来如山倒，病去如抽丝。此句话意思是说得病很快，治病却需要很长时间。常用于安慰病人要耐心接受医生的治疗，对于治疗效果不能操之过急。实际上我们在临床上经常看到有的患者对治疗要求迅速见效，或者不安心治疗。

2. 吃五谷杂粮，谁能没有病。意思是说人生有病是很正常的现象，我们必须接受疾病的痛苦折磨，这是在每个人身上都可能发生的事情。

3. 七十不留宿，八十不留饭。意思是说老年人不易在外面食宿，因为随着年龄的增加，各种身体的意外发生的机会增加，不在外面食宿是为了避免发生意外。

4. 心病还得心药治。心理上的事情只能从心理上去消除，别的药物无法医治。是告诉我们处理问题的时候要抓住主要矛盾，从根本上解决问题。

四、关于个人奋斗

1. 好男不吃分时饭，好女不穿嫁时衣。意思是说真正有能力和奋斗精神的子女，不是靠上一代父母留给自己的家业来生活的，只要有勤劳智慧的双手，就可以凭借自己的能力创造美好的生活。

2. **吃不穷，穿不穷，计划不到常受穷。**意思是说平时生活上，要善于计划，如果计划不好，就很容易遭受挫折和失败，告诫人们做事情要有圆满的计划。

3. **饭来张口，衣来伸手。**说明一个人生活条件的优越和物质待遇的丰富，常常用来说明一个人由于生活条件的优越而不知道奋斗的艰辛和困苦。

4. **靠山吃山，靠水吃水。**意思是说靠着天然的资源来寻找生活的出路。告诉我们要学会充分利用天然的资源和条件，打造美好的生活，而不要盲目模仿一些不切合实际的做法。

5. **老天爷饿不死瞎眼的雀儿。**是说任何不利的自然条件下都有生存的可能性，是引导人们只要想办法，总是可以解决一切困难的。

6. **爹死娘嫁人，个人顾个人。**指人际关系的冷漠和无情，是提醒我们在实际的生活中不要任何事情都完全靠别人的帮助和支持，要注意锻炼自己独立生活的能力。

7. **个人自扫门前雪，莫管他人瓦上霜。**是说一个人在遇到困难的时候只管解决自己的困难，而不管他人的困难和痛苦，是说一个人过于考虑自己的得失，而缺乏全局观念。

8. **人挪活，树挪死。**是说人会随着外界条件的变化而发生改变，不要总是固定在一个思维模式或外在条件之下，要学会转变自己的认识和客观条件。

9. **命该有时总须有，命里无时莫强求。**意思是说一切事情的发生或结果都是上天安排好的，不能去勉强改变，即使强行改变了也不一定会成功。这句话是唯心主义的观点，可是在心理治疗过程中可以帮助来访者摆脱外在不幸的遭遇和挫折，或者坦然接受一切客观事实。

五、关于生活挫折及处理方法

1. 君子报仇，十年不晚。意思是说面对挫折或不幸，不要硬拼或强行解决，要善于等待时机，抓住机会。是告诫人们注重解决问题的方式方法，为遇到困难强烈要求解决的人们的行为提供指导。

2. 人害人不死，天害人难活。意思是说人为的因素很难置人于死地，而命运的因素往往可以决定事物的将来和结果。这句话也是唯心主义的观点，可是在解决人们面对生活中的不幸遭遇的心理困苦的时候，常有利于当事人接受不能改变的现实，并把这些现实情况的因素归因为外界，进而减少内心冲突和痛苦。

3. 身在福中不知福。意思是一个人对所生存的外在条件没有一个客观的评价和感受，产生错误的认知和情绪体验。

4. 天有不测风云，人有旦夕祸福。福祸难以预料，多指不幸的事情难以预料。人生中的挫折和失败，或者说应激相关事件的发生是随时可能会出现的，我们每个人都应该有思想准备面对这些情况，否则，当我们突然面对一个意外的事件的时候就会束手无策，难以应付。

5. 只有享不了的福，没有受不了的罪。指人有面对挫折和失败的潜能，只要我们敢于勇敢地面对，就一定能够战胜它们，相反生活安逸的时候却容易出现意外。

6. 在家靠父母，出门靠朋友。意思是说出门做事离不开朋友的帮助和支持。这是建立在人际关系基础上的问题解决方法，好的人际支持和帮助才能解决一切困难。

7. 在家千日好，出门一时难。意思是在家里一切条件都很方便，出门在外有可能遇到各种困难，是告诫人们当你外出的时候，要提前做好面对困难的准备。

8. 除去一死无大难，人到要饭不再穷。表明苦难穷困已经到头，再没有什么顾虑了。这是告诉人们人生最大的困难就是死亡，除此以外没有大不了的事；人生最穷的时候也不过是要饭，这句话主要的意思是劝导人们不要把困难和贫穷看的很大，只要在心理上淡化这些遭遇和危机，就能够很好地战胜它们。

9. 财去身安乐。意思是说花了钱免得有人算计，心理上也得到了平衡。是告诉人们有时候我们失去的是财产，可是我们应该在心理上收获安慰和平静，这是劝告人们面对失财的痛苦的时候的解脱方法。

10. 人为财死，鸟为食亡。意思是说，一个人追求财富是正常的，但不应该过分贪财。就像鸟儿一样为了食物而被困扰或陷入危险境界，警示人们不要为财而丧命。

11. 生不带来，死不带去。是说一切外在的权力和财产都不是与生俱来的，也不会到生命结束的时候带走。意思是告诫人们在生活中要淡化物欲的追求，享受精神的愉悦。

12. 百里不同风，千里不同俗。意思是说由于地域的差别，各地的风俗人情都不相同，所以每个人的认知也会不一样，告诉人们不要用固定的眼光看待周围的一切。

六、关于心态和认知

1. 这山望着那山高。站在山坡上，看别的山顶，总觉得高。意思是说我们在日常生活中总是看到周围人比我们自己好的一面，而羡慕不已，甚至产生见异思迁的想法，这是不正确的，主要的问题是我们看问题错误的认知造成的。

2. 气人有，笑人贫。这是一种社会心态，嫉妒好的，嘲笑差的。对待不同的事物，用不同的态度，结果必然产生不同的感受和结果，告诫人们在人际交往中要保持良好的公平心态看待周围的一切。

3. 骑马撞不见亲家，骑牛撞到亲家。指体面时别人不知道，难堪时让人碰见，这句话是说我们生活中难免遇到难堪的时候。要正确对待这些问题。

4. 人有脸，树有皮。其反义是人怕没脸，树怕没皮。意思是说人要保持羞耻之心，否则就像树没有皮一样难以生存和发展了。也是告诫人们做人要有基本的尊严。

5. 聋子不怕惊雷响。是说当一个人对外界事物不能正确做出反应的时候，对其结果也就不在乎了，是让人们在面对挫折和失败的时候，转换看待问题的认知角度，就能够调整好个人的心态。

6. 死猪不怕开水烫。意思是说一个人面对困难的时候，要是什么都不顾及的话，就要耍无赖，你怎么处置都可以，也是指出人们应付外界事物和挫折的一种方式或方法。

7. 想过河又怕湿了脚。是说一个人做决定的时候犹豫不决的那种状态和思想。意思是提示人们在两难选择的时候，不能瞻前顾后，要当机立断。

8. 既有今日，何必当初。意思是说结果不好，当初不该那样做，也是告诉人们不要后悔以前的决定，因为那些都是不可能再回过头的。

9. 娘要嫁人，天要下雨。这句话意思是说这些都是不遂个人意愿能够改变的客观规律，既然事情的发展我们无可奈何，就只有任它去吧。

10. 早知要尿炕，一宿不睡觉。意思是说没有预料到事情的不好的结果会出现，表示有所后悔。以此来提示人们在面对不好的结果的时候不要相互埋怨。

11. 手中有粮，心中不慌。是说任何事情只要提前做好充分的准备工作，在遇到困难的时候就能够坦然面对。

12. 心静自然凉。心胸开阔可以不受外界的干扰，意思是不受外界因素的干扰和影响，一切就能够冷静对待和处理。

13. 大风吹倒梧桐树，自由旁人说短长。意思是说任何事情的是非曲直都会有旁观者公平评判，不需要你自己去追究或者解释，是非自有公道。是告诫人们不要为一些不公平的事情而自寻烦恼。

14. 当着矮子别说短话。是说在人际交往过程中应注意回避谈论与别人的缺陷或不足相关的话题，以免引起多心和不愉快，影响人际关系。

15. 刀子嘴，豆腐心。常用来向周围人解释自己的言行是说话厉害，而心里面很软或者很善良，实际上是对人际交往中不良人际关系的解释和托词。

16. 公说公有理，婆说婆有理。是说每个人在看待问题的时候，都会从自己的角度思考，有时候很难判断谁对谁错。

17. 甜言美语三冬暖，恶语伤人六月寒。意思是说话的方式不同，产生的效果也截然不同，提示人们在交往过程中注意说话的方式，尽量不要伤害别人。

18. 话不要说死，路不要走绝。意思是说各种情况都是在不断变化的，做任何事情的时候都要给自己留有余地，以免到时候感到束手无策。特别是在人际交往过程中，人与人之间的关系也不是一成不变的，今天的朋友，到明天可能会成为竞争对手，而昨天的敌人可能由于有了共同的敌人而相互利用或合作。

19. 良药苦口利于病，忠言逆耳利于行。意思是说对人具有教育意义的话，可能听起来不是很顺耳，却是非常有用的；而对疾病治疗有效的药物，吃起来可能是苦的。意思是告诫人们不要贪图眼前的临时感受，要关注事情的长远效果。

20. 君子不开口，神仙猜不透。意思是说当你还没有对问题看清楚之前，暂时不要轻易说话，这样别人就猜不透你的观点或态度。

21. 海枯终见底，人死不知心。意思是说人心难测，提示我们在人际交往的过程中，对人要留有一定的余地，不可过分相信别人。

22. 木匠斧子一面砍。木匠的斧头是一面开刃，在砍木头的时候常常是只往一面砍，借指思想片面，讲话一面理，不能顾及事物的两重性。

23. 谁人背后没人说，谁人背后不说人。意思是说议论人是普遍情况，每个人背后都会有人议论，每个人也都有议论别人的时候，是告诫我们不要过分在意别人的议论。对有些神经过敏的人来说，常常过分关注周围其他人的议论和评价，影响个人的情绪和心情。

七、关于情绪表达的描述

1. **不说不笑不热闹。**指闲时有说有笑，心情愉快。提示我们在工作和生活过程中不能过于严肃和紧张，要尽量制造一个轻松愉快的环境，保持良好的状态。

2. **今日有酒今日醉。**只顾眼前一时的痛快，不顾其他。这是一种消极的处世方式，但是，当我们面对无法改变的情景或遭遇的时候，我们不得不采用这种方式来缓解我们内心的紧张和焦虑。

3. **人逢喜事精神爽。**遇到好事，心情舒畅，喜形于色。是说当我们面对良性刺激的时候，精神状态的一种表现。

4. **男儿有泪不轻弹。**是说男儿应该刚强，不轻易流泪。这是中国社会文化对于男子的要求。男子在生活和工作中要有坚强的意志和顽强不息的精神，不能够随便气馁和颓废。另一方面，当男子受到挫折和失败的时候，这种要求就会影响情绪的表达和排泄，反而容易导致情绪的躯体化和转移。

5. **听评书掉泪，替古人担忧。**借指没有必要的担忧。意思是说在我们的生活中有的担忧是没有必要的，往往一些神经症患者就有对生活中的一些小事过度担忧和害怕的特征，实际上这是一种没有必要的过度紧张。

6. **眼泪是女人的武器。**妇女流泪，容易让人心软，可以保护自己，避免伤害。也是告诉我们在生活过程中注意认识妇女的眼泪。有时候别人一哭好像自己就胜利了。

7. **不如意事常八九，可与人言无二三。**是说生活中如意的事情不多。意思是提示我们每个人的生活和工作不可能是一帆风顺的，都会遇到这样或那样的矛盾，我们不要在任何时候都充分暴露矛盾，因为，这样过度的暴露有时候会被别人利用。

8. 天下本无事，庸人自扰之。平庸的人常常无事烦恼，惊扰不安。意思是说有的人是自寻烦恼，特别是对一些神经质的人，常为一些没有必要的事情担忧害怕。

八、关于智慧的描述

1. 三个臭皮匠，胜过一个诸葛亮。意思是说群众的智慧和创造力是伟大的。在工作过程中要充分发挥每一个人的特长和优势，毕竟人多了智慧就会多。

2. 三天打鱼，两天晒网。做事断断续续，敷衍了事，缺乏恒心，最终得不到好的结果。

3. 东西越传越少，话越传越多。是说社会上的一种现象，传递物品容易被人截留，传话容易被人添枝加叶。

九、关于教育和学习

1. 严师出高徒。学生名师有成就，师父要求严格，能培养出高材生，意思是说只有对严格要求，才有可能培育出有能力的人才，如果不严格要求，很容易出现懒惰情绪。

2. 十年树木，百年树人。意思是说一个人的成长需要长远的培养，不能够只看眼前的一时，要看将来的发展。

3. 树不砍，不成材。主要是指人的成长过程中要经受不同的修炼和忍受一定的痛苦，才能取得超人的本领，成为有用之才。

4. 与君一席话，胜读十年书。是说在与人交谈的过程中受到启发，常用来赞美或恭维交谈之人的学识。

5. 少壮不努力，老大徒伤悲。青少年时期不努力学习，没有一定的本领，将来到了老年就会觉得悲伤，但是已经来不及了。常用来教育青年学生要珍惜美好时光好好学习。

6. 师傅领进门，修行在个人。师傅只能引导，学习钻研要靠个人的努力奋斗，不能够遇到任何困难都靠师傅。意思是让个人在工作中培养自己独立思考和解决问题的能力。

7. 书到用时方恨少。意思是说当我们需要解决实际问题的时候，才体会到个人的知识不够，觉得读书太少了。是教育我们在平时要多读书。

8. 学好三年，学坏三天。是说学好不容易，学坏很容易。教育我们在平时学好需要很多时间和精力，而学坏往往是很容易的事情。

9. 常在河边走，哪有不湿鞋。意思是说在某种环境里生活久了，或者工作久了，难免会出现一些差错或受到影响，强调环境因素对个人行为的影响。

10. 浪子回头金不换。是说当一个人能够反省觉悟的时候，比任何东西都宝贵，因为他可能会发挥很大的潜力和能量，取得意想不到的成就，主要是告诫那些失足的青年人，不要气馁，要勇于面对现实，争取最好的结果。

11. 满瓶不响，半瓶咣当。这是借用瓶子里水的多少产生的声音效果来比喻一个人知识的多少与涵养，常常是一知半解的人容易夸夸其谈，而真正有知识有能力的人，却不怎么喜欢表现自己。

12. 人贵有自知之明。人应该对自己有清醒的认识，不要有非分之想，实际上人能做到这一点是很难的，因为贵人是很少的，我们大部分人都还是平庸之辈。

十、对实践重要性的描述

1. 百闻不如一见。意思是说听一百遍也不如看一遍，强调做事情的时候实践的重要性。

2. 吃别人嚼过的馍不香。意思是说简单重复别人的行为没有意思，收获也不会很大。主要是让人们在生活和工作中要有创新和实干精神。

3. 不经一事，不长一智。是说社会实践过程中的失败是在所难免的，只是我们要很好地接受教训，增加经验积累，就能够有很好的发展和创造。

4. **抱大的孩子不会走。**是说一个缺乏锻炼的人是很难学会独立自主的，也难以应付实践过程中的挫折和失败。

5. **不受苦中苦，难为人上人。**是说不经历艰难困苦，得不到成功和荣誉。是告诉我们在个人奋斗过程中要做好吃苦的打算，才有可能将来取得较大的成绩，成为别人羡慕的对象。

6. **工夫不负有心人。**是说只要我们下工夫去做事情，就有可能取得好结果。

7. **要想台前显贵，必须后台受罪。**是说人前的成功来自人后的刻苦努力，告诉我们只有在背后下工夫，才有可能取得成绩，换来周围人的赞扬和羡慕。

8. **穿衣戴帽各有所好。**是说每个人都有自己的兴趣和爱好，个人的兴趣爱好不同，不一定要求大家都一样，应该接受不同风格的表现。

9. **大事清楚，小事糊涂。**是说对待大事要认真，一丝不苟，对待小事，可以马马虎虎，不要斤斤计较。这是说一个人的处事风格，不能千篇一律，死板教条，要有灵活机动性。

10. **当局者迷，旁观者清。**是说人在处理事务的时候，如果和自身的利益有关很容易迷失。而对于旁观者，由于没有切身利益，常容易比较冷静地看待全局。

11. **人眼是秤，人心是镜。**意思是说大家衡量事物的好坏，每个人内心都有自己的标准，判断是非曲直，不是某一个人可以左右和决定的。

12. **前有车，后有辙。**意思是说在对待类似问题的时候可以借鉴或模仿前人走过的路。

13. **一朝被蛇咬，十年怕井绳。**是说一个人在某件事情上遇到过挫折和失败的时候，再次遇到同类的事情就会想起以前的教训，感到紧张和害怕。也说明上次教训的深刻。

十一、对于个人品质和性格的描述

1. **江山易改，本性难移。**强调一个人的性格难以轻易改变。

2. **金无足赤，人无完人。**是说每个人都难免有这样或那样的缺点或不足，不可能十全十美，因此，我们在与人相处的过程中要学会宽容，不要抓住别人的缺点不放。

3. **路遥知马力，日久见人心。**是说经过长期的相处和交往才能够看出一个人的本质和风格，短期的相处不容易看出真相。一个人良好的品德要经过时间的考验。

4. **善有善报，恶有恶报。**这本是佛教用语，常借指做好事做坏事将来都会得到报应的，实际上是鼓励人多做好事，少做坏事。

5. **以小人之心，度君子之腹。**是说用不好的心态猜测好人的心态，这是一种人际交往中一种不好的行为和态度。

6. **忠孝不能两全。**意思是在为国尽忠和为父母尽孝两者之间常有矛盾，借指公私难以兼顾。常用于赞扬那些为了工作而放弃家庭生活的人们。

7. **饿死事小，失节事大。**这是封建社会束缚妇女行为的一句话，常用来教育和鞭策那些不为一时的私欲而牺牲名节的妇女。

8. **人争一口气，佛争一炷香。**是说人际交往过程中，每个人要顾及自己的脸面，常用来教育那些遇到困难或挫折的人要有坚强的意志和毅力，去克服困难，取得最后的胜利。

9. **宰相肚里能撑船。**是说一个人能够宽宏大量，接受很多生活中的不同意见，而不影响工作和心情，常用来说明一个人的胸怀宽广。

10. **饿死不做贼，屈死不告状。**意思是说能忍耐的就要尽量忍耐，不要轻易暴露矛盾，因为旧社会告状是件很难的事情。

11. **有毒的不吃，犯法的不做。**是说一个人行为要谨慎和自爱，不要触犯法律，这是中国传统儒家中庸思想的体现。

12. **只要自己拿的正，哪管和尚尼姑共板凳。**是说一个人行为端正，不受诱惑，就不会发生不正当的关系，特别是对一些党员干部，在反腐倡廉的今天，在面对各种外界的诱惑的时候，要严格把握好自己。

13. 人心不足蛇吞象。这句话是形象的描述一个人的贪欲是多么的大，一般不能够得到满足的。

14. 不怕虎生三只眼，只怕人怀两颗心。意思是说敌人厉害并不可怕，可怕的是自己的人不团结，互相猜疑，这样就不能做好任何事情了。

15. 狗改不了吃屎。是说任何动物的本性是不容易改变的，常提示人们交往过程中注意观察别人以前的行为和个性，不要被眼前的假象所迷惑。

16. 狼走千里吃肉，狗走千里吃屎。意思是说动物的本性不会由于外在的条件改变而发生变化，常用于指外界环境条件不能完全决定一个人的成败。

17. 新娘进了房，媒人扔过墙。是说一个人达到目的后就抛弃曾经帮助过自己的人了，常用于指责那些成功后就忘了帮助过自己人的人。

18. 一窝狐狸不嫌骚。一群臭味相投的人混在一起，相互之间谁也看不到谁的缺点，互相利用。

19. 口上仁义道德，心里男盗女娼。一个人说得冠冕堂皇，内心道德败坏，常用于指那些伪君子。

20. 又想当婊子，又要立牌坊。是指一个人又要争取荣誉，又想做坏事，常指那些进退两难的人，不能选择自己的目标。

21. 冻死迎风站，饿死不弯腰。是说一个人不因为外界的条件而屈服，说明自己坚强的意志和顽强的个性特征。

22. 小卒子过河不回头。是说一旦作出了决定，就不要想退路了，常用来指一个人的行为的不可逆性。

23. 墙头草，随风倒。指没有主见，容易受外界因素的影响而动摇不定。

24. 心急吃不得热豆腐。是说一个人做事缺乏耐心，要求太迫切，往往不能达到目的。

十二、关于工作及个人奋斗

1. 尽人事，听天命。是说做事情尽力而为，一切都不过分追求，这样在遇到挫折和失败的时候才不会觉得痛苦失落。

2. 谋事在人，成事在天。做事尽主观努力，成不成还要看客观条件。

3. 求人不如求己。是说做事情主要靠自己的能力，不能依赖别人。

4. 新来的媳妇三天新。刚到一个新地方总会积极一些，时间一长就会逐渐疲沓。

5. 占着茅坑不拉屎。占住位置，不做工作，反而妨碍别人。主要是说有的人在一定的岗位上，却不能尽职尽责，反而影响别人的发展和工作。

6. 种了别人的地，荒了自家的田。意思是说自己该做的事情没有做，反而干涉别人的事。常指一个人忙忙碌碌但是抓不到主要矛盾，影响事情的进展。

7. 吃哪庙里的饭，撞哪庙的钟。是说靠谁生活就为谁服务。

8. 此处不留人，自有留人处。在一个地方待不下去了，可以到别的地方继续工作，心里也不在乎。实际上是一个人逃避现实化解矛盾的方式。

9. 端人家碗，受人家管。是说一个人在经济上依赖别人，被别人控制着。实际上是对个人行为的一种约束和控制。

10. 干一行，爱一行。是说一个人干什么都要钻研下去，培养自己的兴趣，只有这样才能够做出一些贡献。

11. 隔行如隔山。是说一个专业不了解另外一个专业的情况，不能够盲目去指挥或者参与。告诉我们遇事要谦虚，才能够少走弯路。

12. 同行是冤家。是说从事同一个行业的都会相互竞争，并且互相不利，常告诫人们在竞争的时候要注意提防同行。

13. 比上不足，比下有余。意思是说比好的比不上，比差的还不错，人遇到事情时，有一种不自觉向上攀比的心理，这句话提示人们还应该向下比较，这样才能保持心里的平衡。

14. 别人骑马我骑驴，后面还有拉车的。和“比上不足，比下有余”是一个意思，说明个人既不先进，也不落后，是儒家中庸思想的表露。

15. 夜里想得千条路，早上起来还得磨豆腐。是说一个人不能改变外在环境，你可以有很多想法，但是客观环境是不能够靠自己一个人去改变的。常在咨询中告诫人们要学会适应环境，而不要怨天尤人。

16. 在人屋檐下，怎敢不低头。是说一个人面对外界客观环境，要能够屈服于外界可观环境。

17. 过了这个村，就没有这个店。意思是抓住机遇，不要错过机会，一旦错过了机遇，一切事情就可能发生变化。

18. 早起的鸟有虫吃。是说如果比别人更加勤奋，就可能抓住更多的机会和利益。是对个人奋斗的良好建议。

19. 正瞌睡给个枕头。是说正需要的时候，机会就来了。很容易让人抓住机会，取得成功。

十三、关于职业岗位的描述

1. 火车跑得快，全靠头来带。意思是说领导责任重大。

2. 家有千口，主事一人。意思是说不管人有多少意见或建议，只有听从一个人的指挥，才有可能做好事情，否则，天下就会大乱。

3. 新官上任三把火。是说新的领导上任后，会有点热情，但是不会长久。

4. 一朝天子，一朝臣。指领导之间的矛盾和斗争，每个人都有一批人马，当一个领导调换的时候，会有一班人马的调整和更换，常常可以用于那些在官场失意的人们接受现实和适应领导岗位的调换的状态。

5. 不犯王法不怕官。只要身正，不触犯法律就会无所畏惧，对任何审查都不会感到心慌和紧张。

6. 朝中有人好做官。是指一个人在领导岗位上要有后台和靠山，否则很容易被别人找出问题或错误，这也是中国裙带关系的真实写照。

7. 官大一级压死人。是说在领导岗位上的行政手段的规则，也常常用来说明领导之间的矛盾。

8. 县官不如现管。是说官大不一定直接管辖，对直接领导必须服从，不然，任何事情也不能完成。

9. 一个槽上不能拴两个叫驴。是说工作过程中两个人矛盾激烈，但又势均力敌，不能够一方屈服于另一方。强调工作中人际关系紧张导致的矛盾冲突，常建议人们正确认识这种状态，摆好自己的心态和工作方式，处理好周围的关系。

10. 不当家不知柴米贵。原指主持家务看起来容易，实际上相当麻烦。常用来说明生活中的具体细节很多，没有实际的实践经验不能够体会当家的难处。

11. 人多心不齐。是说众人意见不一致，大家应该相互体谅和理解，如果不组织好就容易产生这样那样的问题。

12. 水泼不进，针扎不进。是说一个人思想固执，不接受任何新潮的思想，或者说生活在一个与外界隔绝的环境中，常说一个人过分的顽固。

13. 小事不愿管，大事管不了。是说一个人大事小事都不做，只是混日子，多用来说明一个人只会说空头话，而不会做实际工作，或者说眼高手低，只有理论知识没有实践经验。

14. 疑人不用，用人不疑。是说在工作中既然用人就要信任别人，不要相互猜测或者怀疑，否则就不容易处理好人际关系。

15. 创业容易守业难。是说事业的稳步发展比开创事业还要艰难，因为一方面人们容易产生懒惰思想，另一方面加上同行之间的相互竞争，如果不好好经营，就很容易被同行挤垮。

16. 肥水不流外人田。指做事情想问题的时候，首先要为自己人着想，不能让别人捡了便宜。

17. 荒田无人耕，耕起来有人争。是说有的资源没有开发以前没有人过问，真正把资源利用起来之后就会相互争夺。

18. 海阔凭鱼跃，天高任鸟飞。是说广阔天地，人可以尽情活动，不受限制。常用来指一个人发展的良好机会。

19. 守着摇钱树喝西北风。是说一个人不知道利用自己身边现有的条件，不会生活，抓不住主要矛盾。

20. 羊毛出在羊身上。是说得到的东西原来还是自己付出的，指一个人想占小便宜，实际上没有占到。

21. 好汉做事好汉当。是说一个人对自己的所作所为勇于承担责任，而不拖累一些不相干的人。

22. 能挑千斤担，不挑九百九。是说一个人在工作中尽了自己最大的努力，不会投机取巧或者挑肥拣瘦，是赞扬一个人的工作作风和处事原则。

23. 无官一身轻。不用承担责任，也就不操心了。常在心理咨询中用于那些退居二线的人，让他们理解退位后的内心安逸和轻松，不要十分在乎自己原来所拥有的一切。

24. 一人做事一人当。自己做的事情自己负责，不牵扯别人。

十四、人际关系和矛盾的描述

1. 拔出萝卜带出泥。是说一件事带出另外一件事，常用于相互关联的两种事物。

2. 丑媳妇也得见公婆。是说有什么缺点、错误都无法隐瞒，早晚要让别人知道。常用于有些不敢面对缺点错误，而又逃脱不掉的人或事。

3. **打狗看主人。**是说做事情的时候，不要只看眼前的局部，要看到事情背后的背景，考虑一个人的人事关系或后台。

4. **井水不犯河水。**是说井与河互不相通，用来指两件互不相通的事物不能联系在一起，主要用于人际交往的过程中避免矛盾的发生或恶化。

5. **宁与千人好，不与一人仇。**是说建立好的友谊关系很不容易，特别是不要和人发生矛盾结下怨仇。因为将来还有相互见面和交往的时候。

6. **人不求人一般高。**是说任何人之间的人格是相互平等的，如果一个人没有求别人的事情，就用不着给别人低三下四，委曲求全。

7. **人一走，茶就凉。**说明人际交往中人情的冷漠。常用来说服和教育别人在交往过程中不要过于依赖别人，要看到人际关系是会随着利益和交情的变化而变化的。

8. **一个巴掌拍不响。**是说矛盾的双方在相互作用，在人与人发生纠纷的时候，常常是双方互不相让，也用于指工作中一个人的力量薄弱。

9. **三个和尚没水喝。**是说工作过程中相互推诿，缺乏团结合作精神。遇到问题相互依靠，都不愿意出力。

10. **低头不见抬头见。**低头干活，抬头见人，意思是说经常在一起碰面，不要给别人太多难堪和委屈，以免日后的相见觉得不好相处。

11. **来而不往非礼也。**是说人际交往过程中要有来有往，相互尊敬，只有这样才能保持长久的良好关系。

12. **礼多人不怪。**是说与人交往，多讲究礼节不容易受到责备，建议人际关系中注意礼节。

13. **拿人家的手短，吃人家的嘴软。**是说人际关系过程中，拿了人家的东西，或者吃了人家的东西，就很容易放弃原则，做出不该做的决定和行为。

14. 阎王好见，小鬼难缠。意思是说帮凶者仗势欺人，胡作非为，难以应付。常用在办事情的时候，被下面的工作人员推诿或者拒绝。

15. 用着人朝前，用不着人朝后。是说人在交往过程中交往的原则是看有没有对自己有用，是一种极端实用主义的处事原则，多是让人注意平时关系的建立。

16. 多一个朋友多条路。朋友越多越好，可以得到众多的帮助和支持，告诉我们人之间是相互支持，应该平时注意多建立人际关系。

17. 饥时一口，胜过饱时一斗。是说对人的帮助要在人最需要的时候，强调急救的重要。

18. 救人救到底，帮人帮到家。是说帮助别人要帮到底，不要半途而废。

19. 人心齐，泰山移。是说团结一致才能搞好工作，强调人多力量大。

20. 三人一条心，黄土变成金。是说团结一致能够兴旺发达。

21. 为别人的豆子，炒烂自己的锅。是说为了别人的利益，牺牲了个人的利益。用于人际关系过程中对别人的不当行为的忍受或支持。

22. 无事不登三宝殿。表示人是有目的而来，只是表面上看不出来。

23. 一个篱笆三个桩，一个好汉三个帮。是说每个人不论自己能力多强，都离不开别人的帮助。说明团队精神的重要，特别是在当今竞争激烈的社会中，要想取得一定的成就，更离不开大家的相互支持。

24. 中间无人事不成。说明办事情需要有人从中沟通和联系，多用于指婚姻关系的联络和交流，或者矛盾双方问题解决时候的中间沟通。

25. 吃着碗里，望着锅里。是说一个人自己的事情还没有做完，就开始盯着周围人的事情不放。常用来说明一个人贪心很大。

26. 久旱逢甘雨，他乡遇故知。是说渴望得到满足，常用于说明长期的缺乏满足和释放，导致的心理困扰。

27. 癞蛤蟆想吃天鹅肉。美丑相差悬殊，不般配，主要指男女之间的条件差距悬殊，不可能成功。

29. 又要马儿跑，又要马儿不吃草。既要人努力工作，又不给一定的物质待遇。

30. 远水不解近渴。是说长远的条件不能满足眼前的紧急需要。用于说明就近的帮助很重要。

十五、对人际关系或能力的描述

1. 八仙过海，各显神通。是说每个人都有自己独特的才能，在遇到困难的时候只要发挥每个人的潜力，都能够顺利解决问题。

2. 成事不足，败事有余。是说一个人办事能力不行，往往捅娄子。多用来说明一个人做事能力极差。

3. 胳膊拧不过大腿。是说由于先天的力量差异，不能够战胜对方，提示人们要尊重规律，做事量力而行。

4. 恶虎难抵群狼。一个人力量再大也难以对付众多人的团结与合作，常用于说明人多力量大。

5. 没有金刚钻，不揽瓷器活儿。是说一个人做事情胸有成竹，十分有把握，多用于说明个人的能力比较强。

6. 强龙不压地头蛇。意思是说各地都有各地的政策和规矩，外来的人不管有多大的能力，都不可能战胜当地的强人。说明地方势力的强大。

7. 山中无老虎，猴子称大王。没有强者出现，本领一般的人反倒成了领导。常用于人际交往中自己的谦虚说法，或者对别人做领导表示不服气。

8. 死了张屠户，不吃带毛的猪。意思是说离开了这个人做事，还会有其他的人做这件事，不会因为某个人的消失而影响事情的进展。

9. 武大郎开店。武大郎个子很矮，借指高个子不容易进他的店，多用于指有些领导嫉贤妒能，对比自己能力强的人拒绝接受。

10. 有被的不会睡，会睡的没有被。意思是说有条件的没有能力，有能力的又没有条件，常用于说明主观条件与客观条件的不一致，做事情常常是力不从心，而阻碍了事物的发展。

11. 嘴上没毛，办事不牢。是说由于年龄较轻（没有长出来胡子），因此，办起事来就会不怎么可靠。

12. 老子英雄儿好汉。是说父子两个都是英雄好汉，多指儿子继承了父辈的英雄气概。

13. 三百六十行，行行出状元。是说各行各业，不管什么行业都可以做出成绩和成名成家。多用于指那些不被社会和大众看重的行业，说明行业没有高地贵贱之分。

14. 山外有山，天外有天。是说一个人不要妄自菲薄，夜郎自大，每个人都会遇到比自己更强的对手，主要用于提示那些少年得志的人，应该谦虚小心，不断学习和进步，才能立于不败之地。

15. 真人不露相，露相不真人。是说有能力的人往往不喜欢表现自己，而那些常常表现自己的人不一定有真才实学。

16. 不求有功，但求无过。是说一个人不争得夸奖和赞赏，只是保证自己不被批评就可以了，是说一个人工作态度不很积极，只是保持一般状态。

17. 不知者不为罪。是说一个人不是故意违反规定或制度，特别是头一次的违反，应该给予宽容和谅解，常指小的错误。

18. 重赏之下必有勇夫。是说用金钱可以增加人的干劲和冒险精神。也是在工作中常用的方法。

十六、对一个人态度和作风的描述

1. 大事化小，小事化了。是一种化解矛盾的方式或指导方针，多用来解决人际关系中的纠纷。

2. **打不还手，骂不还口。**是说一个人的忍让和避事的态度，不让事态进一步恶化和发展。

3. **登山观虎斗，坐桥看流水。**是说在遇到问题的时候采取旁观态度，并伺机从中获利。

4. **好马不吃回头草。**是说做过的事情不要后悔，不必再回头。多用于指婚姻中错过的姻缘，回过头又后悔和惋惜。

5. **鸡蛋里头挑骨头。**是说故意找毛病，和别人过意不去的时候就采用这种方式，挑起矛盾冲突。

6. **会哭的孩子有奶吃。**是指工作中，由于反复提出借口和要求，反而得到了领导的重视而给予相应优厚的待遇。

7. **量小非君子，无毒不丈夫。**指一个人想成就大事就应该具备宽宏大量的胸怀，并且关键时候要果断决定，不能犹豫不决。

8. **若要公道，打个颠倒。**是说对事情考虑的出发点要会换位思考，只有这样才能体会另外一方的感受。

9. **这个耳朵进，那个耳朵出。**是说对一些事情不在意和留心，以免引起心理的困惑和不愉快，常用于劝别人不要把一些话放在心里。

10. **门缝里看人。**是说小看人，或者过低估计了他人的力量和能力，有时候会犯错误用人，耽误了事情的进展。

11. **关公门前耍大刀。**是说在行家面前故弄玄虚，不知道天高地厚，说明不知道自己的能力，没有自知之明，类似的还有“鲁班门前弄大斧”。

12. **八匹马拉不回头。**类似的还有“九头牛拉不转”。常说明一个人的固执，不容易被别人说服，更不接受周围人的意见。

13. **不到黄河心不死。**是说一个人对自己错误的决定不能够及时更正，而是坚持走到底，直到最后的失败才肯罢休，类似的说法还有“不见棺材不落泪。”

14. **一棵树上吊死。**是说一个人被困在某件事情上，不知道及时调整角度或方式，而是钻进牛角尖里面出不来。类似的说法还有“一条道跑到黑。”

15. 得理不让人。是说一个人对待正确的意见坚持到最后，决不屈服于人。也是说一个人的固执和坚决。

16. 只许州官放火。不许百姓点灯。宋朝的一个州官叫田登，要老百姓为他避讳，不准说与登同音的字。放灯，只能说是放火。元宵节放灯，出了一张告示说：本州依例放火三日。老百姓即创造了这句话来讽刺他蛮横无理。意思是说，只许自已横行霸道，不许别人有正当要求。常用来指代那些有权的人，搞特殊，或者用来借指那些缺乏换位思考能力的人。

17. 当一天和尚撞一天钟。是说一个人做事没有长远打算，敷衍了事，常用来说一个人行为目标没有远见，只顾及眼前利益，没有长久打算。

18. 多一事不如少一事。事情越少越好，说一个人怕麻烦和承担责任，做事能推诿就推诿了。

19. 破罐子破摔。是说一个破罐子摔也是破，不摔也是破，已经好不了了，常指一些人生活或工作中自暴自弃，不求上进。

20. 虱多不怕痒，债多不怕愁。是说一个人面对的问题或困难太多了，已经无法一个一个解决了，干脆一切任其发展，常用来说服那些被很多困难缠绕得无法脱身的时候，应该抱有的心态和应付方式。

21. 遇事慢开口，矛盾绕着走。是说一个人在面对困难或者矛盾的时候，采取回避的方式来保护自已不受伤害。

22. 忍一时忿，终生无烦闷。是说一个人遇事应该冷静，不能被情绪所控制而做出冲动的举止，以免事后后悔。这是教人退让的一种应付技巧。

23. 没做亏心事，不怕鬼叫门。是说一个人没有做过坏事，就没有任何思想顾虑，不必担心别人报复或找麻烦，常用于劝说那些疑心重重的人。

24. 摸着石头过河。是说做事情一步一步，谨慎行事，不愿意冒险。

25. 逢人只说三分话，未可全抛一片心。是说交朋友要慎重，说话要小心，以免自己受到伤害。

26. 开弓没有回头箭。是说事情已经开始做了，不可能再反悔，说明无法收回，只能一直坚持到底。

27. 小车不倒只管推。是说一个人只要能坚持工作，就永远不会停下来。常用于赞赏别人，或者说一个人的工作作风。.

28. 成大事者不拘小节。是说一个人要想做成大的事业，就应该有宽广的胸怀，不受细小事情的束缚。

29. 当断不断，反受其乱。是说一个人处理问题的时候，根据时机，当机立断，不能犹豫不决，否则就会错过时机，带来一些不好的结果。

30. 好男不和女斗。是说在人际关系冲突的时候，男士要有姿态，让女士。欺负妇女有失男士之风范。

31. 穿新鞋，走老路。表面上发生变化，实质上没有变。

32. 狗拿耗子，多管闲事。是说言行超出了自己的职权范围，被别人看不惯。

33. 病急乱投医。是说病情危急，不管医生好坏赶紧抓住再说，常用于说明一个人做事急迫而没有抓住主要矛盾，最后收到很差的效果。

34. 拉着黄牛当马骑。是说一个人牛马不分，胡乱顶替。

十七、对做事方法和效果的描述

1. 兵来将挡，水来土掩。是说无论遇到任何事情，都会有解决的最好办法，不要退让或者感到棘手。常用来说一个人应付问题的方式简单或者面对问题而心情紧张。

2. 车到山前必有路。是说任何困难都会有相应的办法解决，不必预先担忧。类似的说法还有“船到桥头自然直。”

3. 到什么山上唱什么歌。不同的环境有不同的工作方式或生活方式，是建议人们面对不一样的环境，应该学会适应。

4. 各吹各的号，各唱各的调。是说大家意见不一致，而且每个人都独立行动，这样就不会产生好的结果。

5. 活人还能让尿憋死。是说遇到再大的困难，总会有办法解决。常用来鼓励人们增强信心，不要被困难和挫折所吓倒。

6. 解铃还得系铃人。是说解决问题的方法和途径，还需要当事人自己去面对，别人不能够代替。

7. 你走你的阳关道，我过我的独木桥。是说双方各走各的路，互相不影响和制约。是常用来解决矛盾的方法。

8. 什么钥匙开什么锁。是说对待某种困难或者问题，有专门解决的办法，不能够互相借用，类似的还有“使唤什么马，用什么鞭子。”

9. 水路不通走旱路。是说一种方法解决不了问题的时候，可以想另外的一些方法，不要固定在一种方式上。

10. 头疼医头，脚疼医脚。是说哪里出了问题就急着解决哪里，而不去进一步寻找主要矛盾或者问题的根源，主要是说一个人做事应付一时，不去想办法进一步解决问题。

11. 先吃肉后啃骨头。是说解决问题的时候，先处理容易的，再处理困难的，这样就可以集中主要精力解决问题。

12. 羊群里丢了，羊群里找。是说哪里出了问题，就在哪里解决，不需要转移目标，类似的说法还有“哪里跌倒哪里爬。”

13. 以其人之道，还治其人之深。用对手善于运用的手段对付对手，使其体会自己的手段的厉害。类似的说法还有“以眼还眼，以牙还牙。”

14. 磨刀不误砍柴工。是说做任何事情要有充分的准备，只要准备工作做好了，到该用的时候才会事半功倍。

15. 平时不烧香，临时抱佛脚。是说一个人平时不注意人际关系的积累或者做好事情的准备工作，而到有用的时候临时仓促应付，有时候往往收不到预期效果。

16. **养兵千日，用兵一时。**是说部队驻守时间很长，但真正有用的时间却是很短，但短时间的用场却起到了关键性的作用。

17. **闲着媳妇雇保姆。**是说现有的条件不用，而去寻找另外的帮助，常用于说一个人不会利用自己身边的资源和条件。

18. **不比不知道，一比吓一跳。**是说对事物经过了相互比较才知道两者之间的差距和区别，是说我们在平时工作和生活之中要注意听取或收集多方的情况，才能够作出明智的选择。类似的说法还有“不怕不识货，就怕货比货。”

19. **新账老账一起算。**有了新问题连过去的问题一起追究。主要意思是说把过去的问题一起追究，说明以前有过类似的错误，但一直没有改正，其目的就是让个体及时改正错误。

20. **饥不择食，寒不择衣。**意思是说情况比较紧迫，不容许多方面考虑。

21. **砍倒大树有柴烧。**是说做事情只抓主要问题，主要问题抓住了，细小的问题自然就解决了，是说要抓住主要矛盾。

22. **雷声大，雨点小。**比喻做事情声势浩大，没有实际表现。常用于说一个人做事不切合实际。

23. **一口吃不成胖子。**是说事情的发展需要有个过程，是一个由量变到质变的过程，不可能立即见效，常用于对那些做事情过于心急、没有耐心的人进行说服劝解。

24. **长他人志气，灭自己威风。**意思是说做事情使别人感受到了成功的喜悦，而使自己感到心灰意冷。

25. **竹篮打水一场空。**是说忙碌了半天，什么也没有捞着，常用于说明个人的努力是白费了，没有见到成效。

26. **上梁不正下梁歪。**是说在上下级的关系中，上面的领导不能够以身作则，下面的群众只能跟着走歪路。

27. **一人得道，鸡犬升天。**是说一个人有了地位或权力，其周围的亲戚朋友都能够跟着得到实惠。是说社会现象中的裙带关系。

28. **一失足成千古恨。**是说一个人一生中一次错误，导致了无法挽回的局势，甚至造成终生遗憾。强调有些错误是不能犯的。

29. 聋子的耳朵。是说只图形式，没有具体作用，类似的说法还有“瞎子点灯”。

30. 幸运医生医病尾。意思是说本来病就快好了，很容易医治，借指客观条件已经成熟，侥幸取得成功。

31. 舍不了孩子，打不了狼。是说做事情要先有付出，然后才可能会有收获，做事前要先下定决心。

32. 偷鸡不成蚀把米。偷鸡的时候，先用把米引诱，结果最后也没有偷到鸡，意思是说做事情亏了本。

33. 人见利而不见害，鱼见利而不见钩。是说人容易被眼前的利益所迷惑，而忽视了利益背后的危害，告诫我们在看到事物的一方面的时候，要看到另外的一面。

34. 有奶便是娘。是说看到对自己有利的事情，不管好坏，就不惜牺牲自己的身份。

35. 人非圣贤，谁能无过。是说每个人都有犯错误的时候，常告诫人们正确地面对自己的缺点错误，不要为一时之错而悔恨不已。

36. 死马当成活马医。明知道不能治疗了还要尽力治疗，是说一个人不放弃最后一点希望。

十八、关于困难、斗争的论述

1. 饱汉不知饿汉饥。自己安乐，体会不到别人的困难，是说一个人不能够体会他人的难处和困难。类似的还有“坐轿的不知抬轿苦。”

2. 家家有本难念的经。是说各家都有自己的困难和家庭纠纷，常告诉人们要正确看待家庭中的矛盾，不能过分追求家庭完美和幸福。

3. 火大没湿柴。是说力大势猛，没有克服不了的困难。

4. 屋漏又遭连阴雨。是说各种困难和痛苦之事碰在了一起，说明一个人困难重重。

5. 越热越出汗，越冷越打战。是说事情向两极分化，走向极端。多用于说明一个人生活中遇到意想不到的困难和挫折。

6. 把别人的棺材抬到家里哭。是说本来没有自己的事情，却替别人操心，自找麻烦，常用来说明一个人做没有必要的担心和顾虑。

7. 黄泥巴掉进裤裆里，不是屎也是屎。是说有相似的经历或者处境，很容易被别人怀疑，事情的本质说不清楚。

8. 无风三尺浪，有雨一身泥。是说本来没有什么事情，内心却忐忑不安，忧心忡忡，稍遇一点困难或挫折，就有大难临头的感觉。

9. 捆绑不成夫妻。是说勉强拉在一起，而不能够团结。

10. 从小偷针，长大偷金。是说一个人自幼一些小的缺点错误，如果不进行及时校正，长大后很可能造成大的错误，难以挽回和纠正。

11. 搬起石头砸自己的脚。是说自己酿成的错误自己体会。

12. 哪个庙里没有屈死的鬼。是说任何事情都没有绝对的公平，受一些委屈和不公平待遇也是很正常的。

13. 挖自己的肉，补别人的疮。是说为了顾及别人，不惜损害自己，可是也不能达到目的。

14. 出头的椽子先烂。是说出风头的人或事情，最先容易得到损害或者失败，常用来引导人们不要过于表现自己，要学会退让。

15. 宁走十步远，不走一步险。是说做事情宁可多费力气，也不要冒险，以免走弯路。

16. 玩火者必自焚。一个人做冒险的事情，最终会危及自身，常用于说服有些带有侥幸心理的人，不要去冒险。

17. 天下乌鸦一般黑。是说坏人坏事到处都可以遇到，世上很少有一片净土。告诫人们要学会适应环境和接受一些不公平的待遇，不能够过于追求完美。

18. 两虎相斗，必有一伤。是说势均力敌的双方，相互斗争，必定会有一方受到损伤，常用来说两支都很强大的力量，尽量不要相互斗争，而应该各人有所发展。

19. 长痛不如短痛。是说处理一些危难事情的时候，与其长期纠缠不休，不如果断地作出决定，重新建立新的目标。

20. 好汉不吃眼前亏。是说一个人在遇到处理不了的问题或者解决不了的矛盾的时候，要学会转移目标，或者退后保全自己，等待将来的机会，不要硬拼硬干，以免给自己造成不必要的损害。

21. 留得青山在，不怕没柴烧。意思是说做事情只要保存好基本的条件，以后就会有机会重新振作起来，也是教育人们注意保存自己的实力。

22. 杀鸡给猴看。是说杀鸡的时候给猴子看，让猴子感到害怕，害怕猴子也被杀掉，常用于在解决问题的时候，抓住一个典型进行批评或者惩罚，目的是警告其他人不要犯类似的错误。

23. 身在曹营心在汉。三国的时候关云长在曹操营中做大将，但心里总是想着刘备那儿的情况，借指表面上为一方工作，实际上却在为另一方着想。

24. 只拉弓，不放箭。是说做事情只是摆个样子给别人看，实际上并没有采取行动。是说做事情行动比样子或者想法更重要。

25. 躲过了初一，躲不过十五。是说事情的隐藏不可能长久下去，总有一天会暴露的，建议人们遇到问题的时候要正确面对，不要回避或者推诿。

26. 若要人不知，除非己莫为。做了坏事总会被人知道的，要想不被人发现，只有不做这些事。是告诉人们坏事早晚都有暴露的时候。

27. 纸包不住火。用纸包火反而纸被火烧掉。是用来借指有些事情不能够进行掩盖，掩盖本身不但不利于事情的解决，反而影响了事情的进展。比如，有些人出现了心理问题或者行为问题，不愿意到医院进行正常的诊治，而接受迷信或者江湖的一些手段，不但没有解决问题，有时候还导致了一些不好的结果，错过了治疗时机。

十九、关于事物和事理的描述

1. **修了庙，老了和尚。**是说事情进展的很慢，等不及。常用于说明一件事情的进展和预期的结果不相符。

2. **冰冻三尺非一日之寒。**是说事情的变化需要一个量变的逐渐积累，说明成就取的来之不易。

3. **一寸光阴一寸金。**是说时间的宝贵，常用于教育那些不知道珍惜时间，而虚度光阴的年轻人。

4. **偷来的锣鼓打不得。**意思是说一件事情来得不正当，不能够张扬，否则容易被别人发现，暴露事情的原型。

5. **有意栽花花不开，无心插柳柳成荫。**想要做好某件事情，没有做成，本来不想做成某件事情，却轻松就做成了。常用来说明有的事情很难办成，而另外的事情无意中就做好了。

6. **老鼠拉木锨，大头在后边。**借指重大的事情放在后面，前面只是事情的一小部分。

7. **皇帝女儿不愁嫁。**是说皇帝的女儿条件比较优越，不用发愁就能嫁个好人家，常用来指家庭条件优越，做事很容易。

8. **酒好不怕巷子深。**好的东西，即使所处的位置不好，也会有人光顾和注意，主要是说明质量的重要。

9. **背着抱着一样沉。**是说一件事情的外在形式看起来不一样，而内在的性质完全一样。

10. **十个指头伸出来不一般齐。**指事物的质量、某种性质不可能完全一样，总是有差别的。

11. **不到时候不开花，不到时候不结瓜。**是说任何事情要等待条件成熟以后才能顺利的得以进展，不能够操之过急。常用来说服一些人做事要有耐心。

12. **不见兔子不撒鹰。**是说做事情的时候，看不到目标的时候就不采取行动，比喻做事有充分的准备和明确的目的，就容易成功。

13. 种瓜得瓜，种豆得豆。做事情，有什么样的付出，才会有什么样的收获。

14. 苍蝇不叮无缝的蛋。是说招惹是非的人，总是由于自身存在某些缺点或者不足，不全在外部的因素，常用来说明某些人遇事找外界的客观条件或者借口。

15. 树欲静而风不止，子欲养而亲不在。是说一些事情的存在并不受自身的因素决定，而是被外界的因素干扰所致，常用于说一个人做事的时候无能为力。

16. 三十年河东，三十年河西。是说事情的变化随着时间的改变会发生一些转机。多用于说明一个人处于不利的时候，要等待时机的变换。

17. 旧的不去，新的不来。是说新陈代谢的自然规律，不需要总是留恋旧的事物，只有旧的事物过去了才会有更好的新鲜事物出现。

18. 芝麻开花节节高。借指事情的变化循序渐进地向好的方向进展。

19. 尺有所短，寸有所长。是说任何看上去坏的事物都有其优点，而任何看上去好的事物都有缺点。表明事物的两重性。

20. 老和尚死了，小和尚照样念经。是说事情不会自然中断，后面的人会不断继承前面的人继续工作，不需要担忧事情将来的结果。

21. 没有不透风的墙。过去的墙总是会有缝隙，比喻任何事情都不可能完全封住，总会有人透漏。

22. 人往高处走，水往低处流。是说人的发展与水的流动方向相反，常用于教育人要不断进步和发展。

23. 撑死胆大的，饿死胆小的。是说胆子大的胡作非为，以至于吃的多了被撑死了；胆子小的，不敢越轨，以至于被饿死了。

说明社会的一种管理混乱的状态。

24. 好事不出门，坏事传千里。好的事情不容易被人知道，坏的事情却流传得很快，是说明人们对坏事容易关心和注意，提醒人们要避免出现坏事，以免大家都知道。

25. 家贫出孝子，国乱出忠臣。是说在危难的时候才能看出人对家庭的关心和对国家的忠心。

26. 人多好干活，人少好吃馍。做工作以人多为好，消费以人少为好。

二十、其他关于人生的智慧描述

1. 糟糠之妻不下堂。是说共患难的夫妻不能抛弃。常用于丈夫飞黄腾达的时候告诫不要移情别恋。

2. 拿鸡蛋往石头上碰。是说一个人面对强大的对手自不量力，硬要去拚打，结果只能是失败而告终，常用于引导人们遇到强大的对手的时候，不要硬拼，要注意保存实力。

3. 哪个猫儿不吃腥。是在一个人犯了错误的时候寻找人身上本能的借口，常用来说男人喜欢找漂亮的女人的共性。

4. 将在谋不在勇。是说一个人做事要凭智谋取人，不能只靠勇敢。

5. 和尚无儿孝子多。是说没有子女的人照样有人照应，常用于指不要依靠某一个人来过日子。

6. 好男不吃分家饭，好女不穿嫁时衣。是说不能靠父母的帮助来过日子，教育人要有志气，要在个人的奋斗中不断进步和发展，得到社会的认可，取得生存的技能。

7. 耳朵是棉花做的。是说一个人做事没有主见，容易被周围人的言语改变主意。

8. 女大不中留。是说女孩子长大了，父母不能长期留在家中，要让她嫁人成家，否则，容易引起家庭矛盾。

以上只是对我国常见俗语中，在心理咨询与辅导中容易用到的进行了简单的列举，这些俗语在心理辅导过程中如何恰当地加以运用，还要求治疗师根据来访者自身的素质和知识背景进行联系，在适当的时候，运用俗语有助于来访者对问题的理解和觉悟，在下一节中我们就结合实际案例进行进一步的说明。

第三节 在心理治疗中运用俗语的案例

案例一 因兄弟分家而闷闷不乐的妇女

【案例报告】

来访者，女性，38岁，某医院的在职医生。来访者在公爹的陪同下过来咨询。来访者自己介绍情况，说她是一个医院的医生，平时工作比较忙。她婆家的情况是弟兄两个，她的丈夫是长子。婆婆早年过世，只有公爹一个人带着两个儿子生活。公爹开私人诊所，家里有两套房子，一套有3间大小，另一套是4间大小。自己结婚的时候住在4间套的房子，可是到了弟弟结婚的时候，来访者主动提出自己住3间套的，把4间的房子让给弟弟住。家里人当时都觉得大儿媳妇比较通情达理，公爹也十分高兴，为了平衡兄弟两个，公爹主动提出帮助长子装修3间套的房子，并花费了将近3万元钱装修房子。平时妯娌两个相处融洽和睦。可是就在1年前，来访者因为和单位的一个同事关系紧张，总是怕见到她，这位同事是个急脾气，做事待人都是风风火火，并且很张扬，有时候和来访者发生争执的时候，来访者总是忍让或退避，结果时间久了，来访者就十分害怕和这位同事一起共事，可是也没有办法回避，只好忍气吞声。可是，最近3个月来，脑子里反复思考自己让给了弟弟住大房子，心里感到不舒服，整天不想上班，生活懒散，不愿意见人，睡眠和饮食欠佳，曾经自己在家服用阿普唑仑等治疗。开始的时候，睡眠有所改善，可是最近每晚服用4片仍然不能入睡，脑子里反复思考觉得自己是不是当初不该把大的房子让给弟弟家住等。但是患者从来没有把这些想法给任何人讲过，怕别人笑话，只是说身体不好，到处就诊看病，曾服用弗西丁治疗，效果欠佳，今请求咨询。

【治疗经过】

治疗师首先听取来访者公爹对来访者情况的进一步叙述。公爹告诉治疗师说大儿媳妇平时待人真诚善良，周围邻居和亲戚都十分赞赏。最近一年明显地感到她不高兴和不愿意干活。夫妻俩感情一直很好，妻子要买什么衣服，丈夫都给予支持。丈夫是一个十分勤奋的人，家务活基本上都是丈夫做，看到媳妇整天这种状态也十分着急，兄弟媳妇好像也觉得嫂子不怎么对劲，认为是不是自己家的房子比嫂子家大，嫂子才不高兴的。二媳妇有次还主动和公爹说如果是嫂子觉得房子小不高兴，那么，她们情愿搬到小房子里面。公爹说这些事情没有敢让大媳妇知道，怕她知道了心里不好受，面子上也过意不去，因此就没有说过换房子的问题。治疗师问其关于媳妇单位的那位同事的事情，公爹说，那个女的是个十分要强的人，做任何事情都不愿意吃亏，并且喜欢说三道四，心里面存不住话，要说人有多么坏倒也不是，可能是两个人不是一类性格的人，平时两个人还关系不错，最近一年来，儿媳妇不愿意和她在一起。治疗师听完对来访者有关情况的叙述，对她目前的状况和有关问题有一个大致了解。来访者问治疗师自己是否有心理问题，治疗师说既然你有那么多的烦恼和困惑，肯定是心理有问题，关键是怎样把问题进行解决和处理，重新回到原来的状态。来访者说请治疗师进行帮助，治疗师问来访者怎样看待自己的婚姻状况。来访者说，自己和丈夫的感情很好，丈夫也十分体贴和关心自己，现在孩子已经上小学了，尽管婆家的家庭条件不是很好，婆婆早年去世，公爹带着两个儿子一起生活也很不容易。治疗师问是否觉得自己的房子不够大，来访者说，要说房子也能够维持住了，只是有时候总会不自觉地和弟弟家比较，一比较心里就会感觉不舒服。主要是当时弟弟结婚的时候是自己主动提出让给他们住的，现在也不好意思再说什么了，且也从来没有和别人说过，只是心里不愉快就是了。治疗师建议把这方面的想法和丈夫沟通一下，争取丈夫更多的理解和支持。并且从另外一个角度看待这件事。来访者问治疗师该如何看待？治疗师告诉她，根据中国传统的俗语**“好男不吃分家饭，好女不穿嫁时衣”**来看待这件事。治疗师解释说：这句话的意思就是，真正的生活是需要夫妻两个人共同打造和创建的，而不是靠吃父母留给自己的一点家底来维持生活。人不应该只看过去的一点不公平，而应该靠自己勤劳的双手来创造自己的美好生活，何况你们夫妻两个又是那么的融洽，只要两个人齐心协力，将来可以购买或者再重新盖自己的大房子。来访者觉得很容易理解。接着她又问起和单位的那个同事的关系问题该如何解决，治疗师说其实现实生活中我们每一个人身上都有优点和缺点，俗话说**“金无足赤，人无完人”**，就是说现实生活中的每个人都难免有这样或那样的缺点或不足，不可能十全十美，只是我们如果总是盯着这个人的优点去看的话，就会觉得她很好，比如热情、大方，但是这样的人也会有其缺点，比如张扬，得理不让人，喜欢竞争和抱有敌意。关键是我们自己每天的心情和状态也不一样，所以，在不同的状态下就会对同一个人产生不同的评价和看法。来访者觉得治疗师说得很有道理，可是她说不知道该如何与这样的人相处。治疗师问她的同事是什么样的人，来访者说她总是喜欢表现自己，实际上却很懒，只会做表面的活。还有，就是如果有时候和她说了什么事情，或者她知道了什么事情，那么她很快就会把这件事传开，因此，最近和她在一起的时候，总是怕自己是不是说错话了，有没有说别人的坏话，有时候还特别怕她也会说自己的坏话。治疗师告诉来访者，在和人交往的时候，特别是一些没有深厚感情和友谊的朋友在一起的时候，最好是**“逢人只说三分话，未可全抛一片心，”**这样就可以避免受到无谓的伤害。还有既然是同事，经常在一起合作共事，也不应该把关系闹得太僵了。来访者也十分同意治疗师的这个说法，她说："是的，我也觉得整天在一起，'低头不见，抬头见的'，如果关系太不好了，也不利于工作，只是现在总是害怕她背后说我的坏话。"治疗师分析说，只要自己保持个人的工作作风和人格尊严，就没有什么可怕的，有时候或许是你自己神经过于敏感罢了。其实，俗话说得好，**"谁人背后没人说，谁人背后不说人。"**就是说议论人是普遍情况，每个人背后都会有人议论，每个人也都有议论别人的时候，是告诫我们不要太过分在意别人的议论。对有些神经过敏的人来说，过分关注周围其他人的议论和评价往往会影响个人的情绪和心情。来访者觉得治疗师的分析和讨论很有收获，认为以前的问题和自己的认知有关，或许是自己过于敏感了，以后回去要重新思考处理这些事情。治疗结束后，来访者表示非常感谢，说通过咨询收获很大，回去好好生活和工作。

【总结讨论】

这个案例是一个普通的家庭关系和人际关系引起的情绪问题，来访者具有较高的知识修养，治疗师在全面了解她的一些基本生活、工作情况后，仅仅抓住来访者问题的核心，和来访者沟通和重新认识有关问题。治疗过程中，治疗师两次使用俗语，用**"好男不吃分家饭，好女不穿嫁时衣"**帮助来访者认识自己的家庭问题，并采取新的思考方式，解决矛盾冲突和内心痛苦；用**"金无足赤，人无完人"**帮助来访者接受同事的缺点和人格特征，正确面对与她的交往和合作。来访者自己运用俗语**"低头不见抬头见"**来证实了矛盾存在的不可回避性，这充分说明来访者具有较高的领悟能力。接着治疗师在此基础上，进一步运用**"逢人只说三分话，未可全抛一片心"**为来访者的问题解决提供了具体的方式和良好适应方法，使得来访者能够在今后与人相处中能好好地保护自己，并培养良好的人际沟通和交往能力，保持自己身心的健康发展。这是一个仅进行了一次咨询的案例，至于辅导后的效果如何，因为来访者没有再次过来，所以，治疗师无法客观地评价。

不过，通过本案例的咨询与讨论，说明传统文化中的俗语在咨询过程中可以借鉴并运用，有时能收到很好的效果。

从病情解析的立场说来，此病人的“自我”不够坚强，不懂如何保护自己的利益。为了做好人，过分客套与谦虚，把自己的利益放弃（把大的房子让给弟媳妇，而事后又后悔）；面对个性强的同事，也不知如何保护自己，惟恐被对方欺负或占便宜。针对这样的病人，治疗师提供了有自信而强壮的“自我”的榜样，无形中补足了病人性格上的缺点。采用俗语提供处理内心困扰问题的处理办法，是个工具，提供了具体性的认知更改，快速地得到认知性治疗的效果。

案例二　总是纠缠丈夫婚前女友的妻子

【案例介绍】

来访者，女，26 岁。由熟人引见过来咨询。进来治疗室后，来访者主动提出要求妈妈和丈夫先向治疗师介绍自己的有关情况，来访者本人在外面等候。据来访者的母亲介绍，来访者在出生前，在妈妈肚子里就比较爱动，出生时足月顺产，来访者爸爸是个技术权威，经常不在家，妈妈也很忙，自幼由外婆带大到 3 岁，上学后回到父母身边，学习成绩一直很好。因为长得比较漂亮，所以在中学后获得男同学的追求。初中的时候，和比自己高三届的同学建立恋爱关系，当时家里人都不知道。该同学经常用出租车送她回家，经常保护她，可是有一次两个人在一起的时候，男朋友强行和她接吻，她回家后也不敢和父母说，只是一个人偷偷反复刷牙。后来还有一次要去参加钢琴考试的时候，男朋友用车接来访者到自己家住，晚上企图强行和她发生性关系，被来访者拒绝，从此两个人关系中断，并且很快原来的男朋友又交了新的女友，后来来访者上了音乐学院，但是，上大学后，又和原来的男朋友间断来往，大概又来往了 3 个月，两个人再次发生矛盾，后来彻底分手了。一年前，和原来高中的老师相爱，经相互了解后，结婚。

但是婚后，妻子知道丈夫原来和本单位的一个女教师曾经有过短暂的恋爱史，对此，来访者向丈夫纠缠不休，每天反复追问丈夫是否和那个女的亲吻过，是否拉过人家的手等，并且还要求到学校看看丈夫前女友模样。经学校领导同意，并事先对那位教师做通工作后，来访者到学校探视了那个女教师，并且还进行了短时间的交谈。这时，来访者说，她觉得那个女老师长得实在不怎么好看，说自己的老公肯定不会相中她，还说她觉得那个老师还怪可怜呢，说她有机会要帮助她，比如帮她介绍男朋友等。

治疗师听完来访者的叙述，对其经历和心情表示理解。建议来访者在药物治疗的基础上配合心理治疗，来访者及其家属表示同意。

【治疗过程】

第二次咨询时，患者按时进入治疗室。进门后说最近感觉情况好些，但是很快就从提包里拿出两张照片，说是丈夫单位里的那个女老师，现在看来觉得她长得还算可以，有比较迷人的地方。比如说觉得她的嘴长得比较好看。来访者征求治疗师的意见，问治疗师是否觉得这位女老师长得还可以，治疗师看了看说不知道，因为不认识她，再说了长得好坏每个人的评价标准不一样，俗话说**“情人眼里出西施。”**意思是说一个人对另一个人的评价有很大程度上的主观认识和感受，如果一个人喜欢一个人，可能认为她很美；相反，如果一个人不喜欢一个人，可能认为很一般，对于照片中的女老师，治疗师也不认识她，怎么好评论呢？这时治疗师问来访者为什么要评价那位老师的长相呢？她说主要是和自己的丈夫有关，因为原来丈夫曾经和她有过短暂的相识和交往。治疗师问来访者她的丈夫是否还爱着那个女的，来访者说肯定不爱她了，只是心里放不下。治疗师说，俗话说**“好马不吃回头草”**既然当初两个人只是短暂地接触，说明两个人就没有相互交往的基础和诚意，再说了错过的婚姻是不会轻易再回头的。来访者同意治疗师的分析，问治疗师是否可以再去看那位老师一次，治疗师说不应该再看她了，那样是对当事人的不尊重，甚至是人格上的侮辱，前两次人家能够配合你，只是想帮助你解决心理上的痛苦，来访者觉得可以接受，说回去不再去看她了。

第三次咨询：来访者在妈妈和丈夫的陪同下进入治疗室。来访者的妈妈首先说话，说女儿最近一周的情况比较好些，治疗师问哪方面好些，妈妈说女儿不再纠缠丈夫了，平时可以在家里弹钢琴或者做些简单的家务。这时，来访者问治疗师，是不是可以再到学校看一次原来的那位女老师，治疗师和来访者的妈妈同时说不可以，建议来访者把这一问题先放下来。可是来访者还是说不知道到底那个老师漂亮不漂亮，还说不想她心里难受。这时治疗师建议来访者应该把想见那位女老师改变成其他一些有意义的建设性的想法和行为，比如变成不弹钢琴就难受，或者不做饭就难受，这样慢慢用新的想法代替原来的一些无意义的想法就好了。来访者的妈妈觉得治疗师说得很好，问女儿是否可以做到，治疗师说只要一个月不去想那个女的，并且生活慢慢能够自理和独立，一切都会好转。来访者的妈妈问家属在平时应该注意什么，治疗师建议在日常生活中要让来访者学会自己独立解决问题，妈妈说这孩子从小就缺乏自己生活的能力。治疗师说，正因为家里条件优越，才会造成孩子生活能力下降，所以中国有句俗话叫“**富不过三辈**”，也正是说明优越的家庭条件容易导致个体潜能不能正常发挥，还有的说“**抱大的孩子不会走**”就是说一个自幼缺乏锻炼的人是很难一下子独立自主的，只有在实践中锻炼，才能应付生活中的挫折和失败，否则很容易成为一个“**不能断奶的孩子**”。来访者丈夫觉得治疗师说得很好，问是不是要让她多参加活动，治疗师说是的。治疗师对来访者说，一个人漂亮的外表只是一个人的一方面，真正的美在于自身的教养和人格魅力。治疗者指出：俗话说“**好花能有几日红**”，再漂亮的鲜花，都会有凋谢的时候；人也一样，如果一个人不知道充实自己的生活，只凭外表来获取别人的欢心，早晚会要面对色退颜衰的时候。还有自己的丈夫各方面的条件都很好，况且丈夫十分爱妻子，所以妻子应该珍惜自己的缘分，不然的话就可能会**"种了别家的地，荒了自家的田。"**也就是说要珍惜自己的婚姻，认真解决自己的问题，来访者觉得自己回去要好好实践，看是否可以走出这段阴影。最后，来访者的妈妈说，下周要带女儿回上海一趟，说要处理上海的房产问题，治疗师建议，可以通过这次上海之行让来访者学会慢慢照顾自己和家人，来访者也十分同意这一建议。

【总结讨论】

来访者在条件优越的家庭里长大，可是带大来访者的是她的外婆，来访者的主要问题是生活自主性差，人际关系障碍，还有就是对婚姻问题处理不好。治疗的主要方向应该是协助来访者建立独立的人格，与人建立良好的关系。在治疗过程中，治疗师几处运用俗语，其目的主要是帮助来访者直接理解自己问题的实质和内涵，同时运用俗语来引导来访者正确认识生活中事物的变化规律。比如用"好花能有几日红"来说明人的外表不可能永远青春靓丽，帮助来访者建立自己完美的人格。用"种了别人的田，荒了自己的地"来说明来访者过于关注其他人的长相，而忽略了自己对丈夫感情的培养。在治疗的过程中，恰当地运用俗语使得来访者能够更好地理解治疗师的治疗意图，取得更好的治疗效果。

第四节　在心理治疗过程中运用俗语的好处

俗语作为人们对日常生活经验的总结和积累，有其独特的文化特色，在心理治疗过程中适当地运用俗语可以增加治疗的依从性，提高来访者对问题的认识和理解能力，加强治疗效果。在实际应用时需要注意以下几点：

1. 正确把握并使用俗语的内涵和意义。我们在实际工作中，要不断地学习理解各种俗语的内涵和意义，不能断章取义，也不能生搬硬套，要真正理解和把握其内在的意义，并且结合来访者的文化程度、成长经历和价值观念等因素，而适当地选择，并提供解释与说明。

2. 抓住运用的实机，结合来访者的实际问题。所选择的俗语要刚好适当，能“一针见血”地发挥功用，能帮助来访者得到具体性的体会。

3. 由于俗语是人人知晓的人生智慧，用简单词句表示文化上的价值观念，富有力量。来访容易了解与体会，也会容易产生深刻的影响，加强认知性治疗的效果。

第八章　寓言故事在心理治疗中的应用

第一节　寓言故事的寓意及其在心理治疗中应用的价值

一、什么是寓言故事

寓言是一种文学体裁，讲述带有劝谕或讽刺意味的故事。结构大多短小，主人公可为动物，也可以是人或非生物。主题多是惩恶扬善，多充满智慧哲理。素材多起源于民间传说。“寓”是“寄托”的意思。寓言，通常是把深刻的道理寄于简单的故事之中，借此喻彼，借小喻大，借古喻今，惯于运用拟人的手法，语言简洁锋利。由于人们常常使用，因此在人类历史的文化长河中，一直占有举足轻重的地位。早在人类还没有产生文字以前，人们便以口口相传的形式，说故事，表达意思，传递着自己的历史和文化。在人类拥有了记载自己历史和文化的文字以后，故事对人类文化生活的影响，更能传播含义，表达思想。事实上，精神分析治疗的创始人弗洛伊德就是从分析希腊的伊底帕斯的神话故事开始的。今天，寓言故事在我们的生活中，仍然一如既往地保持着她独有的魅力。

寓言故事是用人类最通俗有效的语言，以具体的方式表达情感、历史、文化以及被大家所强调的价值观念。由于寓言故事不但精简而且往往有趣易懂，是人生的文化产品与情操的伴侣。在心理治疗的过程中，恰当地运用寓言故事可以帮助来访者回味自己心理问题的症结，启迪他们合理运用以往人们留下的精神财富来改善自己的生活，提高生活的质量。

二、寓言故事在心理治疗中的作用

寓言故事如果能被治疗者在心理治疗中恰当地选择使用，临床上可以收到良好的效果，归纳总结如下：

1. 便于和来访者建立良好的关系。在治疗过程中当出现尴尬局面，来访者不能很好理解治疗师的意思，或者治疗师不能直接表达某种意思时，提出一个与治疗相关的简短而有趣的故事，无形中可以增加治疗过程中的幽默感，使来访者放松自己紧张的心情；表现治疗者的幽默，有时候也可以增加咨询师个人的人格魅力和亲和力。

2. 便于来访者对自身问题的理解、领悟和接受。在咨询过程中，由于来访者个人的文化知识或者对问题的认知偏差，有时候很难使来访者领悟对自己心理问题或情结的理解和认识，治疗师可以通过讲述与问题或情结类似的寓言故事，来暗示或者揭示来访者的问题所在，使来访者从不同的角度和途径去看待并领悟自己的问题，促进他们心理成长，促使问题的解决。

3. 便于治疗师协助来访者对自己问题的暴露和揭示。有时候在咨询过程中来访者在暴露自身问题时，会自觉或不自觉地产生害羞或者内疚感，这时，如果治疗师用另外一个通俗易懂的寓言故事印证来访者的问题，就会帮助来访者更进一层地去袒露自己内心的问题。

4. 好的故事可以为来访者提供解决问题的方法。故事里，常提示处理问题或解决情结的要领或途径。比如：如何控制冲动和发脾气，解决人际关系中的矛盾，避免矛盾激化等。以象征性的方式，间接或直接地提示如何去面对与处理问题。

第二节　心理治疗中可运用的寓言故事

一、鼓励换位思考与转变认知的故事

（一）两只老虎的故事

有两只老虎，一只在笼子里，一只在野地里。在笼子里的老虎三餐无忧，在外面的老虎自由自在。笼子里的老虎总是羡慕外面老虎的自由，外面的老虎却羡慕笼子里老虎的安逸。一日，一只老虎对另一只老虎说："咱们换一换。"另一只老虎同意了。于是笼子里的老虎走进了大自然，野地里的老虎走进了笼子。但不久，两只老虎都死了。一只是饥饿而死，一只是因忧郁而死。

这个故事告诉我们，有时候我们看到别人的幸福而不能够体会自己的幸福，这就是我们缺乏换位思考的能力。故事中的两只老虎都看到了对方安逸舒服或自由自在的一面，而没有看到对方缺乏自由或者没有生活保障的另一面。可是往往正是我们没有看到的那一面成为我们进步的绊脚石。我们在日常生活中，往往会对自己的幸福熟视无睹，而觉得别人的幸福很耀眼，却想不到别人的幸福也许对自己并不合适。提示我们不要盲目崇拜一些不适合我们的生活方式或者行为习惯，而放弃了我们自己已经拥有的幸福。例如现实生活中有的人整天灯红酒绿的生活方式并不是每个人都能够适应和享受的，有的人长期酒肉穿肠，却落下高血压、高血脂、糖尿病的毛病。

（二）换脑袋的故事

有两个人，一个是体弱的富翁，一个是健康的穷汉。两个人相互羡慕着对方，富翁为了得到健康，乐意让出他的财富，穷汉为了成为富翁，随时愿意舍弃健康，一位闻名世界的外科医生发明了人脑交换方法，富翁赶紧提出要和穷汉换脑袋，其结果是富翁会变穷，但能得到健康的身体，穷汉会变富有，但将病魔缠身。

手术成功后，穷汉变成了富翁，富翁变成了穷汉。

成了穷汉的富翁由于有了强健的体魄，又有着成功的意识，渐渐地又积累了财富。可同时，他总是担忧着自己的健康，一感到有些轻微的不舒服便大惊小怪，因为他总是那样担惊受怕，久而久之，他那极好的身体又回到原来那多病的状态里，或者说，他又回到以前那种富有而体弱的状态中。

另一位富翁怎么样呢？他总算有了钱，但身体虚弱，然而，他总是忘不了自己是个穷汉，有着失败的意识。他不想用换脑袋的钱建立一种新的生活，而是不断地把钱用在无用的投资里，应了“老鼠不留隔夜食”这句老话。钱不久便挥霍而光，他又变成了原来的穷汉，然而，由于他无忧无虑，换脑时带来的疾病不知不觉地消失了。他又像以前那样有了一副健康的身子骨。最后，两个人都回到了原来的模样。

该故事说明了我们日常生活中的人，有时候总是抱怨社会对自己不公，生不逢时等，如果用换脑袋的故事理解我们的处境和生活的话，恐怕很多问题是需要靠我们自己去改变和争取的，改变了自己的思想和认知，就会采取新的行动和寻找新的目标，我们的生活也就自然发生变化了。结合心理治疗过程中经常遇到的问题，通过来访者对故事的理解，可以帮助他们找出问题的所在，分析寻找解决的方法，提高他们解决问题的能力。

（三）为女儿烦恼的老太

有位老太太生了两个女儿。大女儿嫁给了伞店老板，小女儿当上了洗衣作坊的女主管。于是老太太整天忧心忡忡。逢上下雨天，她担心洗衣作坊的衣服晾不干；逢上晴天，她又生怕伞店的雨伞卖不出去，天天为女儿担忧，日子过得很忧郁。后来有位聪明人告诉她说：“老太太，您真是好福气！下雨天，您大女儿家的生意兴隆；大晴天，您小女儿家顾客盈门；哪一天您都有好消息呀！”结果从此老太太天天沉浸在高兴和快乐之中，天还是原来的天，只是脑子思考问题的角度变了一变，生活的色彩竟然焕然一新。

该故事说明的道理就是我们在日常生活中的情绪，与我们思考问题认知有关。我们的认知就是我们对问题的看法和角度。该故事中的老太太，改变的就是看问题的角度，而不是天气的变化。在心理治疗中治疗师能做到的就是帮助来访者认识分析事情的各种特性，转变他们对问题的认知，而不能够帮助来访者解决现实生活中的困难和问题。我们在心理咨询的过程中，有时候，治疗师不能只是简单地告诉来访者转变认知，因为有的来访者不知道什么是认知，如果能够把类似的故事告诉给他们，很容易使他们理解和接受的。

（四）吃葡萄的心情和感受

房子后面的葡萄树，很多年一直半死不活的，终于这一年，枝叶茂盛，结满了很多葡萄，主人很高兴，摘一些葡萄送给别人品尝，想让大家分享一份丰收的喜悦心情。当他把葡萄送给一位商人的时候，商人用两个手指掐了一颗小心地送进嘴里，忙说“好吃，好吃，多少钱一斤?”主人说不要钱，请你尝尝，商人不愿意，坚持要付钱，无奈主人只好收下了他的钱。当主人把葡萄送给一个干部的时候，干部注视着他，然后问：“你有什么事吗?”主人告诉他，没有什么事，只是想让他尝尝这棵老树结的新葡萄。主人把葡萄送给一位少妇，她有些意外，她的丈夫一脸的警惕，主人很尴尬，忙解释说，这种葡萄本地没有，很好吃，那男的像吃毒药一样，吃了一颗，肯定是酸的，从此，他们家有了争吵声。主人把葡萄送给一位过路的老人，他吃了一颗后，摸摸胡子说了句不错，就头也不回地走了。主人很高兴，终于找到了一个人，他是在真正地吃葡萄。

这个故事说的是我们在考虑问题的时候，很容易只站在自己的角度思考和推测，而这种思考和推测与我们的职业、年龄和生活经历等因素有很大的关系，很容易把对各种事物的观念和思维编入个人的框架里，戴着有色眼镜去看问题，这样难免会把问题看歪，犯这样或那样的错误。如果我们能够改变一种心态去认识问题，或许外面的世界也就跟着发生了变化。

（五）再活一次的选择

一天，上帝酒足饭饱之后，突发奇想："假如让现在世界上每一位生存者再活一次，他们怎样选择呢?"于是，上帝授意给世界众生发一答卷，让大家填写。答卷收回后，令上帝大吃一惊，请看他们各自的回答。

猫："假如让我再活一次，我要做一只鼠。我偷吃主人一条鱼，会被主人打个半死。老鼠呢，可以在厨房翻箱倒柜，大吃大喝，人们对他也无可奈何。"

鼠："假如让我再活一次，我要做一只猫，吃皇粮，拿官饷，从生到死，由主人供养，时时还有我们的同类给他送鱼送虾，很自在。"

猪："假如让我再活一次，我要当一头牛。生活虽然苦点，但名声好。我们似乎是傻瓜懒蛋的象征，连骂人也都要说'蠢猪'。"

牛："假如让我再活一次，我愿做一头猪。我吃的是草，挤出的是奶，干的是力气活，有谁给我评过功，发过奖?做猪多快活，吃了睡，睡了吃，肥头大耳，生活赛过神仙。"

鹰："假如让我再活一次，我愿做一只鸡，渴有水，饿有米，住有房，还受主人保护。我们呢，一年四季漂泊在外，风吹雨淋，还要时刻提防冷枪暗箭，活得多累呀!"

鸡："假如让我再活一次，我愿做一只鹰，可以翱翔天空，任意捕兔捉鸡。而我们除了生蛋司晨外，每天还胆战心惊，怕被捉被宰，惶惶不可终日。"

最有意思的是人的答卷，男人一律填写为："假如让我再活一次，我要做一个女人，上电视、登报刊、做广告、印挂历，多风光。即使是一个无业青年，只要长得靓，一阵银铃般的笑声，一句嗲声嗲气的撒娇，一个朦胧的眼神，都能让那些正襟危坐的大款们神魂颠倒。"女人的答卷一律填写为："假如让我再活一次，一定要做个男人，经常出入酒吧、餐馆、舞厅，不做家务，还摆大男子主义，多潇洒!”

上帝看完，气不打一处来，“哧哧”把所有答卷全都撕得粉碎，厉声喝道：“一切照旧!”

这个故事通过不同动物和人类的回答，看出了人类一些认知上的问题，好像别人拥有的都是好的，属于自己的都是不好的。人们总是渴望那些本不属于自己的东西，最后通过上帝的回答，告诫我们要学会好好珍惜自己的东西，只有自己的才是最宝贵的，不要这山望见那山高，否则，只会使个人感到痛苦和绝望，而失去属于自己的幸福。

二、珍惜自己和现在的故事

（一）富翁和渔夫的故事

一个富翁遇见一个渔夫在海边垂钓，就关切地说：“你这样怎能赚到大钱？如果我是你，就想办法买一艘渔船，这样就能够捕到更多的鱼，赚更多钱。”“然后呢？”渔夫问。“然后我会把赚到的钱再去投资，比如开工厂。”“然后呢？”渔夫继续问。“然后我再去投资，赚更多的钱，我就可以成为更大的富翁。”“你有那么多钱干什么？”渔夫进一步问。“然后我就可以到夏威夷海滩度假，享受悠闲的生活啦!”“那么，你看我现在不是正在享受这样悠闲的生活吗？”渔夫回答说。

这个故事是说我们在生活中有时候会被社会大流所左右，一旦进入某种状态，很容易被事物本身的条件所控制或吸引，而忘掉自己最初的追求和愿望，不知道珍惜自己眼前的事物，盲目追求更远更大的目标。在实际生活中，我们可以看到，有的人为了追求更多的金钱，而不惜透支自己的身体和精力，结果死于非命，也有的为了更大的目标，不惜去冒险，甚至犯罪结果失去了自由，徒留痛苦与悔恨。

（二）不让机会错过

有一个年轻人非常想娶农场主漂亮的女儿为妻，于是，他来到农场主家里求婚。农场主打量了他一番，说道："我们到农场去，我会连续放出三头公牛，如果你能抓住任何一头公牛的尾巴，你就可以迎娶我的女儿了。"于是，他们来到农场。年轻人站在那里焦急地等待着农场主放出的第一头公牛。不大一会儿，牛栏的门被打开了，一头公牛向年轻人直冲过来。这是他见过的最大而且最丑陋的一头牛了。他想，下一头牛应该比这一头好吧。于是，他跑到一边，让这头牛穿过牧场，跑向牛栏的后门。牛栏的大门再次打开，第二头公牛冲了出来。然而，这头公牛不但形体庞大，而且异常凶猛。它站在那里，蹄子刨着地，嗓子里发出咕噜咕噜的怒吼声。"哦，这真是太可怕了。无论下一头公牛是什么样的，总会比这头好吧。"于是，他连忙躲在栏杆的后面，让这头凶猛的牛穿过牧场，跑向牛栏的后门。不大一会儿，牛栏的门第三次打开了。当年轻人看到这头公牛的时候，脸上绽开了微笑。因为这头公牛不但形体矮小，而且瘦弱，这正是他想要抓的那头公牛！当这头牛向他跑来的时候，他看准时机，猛地一跃，正要抓住牛尾巴，但是，……这头牛竟然没有尾巴！

显然，这个年轻人未能娶上农场主漂亮的女儿为妻。其实，他曾经拥有机会，但是，机会稍纵即逝。从这个故事我们看到，要善于抓住机会，千万不要让机会从身边溜走，实在是人生走向成功的一种重要本领。在生活中我们必须抓住机遇，不要把现有的机会错过，而去争取将来虚无的机会，我们只有认认真真的脚踏实地，才能够发挥自己的所长，创造美好的未来。如果只生活在希望里，我们只能拥有希望。在实际心理辅导过程中，常遇到一些过于追求完美的人，总是不满足于眼前的事情或朋友，而是理想化地去幻想未来，这样到头来只能一事无成，两手空空。例如现在大学生找工作或找对象，有的人知道抓住眼前的机遇，有的人总是幻想更好的将来，结果善于抓住机遇的人，体验到了现实的满足和喜悦，而总是把希望寄予将来的人，只能在焦虑的等待和期盼中度过。

（三）守财奴的故事

有个守财奴，用自己的全部家当换了一块金子，把它埋在墙角下的一个洞里，而且每天都要看一次。由于他总是去那里，渐渐地引起了别人的注意，发现了这个秘密，终于趁他不备偷走了金子。守财奴再去时，金子已经不在，于是他放声大哭。邻居见他如此难过，就安慰他说："金子埋在那里不用，和石头有什么区别呢？这样吧，你再埋一块石头在那里，拿它当金子不就行了吗？"

这个故事是在讽刺那些有钱人，过度追求金钱，而放之不用，有时候反而会生出麻烦。教育我们应当用正确豁达的态度对待金钱，既不要一毛不拔，也不能胡乱挥霍，金钱本来可以使我们的生活变得更加美好，我们不必为一些花不出去的金钱而苦恼。

三、解决矛盾的方法

（一）生气的妇人

一个妇人特别喜欢为一些琐碎的小事生气，她也知道自己这样不好，便去求一位高僧为自己谈禅说道，开阔心胸。高僧听了她的讲述，一言不发地把她领到了一个座禅房中，落锁而去。妇人气得跳脚大骂，骂了许久，高僧也不理会，夫人又开始哀求，高僧仍置若罔闻，妇人终于沉默了。高僧来到门外，问她："还生气吗？"夫人说："我只为自己生气，我怎么会到这地方来受这份罪。""连自己都不原谅的人怎么能心如止水？"高僧拂袖而去。过了一会，高僧又问她："还生气吗？""不生气了。"夫人说。"为什么？"夫人回答："气也没有办法呀。"高僧说："你的气并未消失，还压在心里，爆发后将会更加剧烈。"高僧又离开了。过了一会，高僧第三次来到门前，妇人告诉她："我不生气了，因为不值得气。""还知道不值得，可见心中还有衡量，还是有气根。"高僧笑道。当高僧的身影迎着夕阳立在门外时，妇人问高僧："大师，什么是气？"高僧将手中的茶水倾洒于地。妇人视之良久，顿悟。

故事说明了人为什么要生气。当我们生气的时候，实际上就是拿别人的缺点或错误和自己过不去，如果我们心里对这些事情耿耿于怀或者割舍不下，就会产生内心的不平衡从而出现情绪反应，我们越是对问题纠缠不放，我们就越会感到生气，当我们学会了放弃或者转移目标时，气自然就会远离我们。我们要想避免生气，就要学会放弃问题。在心理咨询过程中，有的来访者总是自觉不自觉地钻进一些问题里面不能够自拔，带来严重的情绪问题，我们可以让他们通过对此故事的理解，帮助他们学会转移自己的注意力，从烦恼的事情中跳出来。

（二）谁最痛苦

古印度有个故事，说佛陀为了消除人间的疾苦，就从人间选了100个自认为最痛苦的人，让他们把各自的痛苦写在纸上。写完后，佛陀说："现在把你们手里的纸条相互交换一下。"这100个人交换过手里的纸条后，个个十分惊奇，都争着从别人手里抢回自己写的。这其中有两层含义：一是说每个人都有自己的痛苦，因为看问题的角度、人生观等不同，所以每个人的痛苦都不一样；再一点就是，别人的痛苦比你的更多更大，相比之下，你的那点痛苦就显得很微小了。只是，你以前为什么没有意识到呢？为什么老是睁着眼睛羡慕别人呢？

故事是说我们生活中的每个人，都有意或无意地容易站在自己的立场上看问题，只知道自己的痛苦，不知道别人的痛苦，看别人时总是羡慕别人的幸福，而看自己总是抱怨自己的不如意。其实，世间没有一个人是没有痛苦的，只是每个人的痛苦不一样罢了。因此，我们要学会忍受痛苦，学会和痛苦作斗争，这样才能够更好地享受生活。在心理咨询过程中，我们有时候会遇到这样的来访者，整天抱怨自己的不幸和痛苦，总是羡慕周围人的快乐和幸福，其实，不知道其他人也有痛苦，而自己也有值得幸福和欣慰的事情。

（三）控制情绪

有位经理，一大早起床，发现上班时间快要来不及了，便急急忙忙地开了车往公司急奔。一路上，为了赶时间，这位经理连闯了几个红灯，终于在一个路口被警察拦了下来，给他开了罚单。这样一来，上班更是要迟到了，到了办公室之后，这位经理犹如吃了火药一般，看到桌上放着几封昨天下班前便已交代秘书寄出的信件，经理更是生气，把秘书叫了进来，劈头就是一阵痛骂。秘书被骂得颇有莫名其妙的感觉，拿着未寄出的信件，走到总机小姐的座位，照样是一阵狠批，秘书责怪总机小姐昨天没有提醒她寄信。总机小姐被骂得心情恶劣之至，便找来公司内职位最低的清洁工，借题发挥，对清洁工的工作，没头没脑地又是一连串声色俱厉的指责。清洁工底下没有人可以再骂下去，她只得憋着一肚子闷气。下班回到家，清洁工见到读小学的儿子趴在地上看电视，衣服、书包、零食丢的满地都是，当下逮住机会，便把儿子好好地修理了一顿。儿子电视也看不成了，忿忿地回到自己的卧室，见到家里那只大懒猫正盘踞在房门口，儿子一时怒由心中起，恶向胆边生，立即狠狠地踢了一脚，把猫儿踢得远远的。无故遭殃的猫儿，心中百思不解："我又是招谁惹谁啦?"

这个故事说明我们在愤怒和遭受挫折时，很容易迁怒周围的人、事、物，这是很自然的事情，这样就会发生矛盾或者冲突。当然，如果我们认识到了这一点，一方面，当我们生气或者遭受不幸的时候，尽量控制自己的情绪，不要影响其他人，更不要轻易迁怒别人；另一方面，当我们遇到无明显原因的指责和批评时，在反省自己行为的同时，也要观察指责我们的人是否也受了挫折和批评。这些类似的问题，在咨询过程中合理的运用和处理，可以帮助来访者解决好人际冲突和矛盾。

（四）烦恼的来源

过去有一个大富翁，家有良田万顷，身边妻妾成群，可是日子过得并不开心。挨着他家墙的外面，住着一户穷铁匠，夫妻俩整天有说有笑，日子过得很开心。一天，富翁小老婆听见夫妻俩在唱歌，便对富翁说："我们虽然有万贯家产，可是日子过得还不如穷铁匠开心！”富翁想了想笑着说：“我能叫他们明天唱不出来！”于是拿了两根金条，从墙头上扔过去，打铁的夫妻俩第二天打扫院子时发现不明不白的两根金条，他们连铁匠炉子上的活也丢下不干了，男的说：“咱们用金条置些好田地。”女的说：“不行！金条让人家发现会怀疑我们是偷来的。”男的说：“你先把金条藏在炕洞里。”女的摇摇头说：“藏在炕洞里会叫贼娃子偷去。”他们俩商量来，讨论去，谁也想不出好办法。从此，夫妻俩吃饭不香，觉也睡不安稳，当然再也听不到他俩的欢笑和歌声了。富翁对他太太说：“你看，他们不再说笑，不再歌唱了吧！道理就这么简单。”

该故事说明了人的幸福并不完全和金钱有关，没有钱的时候还有快乐，而有钱的时候反而会有很多烦恼。现实生活中类似的例子也不少见，在贫穷的日子里夫妻俩还可以相亲相爱，共同打造美好的生活，可是，一旦有了生活保障或者发了家，有时候往往会出现这样和那样的家庭纠纷和烦恼，有的还走上了离婚的道路。根据这个故事在心理辅导中可以帮助来访者正确认识金钱和幸福的关系，明确生活目标，维持稳定的家庭关系。

（五）扁鹊的医术

魏文王问名医扁鹊说：“你们家兄弟三人，都精于医术，到底哪一位最好呢？”扁鹊答：“长兄最好，中兄次之，我最差。”文王再问：“那么为什么你最出名呢？”扁鹊答：“长兄治病，是治病于病情发作之前。由于一般人不知道他事先能铲除病因，所以他的名气无法传出去；中兄治病，是治病于病情初起时。一般人以为他只能治轻微的小病，所以他的名气只及本乡里。而我是治病于病情严重之时。一般人都看到我在经脉上穿针放血、在皮肤上敷药等大手术，所以以为我的医术高明，名气因此响遍全国。”

该故事说明我们在处理问题的时候，事后控制不如事中控制，事中控制不如事前控制，等到错误的决策造成了重大的损失才寻求弥补，而往往是即使请来了名气很大的“空降兵”，结果也会于事无补。在心理咨询过程中可以帮助治疗师和来访者把问题处理在事情恶化以前。

（六）人生的秘诀

30年前，一个年轻人离开故乡，开始创造自己的前途。他动身的第一站，是去拜访本族的族长，请求指点。老族长正在练字，他听说本族有位后辈开始踏上人生的旅途，就写了3个字：不要怕。然后抬起头来，望着年轻人说："孩子，人生的秘诀只有6个字，今天先告诉你3个，供你半生受用。"30年后，这个从前的年轻人已是人到中年，有了一些成就，也添了很多伤心事。归程漫漫，到了家乡，他又去拜访那位族长。他到了族长家里，才知道老人家几年前已经去世，家人取出一个密封的信封对他说："这是族长生前留给你的，他说有一天你会再来。"还乡的游子这才想起来，30年前他在这里听到人生的一半秘诀，拆开信封，里面赫然又是3个大字：不要悔。

这个故事说明在人生旅途中，难免会遇到挫折和失败，年轻时，我们面对挫折和失败的解决办法就是"不要怕"，任何事情只要我们有坚定的信心和毅力，不怕犯错误，不怕栽跟头，不怕受磨难，最后我们就能够取得最后的胜利和成就；到了中年以后，我们面对生活的失败和挫折的时候，我们解决问题的基本思路应该是"不要悔"，因为人生不可能重复已经走过的历程，任何经历过的事情和结局都是我们必须正确面对的，这时候只有不悔，才能够减少我们的痛苦，振奋我们的精神，增加我们的斗志，获得人生的快乐。在心理咨询过程中，很多来访者的问题就是生活在对过去的回忆和后悔中，所产生的痛苦和内疚，治疗师通过该故事讲解，可以帮助他们增强信心，减少痛苦。

（七）让失去变得可爱

一个老人在高速行驶的火车上，不小心把刚买的新鞋从窗口掉了一只，周围的人倍感惋惜，不料老人立即把第二只鞋也从窗口扔了下去。这举动更让人大吃一惊。老人解释说："这一只鞋无论多么昂贵，对我而言已经没有用了，如果有谁能捡到一双鞋子，说不定他还能穿呢!”

这个故事告诉我们在生活中要学会放弃，有时候我们的困惑和焦虑就在于我们不能够及时地放弃一些东西，实际上有时候我们抓住不放的东西对我们没有任何用途，只是增加了我们的烦恼和忧愁。因此，心理学家告诉我们，放弃是一种智慧，放弃使人快乐。

四、人际交往的技巧

（一）耍小聪明的故事

八月十五，10只狐狸在葡萄架下碰了头。从“吃不着葡萄说葡萄酸”聊起，谈天说地，一直唠到了日落西山头。每只狐狸摘了一篮晶莹剔透的红葡萄，临分手时相互约定：明年中秋月圆时，各自带上一瓶自酿的葡萄酒，葡萄架下再聚首。

狐狸甲回到家躺在大床上，辗转反侧，越思越想越觉得自己是个冤大头。凭什么我酿一斤葡萄酒，白给它们9个喝到肚子里。一拍天灵盖，一条妙计上心头，我何不拿一斤白水去赴约。一斤水兑在9斤酒里，谁也不知道是我耍滑头。

狐狸乙回到家躺在大床上，心绪悠悠，越思越想越觉得自己是个冤大头。为啥我酿一斤葡萄酒，白给它们9个喝到肚里头。一挤三角眼，一条妙计上心头，我何不拿一斤白水去赴约。一斤水兑到9斤酒里，谁也不知道是我耍滑头……

10只狐狸各有妙计在心头。单等那一年一度中秋到，月儿爬上柳梢头。10只狐狸喜滋滋、兴冲冲，踏着月光，葡萄架下觅旧友。只见它们出入往还、过往穿梭如“走马灯”，把一斤斤自酿的葡萄酒——白水倒在壶里头。展开八仙桌，摆上异果佳肴、珍馐美酒。大家团团圆圆，圆圆团团围着坐，狐狸甲喝了一口酒，咂咂嘴，双眉锁，摇摇头。唉？这里一定有岔头，一斤水兑在九斤酒里，怎么一点味道也没有？有心说这是白水，不是葡萄酒，又怕自己的坏事捂不住。狐狸乙喝了一口酒，咂咂嘴，双眉皱，晃晃脑。唉？这里一定有岔头，一斤水兑在九斤酒里，怎么一点味道也没有？有心说这是白水，不是葡萄酒，又怕自己的坏事露了头……10只狐狸喝了十口酒，哑巴吃黄连，有苦说不出。你看我，我瞧你，你瞅他。大家齐点头，说："真乃天下第一的葡萄酒！"

这个故事说明了每个人在考虑问题的时候，其思路一般人都会想到，不能自作聪明，待人要诚实守信，这样才能交到真正的朋友，愚弄人者招人愚弄之，可谓天公地道。彼此假来假往，互相糊弄，各耍小聪明，小伎俩，而大家却假以为常，心安理得，最终搬起石头砸了自己的脚。

（二）人生三大陷阱

一个农夫进城卖驴和山羊。山羊的脖子上系着一个小铃铛。三个小偷看见了，一个小偷说："我去偷羊，叫农夫发现不了。"另一个小偷说："我要从农夫手里把驴偷走。"第三个小偷说："这都不难，我能把农夫身上的衣服全部偷来。"第一个小偷悄悄地走近山羊，把铃铛解了下来，拴在了驴尾巴上，然后把羊牵走了。农夫在拐弯处四处环顾了一下，发现山羊不见了，就开始寻找。这时第二个小偷走到农夫跟前，问他在找什么，农夫说他丢了一只山羊，小偷说我见到你的山羊了，刚才有一个人牵着一只山羊向这片树林里走去了，现在还能抓住他。农夫恳求小偷帮他牵着驴，自己去追山羊。第二个小偷趁机把驴牵走了。农夫从树林里回来一看，驴子也不见了，就在路上一边哭一边走。走着走着，他看见池塘边坐着一个人，也在哭。农夫问他发生了什么事，那人说："人家让我把一口袋金子送到城里去，实在是太累了，我在池塘边坐着休息，睡着了，睡梦中把那口袋推到水里去了。"农夫问他为什么不下去把口袋捞上来。那人说："我怕水，因为我不会游泳。谁要把这一口袋金子捞上来，我就送他20锭金子。"农夫大喜，心想："正因为别人偷走了我的山羊和驴子，上帝才赐给我幸福。"于是，他脱下衣服，潜到水里，可是无论如何也找不到那一口袋金子。当他从水里爬上来时，发现衣服不见了。原来是第三个小偷把他的衣服偷走了。这就是人生的三大陷阱：大意、轻信、贪婪。

这个故事通过三个小偷分别对农夫进行偷窃的过程，反映了人们日常生活出现问题的根源，如果我们能够做事细心和谨慎，就不会有第一个小偷的成功偷窃；如果我们不轻易相信别人，那么也就避免了第二个小偷的问题；在很多时候，由于我们的贪婪，使得我们上当受骗，这样的例子为什么在生活中时有发生，而又不能杜绝呢，就是因为我们有着这些人性的弱点和残缺。

（三）如果先改变自己

森林里有三只蜥蜴，它们是好朋友，正在讨论生存与发展的环境问题。其中的一只看到自己的身体颜色与周围的环境大不相同，不便于隐藏，太不安全，便对另两只蜥蜴说："我们住在这里实在是太危险了，要想个办法改变环境才行。"另一只蜥蜴说："改变环境的方法太麻烦，不仅不可行而且很难取得实效，不如我们迁居到适合我们生存的地方去生活。"第三只蜥蜴说："为什么一定要环境适应我们？为什么我们不能适应环境？"它们公说公有理，婆说婆有理，各执己见，谁也说服不了谁。结果，第一只蜥蜴开始大兴土木，改造起环境，但收效甚微；第二只蜥蜴开始寻找新的适合生存的领地，但无效而返；第三只蜥蜴借助阳光和阴影，学会了逐渐地改变自己的肤色，练就了高超的隐蔽本领。

这个故事说明实践使我们形成了一个共识：有时候与其让环境适应我们，莫不如我们适应环境。一般来说一个人改变环境的能力是有限的，并且受许多条件的限制，而适应环境只需要改变我们自己就可以了，所以当我们出现和环境不协调的时候，最好的办法不是抱怨，而是如何调整自己，使其尽早适应。在心理咨询的过程中有时候发现来访者在人际交往和工作中遇到矛盾和痛苦，治疗师能够帮助他们找出问题的所在，并寻找解决问题的途径，其中适应环境和周围人的性格与习惯就是一个重要途径。

（四）皮鞋的由来

很久以前，有一位国王，他统治着一个十分富裕的国家。有一次，他到离皇宫很远的地方去旅行。他过去从来没有走过这么远的路，更何况路面异常的坎坷不平。回到皇宫后，他不停地抱怨脚疼。痛定思痛，愤怒的国王向天下发布诏令，让老百姓用牛皮铺好他要走的每一条路。很显然，这不仅要花费巨额的金钱，而且牛皮的数量也是个供不应求的实际问题。这时，一位性情耿直的大臣冒着杀头的危险进言道："陛下，为什么您要花那么多不必要的金钱呢？您为何不剪两块小牛皮包在自己的脚上呢？"听了大臣的话，国王恍然大悟，立刻接受了这个建议，为自己做了一双漂亮又实用的厚底牛皮鞋。国王穿上牛皮鞋，得意地说："皮鞋从此诞生了！过去我一直强调改变世界。现在看来，有时需要改变的是我们自己，是我们的内心。"

从上面蜥蜴和国王的故事，让人联想到英国一位长眠于地下的主教的墓志铭，上面写着这样的话：我年少时，意气风发，踌躇满志，当时曾梦想改变世界。但当我年事渐长，阅历增多，发现自己无力改变世界。于是，我缩小了范围，决定先改变我的国家，可这个目标还是太大了。接着我步入了中年，无奈之余，我将试图改变的对象锁定在最亲密的家人身上。但天不遂人愿，他们个个还是维持原样。当我垂垂老矣之时，终于读懂了一个道理：我应该先改变自己，用以身作则的方式影响家人。若我能先当家人的榜样，也许下一步就能改变我的国家；再以后，我甚至可能改造整个世界。生活中的确常常是这样：如果先改变自己，对方也会改变；对方有了改变，心境也会改变；心境有了改变，言辞也会改变；言辞有了改变，态度也会改变；态度有了改变，习惯也会改变；习惯有了改变，运气也会改变；运气有了改变，人生也会改变。

五、人际关系的有关故事

（一）传话的艺术

同在一家公司的张小姐和王小姐素来不合，有一天，张小姐忍无可忍地对另一个同事李先生说："你去告诉王小姐，我真受不了她，请她改改她的坏脾气，否则没有人会愿意理她的！"李先生说："好！我会处理这件事。"以后张小姐遇到王小姐时，王小姐果然是既和气又有礼貌，与从前相比简直判若两人。张小姐向李先生表示谢意，并且好奇地问："你是怎样说的？竟有如此的神效。"李先生笑着说："我跟王小姐说：'有好多人称赞你，尤其是张小姐，说你又温柔又善良、脾气好、人缘更佳！'如此而已。"

这个故事说明了在人际交往过程中相互传话是一种艺术。如果夸大事实，恶语攻击别人，可能会把事态扩大，加重矛盾；如果带有善意地进行宣传或者夸奖，则会避免发生争执和冲突，把问题解决得很好。这个故事可以运用在解决人际冲突心理咨询过程中，是一种借鉴和模仿。

（二）病人与强盗的故事

一天晚上，一个人正躺在床上。突然一个蒙面大汉跳进阳台，走到床边，他手中拿着一把枪，对床上的人厉声说道："举起手！起来！把你的钱都拿出来！"躺在床上的人哭丧着脸说："我患了十分严重的风湿病，尤其是手臂疼痛难忍，哪里举得起来呀。"那强盗听了一愣，口气马上变了："哎，老哥，我也有风湿病，可是比你的病轻多了，你得这种病多长时间了，都吃什么药呢？"躺在床上的人把水杨酸钠和各种激素都说了一遍，强盗说："水杨酸钠不是好药，那是医生骗钱的药，吃了它不见好也不见坏。"两人热烈讨论起来，尤其对一些骗钱的药物看法颇为一致。两个人越谈越热乎，强盗早已在不知不觉中坐在床上，并扶病人坐了起来。强盗突然发现自己还拿着手枪，面对手无缚鸡之力的病人十分尴尬，赶紧偷偷地放进衣袋之中。为了弥补自己的歉意，强盗问道：

“有什么需要帮助的吗?”病人说：“咱们有缘分，我那边的酒柜里有酒和酒杯，你拿来，庆祝一下咱俩的相识。”强盗说：“干脆到外边酒馆喝个痛快，怎样?”病人苦着脸说：“可是我手臂太疼了，穿不上外衣。”强盗说：“我能帮忙。”强盗替他穿戴整齐，扶着他向酒馆走去。刚出门，病人忽然大叫：“噢，我还没带钱呢。”强盗说：“我请客。”

这个故事说明的意思是在人际交往和沟通过程中，寻找双方的共同点十分重要，强盗和病人的共同点就在于他们都是风湿病患者，有着共同的痛苦和治疗的经历，如果我们能够在人际沟通和交往之中，注意寻找双方的共同点，就能够建立良好的人际关系。

（三）帮助别人的故事

在一场激烈的战斗中，上尉忽然发现一架敌机向阵地俯冲下来。照常理，发现敌机俯冲时要毫不犹豫地卧倒。可上尉并没有立刻卧倒，他发现离他四五米远处有一个小战士还站在那儿。他顾不上多想，一个鱼跃飞身将小战士紧紧地压在了身下。此时一声巨响，飞溅起来的泥土纷纷落在他们的身上。上尉拍拍身上的尘土，回头一看，顿时惊呆了，刚才自己所处的那个位置被炸成了一个大坑。

这个故事说明了我们在人际交往的过程中，要学会关心他人和帮助他人，有时候帮助别人也是帮助我们自己。在我们人生的大道上，肯定会遇到许许多多的困难，但我们是不是都知道，在前进的道路上，搬开别人脚下的绊脚石，有时恰恰是为自己铺路。因为或许哪一天我们也会走同样的路。

六、与性格有关的故事

（一）大胡子老人的失眠

有一个老人，非常喜欢留大胡子，花白的胡子足有一尺长。有一天，老人在门口蹓跶，邻居家5岁的小孩问她：“老爷爷，你这么长的胡子，晚上睡觉的时候，是把它放在被子里面呢还是放在被子外面呢？”老人竟一时答不上来。晚上睡觉的时候，老人突然想起小孩子问他的话。他先把胡子放在被子外面，感觉很不舒服；他又把胡子拿到被子里面，仍然觉得很难受。就这样，老人一会儿把胡子拿出来，一会儿又把胡子放进去，整整一个晚上，他始终想不出来，过去睡觉的时候，胡子是怎么放的。第二天，天刚亮，老人去敲邻居家的门。正好是小孩子来开门，老人生气地说："都怪你这小孩，让我一晚上没睡成觉。"

这个故事说明了我们日常生活中很多事情的细节是不需要过分关注和在意的，本来没有烦恼的老人，就是因为小孩子的一个无关问题，引起了过分关注胡子在睡觉时候放的位置，结果导致失眠，带来痛苦。在心理咨询的过程中有时候来访者的心理问题也就是对一些毫无意义事情的关注引起的，本来没有任何烦恼，正是因为我们对某些毫无意义事情的关注而引起无谓的痛苦。

（二）孟母三迁的故事

孟子自幼丧父，全靠母亲一个人含辛茹苦把他抚养成人。被后世称为“亚圣”的孟子，其实小时候非常顽皮淘气。为教育他学好，孟母花费了很多心思。起初，孟家住在一所公墓附近。埋葬死人的事情孟子看得多了，便学着玩挖坟、抬棺材、埋死人一类的游戏，有时还学着送葬的人哭嚎。看着儿子整天玩这种把戏，孟母感到这样下去对儿子的成长不利，思来想去，孟母决定搬家，使儿子远离这种环境，让他的身心能够在良好的环境中成长。于是，他们将家搬到一个新的地方去住，不料居所靠近集市，孟子成天接触的是一些竞相牟利的商人，又学着商人的样子做起经营买卖的玩耍，并对商人赚钱的一套办法羡慕起来。孟母觉得这个地方对儿子的成长同样不利，于是再一次搬家，搬到一所学校的旁边居住。自此，孟子才开始学习诗书礼仪，逐渐懂得礼貌而且要求上进了。这下子，孟子的母亲可高兴了，认为这个地方对儿子的成长大有好处，于是便在这个地方长期居住下来。后人又称这个故事为“三迁之教”。

这个故事说明的是环境因素对个人成长的影响。通常我们说的“近朱者赤，近墨者黑”也就是这个道理。根据现代心理学的原理，行为主义认为，外界的环境刺激影响着个体的生长发育和性格特征，在咨询过程中可以帮助来访者认识这些关系，特别是针对成长过程中的青少年咨询，要让家长理解和接受这些基本的道理，在家庭生活和社会交往中锻炼孩子的个性，培养他们健全的人格。

（三）渔王的儿子

有个渔人有着一流的捕鱼技术，被人们尊称为“渔王”。然而“渔王”年老的时候非常苦恼，因为他的三个儿子的渔技都很平庸。于是他经常向人诉说心中的苦恼：“我真不明白，我捕鱼的技术这么好，我的儿子们为什么这么差？我从他们懂事起就传授捕鱼技术给他们，从最基本的东西教起，告诉他们怎样织网最容易捕捉到鱼，怎样划船最不会惊动鱼，怎样下网最容易请鱼人瓮。他们长大了，我又教他们怎样识潮汐，辨鱼汛……凡是我长年辛辛苦苦总结出来的经验，我都毫无保留地传授给了他们，可他们的捕鱼技术竟然赶不上技术比我差的渔民的儿子！”一位路人听了他的诉说后，问：“你一直手把手地教他们吗?”“是的，为了让他们得到一流的捕鱼技术，我教得很仔细、很耐心。”“他们一直跟随着你吗?”“是的，为了让他们少走弯路，我一直让他们跟着我学。”路人说：“这样说来，你的错误就很明显了。你只传授给了他们技术，却没传授给他们教训，对于才能来说，没有教训与没有经验一样，都不能使人成大器!”

这个故事说明了一个人在成长的过程中，优越的环境条件，有时候反而影响了个人人格的发育和成熟，因为一个从来没有遇到过挫折和失败的人，是很难获得巨大成功的，这正如中国有句古训：“富不过三代。”也是说得这个道理。在我们心理咨询过程中，有时候可以看到一个从来没有经过挫折和失败的人，一旦遇到问题的时候，就会束手无策，不知道该如何解决，因而给自己的生活和工作带来痛苦。

七、其他与心理治疗有关的故事

（一）一个人的愿望

一天有个人幸运地遇见了上帝。上帝对他说：从现在起，我可以满足你任何一个愿望，但前提是你的邻居必须得到双份。那人听了喜不自禁，但仔细一想后，心里很不平衡：要是我得了一份田产，那邻居就会得到两份田产；我要是得到一箱金子，那他就会得到两箱金子；更要命的是，要是我得到一个绝色美女……那人想来想去，不知该提出什么愿望，因为他实在不甘心让邻居占了便宜。最后，他咬咬牙对上帝说："万能的主啊，请挖去我一只眼珠吧。"

这个故事反映的是人的嫉妒心态，读了让人毛骨悚然，它告诫我们：如果让人类的这种心态恶性循环下去，所有美好的东西将成为嫉妒的陪葬品。这种狭隘的嫉妒显然是消极的，但我们必须看到人类具有这种内在的特性，才能够把握各种情景和事态的发展，不然它会扼杀掉很多人类美好的东西。

（二）渔夫的故事

古时候有一个渔夫，是出海打鱼的好手。他有一个习惯，每次打鱼前都要立一个誓言，有一年春天，听说市面上墨鱼的价格最高，于是他立下誓言：这次出海只捕捞墨鱼，好好赚它一笔。但这次鱼汛所遇到的都是螃蟹，他非常懊悔地空手而归。等他上了岸，才得知市面上螃蟹的价格比墨鱼还要高，他后悔不已，发誓下一次出海一定打螃蟹。第二次出海，他把注意力全放在螃蟹上，可这次遇到的全是墨鱼。不用说，他又只得饿着肚皮回来了，他懊悔着发誓，下次出海无论是遇到螃蟹还是墨鱼，全部都打。第三次出海后，渔夫严格地遵守自己的诺言，他一只螃蟹和墨鱼都没有见到，见到的只是一些马鲛鱼。于是，渔夫再一次空手而归……渔夫没有赶得上第四次出海，他在自己的誓言中饥寒交迫地死去了。

这个故事说明了在我们的生活中，我们的目标和现实有时候会出现不一致，有时候会有一定的距离，我们必须好好珍惜我们所拥有的机会和遇到的机遇，去调整自己的目标，而不能教条地只接受一种现实结果，否则，很容易像渔夫一样遭受失败和挫折。在心理治疗过程中，有的来访者就是只关注一件事情，不管现实是如何的改变，他就是不接受，这样的人只能忍受痛苦或者遭受失败。

（三）悬赏

一位富翁的狗在散步时跑丢了，于是富翁就在当地电视台发了一则启示：有狗丢失，归还者，付酬金一万元。并有小狗的一张彩照充满大半个屏幕。启示播出后，送狗者络绎不绝，但都不是富翁家的，富翁太太说，肯定是真正捡到狗的人嫌给的钱少，那可是一只纯正的爱尔兰名犬。于是富翁就把电话打到电视台，把酬金改为两万元。一位沿街流浪的乞丐，看到了这则启示，他立即跑回他住的窑洞，因为前天他在公园的躺椅上打盹时捡到了一只狗，现在这只狗就在他住的那个窑洞里拴着。回去一看，果然是富翁家的狗，乞丐第二天一大早就抱着狗出了门，准备去领两万元酬金。当他经过一家大百货公司的墙体屏幕时，又看到了那则启示，不过赏金已变成三万元。乞丐又折回他的窑洞，把狗重新拴在那儿，第四天，悬赏果然又涨了。在接下来的几天里，乞丐没有离开过这只大屏幕，当酬金涨到使全城的市民都惊讶的时候，乞丐返回他的窑洞，可是那只狗已经死了，因为这只狗在富翁家吃的都是鲜牛奶和烧牛肉，对这位乞丐从垃圾桶里捡来的东西根本受不了。

这则故事中富翁本来可以找回自己的爱犬，乞丐也可以得到一定的悬赏，可是当主人一再增加悬赏的时候，狗又被乞丐带回，等待更高的悬赏，可是没想到最后主人的狗也被饿死了，而乞丐什么也没有得到，告诫人们金钱不是万能的，但是金钱对人们的诱惑却使得人们失去了应该有的机会。

（四）寻短见的少妇

夏天的一个傍晚，一个美丽的少妇投河自尽，被正在河中划船的白胡子艄公救起，“你年纪轻轻的，为何寻短见?”艄公问。“我结婚两年，丈夫就遗弃了我，接着孩子又病死了，您说，我活着还有什么乐趣?”少妇哭诉道。“两年前你是怎么过的?”艄公问。少妇的眼睛亮了：“那时我自由自在，无忧无虑……”“当时你有丈夫和孩子吗?”“当然没有。”“那么你不过是被命运之船送回了两年前，现在你又自由自在、无忧无虑了，请上岸吧。”少妇回到岸上，艄公摇船远去，少妇揉揉眼睛，恍如作了一个梦，她想了想，离岸走了，自此，她再也没有寻过短见。

故事告诉我们，一个人要有勇气战胜自己，当我们遇到挫折的时候，首先要反省自己，不能一味地考虑事情本身，而要学会从事情里跳出来，进而解脱烦恼和困惑。

（五）选择

有一个古老的难题在传说：当你的母亲、妻子、孩子都掉进水中时，你先去救谁。不同的人给出不同的答案，众说纷纭，哲学家们就不同的答案给出深入的分析，说明不同的人思想、灵魂、文化深处的重大差异。这一次，一位农民给出了他的答案，他的村庄被洪水冲没，他从水中救出了他的妻子，而孩子和母亲都被冲跑了。事后，大家七嘴八舌，有的说救对了，有的说救错了。哲学家问农民当时怎么想的，农民说：“我什么也没想，洪水来的时候，妻子正在我身边，我抓住她就往高处游，当我返回时，母亲和孩子都被冲跑了。”

这是一个古老的故事，是在家庭关系问题上进行的一次辩驳和理解。可是，在现实生活中，农民的做法是最合乎实际的，因为那时候没有时间和机会让你去思考和犹豫。在心理咨询过程中，有时候来访者就是纠缠在对一些问题的看法和理解上，而没有考虑现实的实际情况，实际上这种人缺乏的是生活的体验与感受，困惑的只是虚无的世界。

以上列举的只是日常生活中几个经典的寓言故事，只是想通过它们的寓意，折射人们对问题的看法和思路，在心理治疗过程中，恰当地加以引用和理解，可以帮助来访者解决问题，为治疗师提供很好的治疗方法，改善治疗关系，增加治疗效果，有利于心理治疗的很好开展。

（六）孩子在为谁而玩

一群孩子在一位老人家门前嬉闹，叫声连天。几天过去，老人难以忍受。于是，他出来给了每个孩子 25 美分，对他们说："你们让这儿变得很热闹，我觉得自己年轻了不少，这点钱是为了表示谢意。"孩子们很高兴，第二天仍然来了，一如既往地嬉闹。老人再出来，给了每个孩子 15 美分。他解释说，自己没有收入，只能少给一些。15 美分也还可以吧，孩子仍然兴高采烈地走了。第三天，老人只给了每个孩子 5 美分。孩子们勃然大怒，"一天才 5 美分，知不知道我们多辛苦!"他们向老人发誓，他们再也不会为了他，在这里玩耍了。

这个故事说明我们行为受动机的支配。人的动机分两种：内部动机和外部动机。如果按照内部动机去行动，我们就是自己的主人。如果驱使我们的是外部动机，我们就会被外部因素所左右，成为它的奴隶。在这个寓言中，老人的算计很简单，他将孩子们的内部动机"为自己快乐而玩"变成了外部动机"为得到美分而玩"，而他操纵着美分这个外部因素，所以也操纵了孩子们的行为。寓言中的老人，像不像是你的老板、上司？而美分，像不像是你的工资、奖金等各种各样的外部奖励？如将外部评价当作参考坐标，我们的情绪就很容易出现波动。因为，外部因素我们控制不了，它很容易偏离我们的内部期望，让我们不满，让我们牢骚满腹。不满和牢骚等负性情绪让我们痛苦，为了减少痛苦，我们就只好降低内部期望，最常见的方法就是减少工作的努力程度。一个人之所以会形成外部评价体系，最主要的原因是父母喜欢控制他。父母太喜欢使用口头奖惩、物质奖惩等控制孩子，而不去理会孩子自己的动机。久而久之，孩子就忘记了自己的内在动机，做什么都很在乎外部的评价。上学时，他忘记了学习的内在动机——好奇心和学习的快乐；工作后，他又忘记了工作的内在动机——成长的快乐，上司的评价和收入的起伏成了他工作中快乐和痛苦的源头。切记：外部评价系统经常是一种家族遗传，但你完全可以打破它，从现在开始培育自己的内部评价体系，让学习和工作变成“为自己而玩”。

（七）庄子妻死

庄子的妻子死了，惠子去吊丧，看见庄子正岔开双腿像簸箕似地坐着，一边敲盆，一边唱歌。惠子说：“你和你妻子住在一起，你妻子把子女抚养长大，年老身亡，她死了你不哭也就罢了，还一边敲着盆子一边唱着歌，这岂不是太过分了吗?”庄子回答说：“不是这样。当她刚死的时候，我怎么能不悲伤呢？可是想想她的原先，本来是没有生命的，不仅没有生命而且还没有形体，不仅没有形体而且还没有气息。混杂在恍恍惚惚之中，变着变着就有了气，气再变就有了形体，形体再变就有了生命，现在又变而为死，这就好像春夏秋冬四季更迭一样。人们现在已经静静地安息在天地这个大房屋里，而我却嗷嗷地跟着哭她，我以为这是不通达天命，所以停止了哭泣。”

这个寓言故事表达的是我国历史上的著名哲学大师庄子的生死观，说明生老病亡是一种自然规律，任何人是不能抗拒的，因此我们要有个良好的心态面对他们，当我们的亲人或朋友遇到这些问题时，应该保持一种正确的认知，不能够过于沉浸在悲痛之中，以免给活着的人带来生活的痛苦。在心理咨询过程中，有时候会遇到来访者不能接受亲人的亡故或不幸遭遇，治疗师要帮助他们分析事情的前因后果，让他们了解这些自然规律，重新振奋他们的精神和意志，获得新的生活动力。

（八）蜂蜜与鲜花

玫瑰花枯萎了，蜜蜂仍拼命吮吸，因为它以前从这朵花上吮吸过甜蜜。但是，现在在这朵花上，蜜蜂吮吸的是毒汁。蜜蜂知道这一点，因为毒汁苦涩，与以前的味道是天壤之别。于是，蜜蜂气愤不过，它吸一口就抬起头来向整个世界抱怨，为什么味道变了？终于有一天，不知道是什么原因，蜜蜂振动翅膀，飞高了一点。这时，它发现，枯萎的玫瑰花周围，处处是鲜花。

这是一个让人们学会放弃并转移目标的寓言故事。在心理咨询的过程中，有时候我们会遇到一个人过于沉溺于某件事情或某个人，导致严重的心理痛苦。如果我们能够帮助来访者分析领会到自己的问题，就会使他们的人格有一个健康的成长。

第三节 寓言故事帮助解决临床问题的案例

寓言故事的题材很多，表达的思想内容丰富多彩，我们可以在心理咨询过程中恰当地引用故事，帮助来访者认识自己的问题或找出解决的办法，现就我们实际工作中的案例列举如下：

案例一 一名因失恋而痛苦的中年男子

【案例描述】

来访者，男，37岁，在一名年轻漂亮女士的陪同下进入治疗室。他们坐下后，治疗师开口问是谁来咨询，有什么困惑。来访者说是自己咨询，并指着年轻的女士说那是他的女朋友，想先请自己的女朋友说说情况。该女士自我介绍，说她是某医院的一名护士，认识这个男朋友3个月了，最近女方认为不合适，想终止恋爱关系，可是男的接受不了，整天痛苦不堪，失眠焦虑，想过来看看是否男的有问题。治疗师问男方为什么接受不了，来访者就回忆叙说了他们当初认识的经过。原来，他们是在3月前，在婚姻介绍所的牵引下认识的。初次见面的时候，双方感觉都很一般，女方认为男士的年龄比自己大10岁（女方27岁）不是很合适，但是认识以后，两个人保持了联系，男的常请女的吃饭。如此交往了大概两周后，女的搬进了男方的家里同居了。接着男方主动提出给女方一万元钱，说是让女方消费用的。女方开始推辞了一下，后来还是收下了，并说算是暂时为男方保管。大概过了一段时间后，男方的一个朋友劝告男方，提醒他，该女的是否是为了他的钱，才和他恋爱的，并出主意说让男方给女的要回来那一万块钱，看她是否愿意归还。如果女的不还，就说明是为了他的钱而恋爱的。后来，男的果真采纳了朋友的建议，对女方说有急事需要用那一万块钱，可是女方只归还了七千元，这样就引起了男方的怀疑。后来有一天，男方从外地出差回来，打电话给女友，女友没有及时接电话，过了一会女的把电话打过来说是当时正忙呢，结果男的十分生气，说本来是到外地还特别给女的买了衣服，可是她连电话都不接，使得他十分恼怒，当时就隔着车窗把给女的买的衣服扔了。情人节那天，男方打电话给女方，女方回电话说是和同学在一起吃饭，到了晚上九点多，又打电话的时候，女方手机关机，引起了男方的怀疑，大概一小时以后，打电话找到女方，知道女方在歌厅唱歌，结果男方到歌厅找她，还不问青红皂白就打了女方两个耳光。结果，双方就出现分歧和矛盾，女方要求终止恋爱关系，可是男方坚持非要保持关系。后来男方发现自己的女朋友在他之外，又认识了新的男朋友，并且来访者还和那个男的通了电话，来访者告诉那个男的说，该女士是自己的女朋友，并且已经同居在一起了，那个男的说是不知道。目前的情况是女方坚持分手，男方说他离不开女方，过来咨询的目的是判断男方是否有心理问题，男方问咨询师是否有什么方法可以让自己不想女方。

【治疗经过】

治疗师在耐心听取双方的陈述后，对双方目前的状况表示理解。治疗师问女方是否接受男方的条件，女方说开始的时候觉得他年龄比自己大10岁，认为不是很合适，后来的交往中，觉得他对自己还不错，也就慢慢接受了他。可是自从最近他动手打了她两次后，认为他有暴力倾向，目前不愿意和他继续交往了。她说：现在的情况是他对自己纠缠不放，让她上班整天提心吊胆的，生怕他来找自己。治疗师问男方为什么喜欢女方，他回答说开始的时候觉得只是一般的朋友，可是后来同居后觉得她人很好，特别是春节前，妈妈患了绝症（脑瘤），在家里治疗的时候，当护士的她每天两次跑着为妈妈输液。这时女的插话说，那时候只是以他的好朋友的身份去为他母亲治疗的，当时他没有告诉母亲这是他的女朋友。治疗师问为什么不告诉母亲呢？男的说主要是认识时间太短。后来当来访者发现她还和其他的男人有来往的时候非常生气，所以就打了她。事后自己也知道打人不对，可是，他认为女的既然已经接受了自己，和自己同居生活在一起了，就不该再去找其他的男人。现在关键的问题是来访者不能忘掉提议分手的女朋友。这时候治疗师告诉了来访者关于**“蜂蜜与鲜花”**的故事（见前）。来访者听了这个故事后，深感理解，觉得目前的问题就是自己不能够摆脱对该女子的思念和回忆。治疗师说随着时间的推移，当你建立新的生活方式或者朋友关系的时候，慢慢才会忘掉，短期内是不会忘掉的。同时，治疗师建议该女子也要给他一段时间，既然不能够友好相处，也要各自保持自己的独立，不能够相互伤害。这时，那个女子主动地说她会尽快把男人的钱还给他，争取早日和他断绝关系，希望以后男方不要再到单位找她。临走时，来访者还问治疗师，他们两个以后还有没有可能走到一起。治疗师告诉他们这很难说，不过任何事情都不要去勉强，更不能采取违法手段，来访者告诉治疗师说他在司法部门工作，知道法律的威严，不会采取过激行动的。

【总结讨论】

此案例是一个由于短暂的恋爱纠纷引起的情绪问题，案例中的女方因为挨打而不愿意和男的继续来往，可是男方因为过于喜欢女方并认为被女方欺骗，因此感到生气和愤恨，才打了女方。女方在和男子同居的情况下，继续再寻找其他男人交往，这些问题说明他们不能够相互尊重，也对自己的行为不能够控制，且两个人都是不成熟、不能够很好控制自己行为的人，在一起难免会有冲突和矛盾。女方已经坚决要求离开男子，男方一时不能摆脱对女方的留恋和思念。结果，治疗的过程中，治疗师通过蜜蜂和玫瑰的故事说明，当一个人发生变化的时候，不能用原来的眼光看待对方。这主要是让男方领悟其中的寓意，认识自己问题的关键所在。治疗师建议通过时间的流逝来让来访者认清问题。但是最后，来访者仍问治疗师，他们是否还可以走在一起，这是治疗师难以推断和估计的，也不可能给出一个确切的答案。如果女方也有和好意向的话，治疗师或许会给出一定的参考建议，但是女方坚决要求分手，因此事情的结局很难把握。

从病情解析的角度说来，有心理问题的，是男女双方，而不能只认男方是“需要辅导的来访者”。可以说是两个心理不成熟的男女，凑合在一起而演出的男女关系问题，是神经质性的男女关系。男女经由婚姻介绍所认识后（虽然当初的印象并没有很特殊，也嫌年岁差距很大），感情还没建立，不到两周就同居。男的居然自己给女方钱（可能想讨好女人），可是又怀疑女的是否是为了钱（听从朋友的建议）而去考验试探，彼此根本没有建立基本的信任。男的给女的买衣服（总想靠物质来讨好女的），但是只因为女的没接电话，就很生气，很冲动地就把礼物丢掉（表现出其性格上的幼稚，把女的看成是需要全天候服侍男人的随从者）。可是，女的居然跟男的那么闪电似的同居，也拿了男人的钱，却乘男朋友出差外出时，到歌厅去唱歌寻欢，让男的很生气，还动手打她。跟他同居的“女朋友”去给男的母亲打针护理，男的还不敢向自己母亲说是自己的女朋友，表现了如何看待自己的女朋友，也表示对自己缺乏男人的气概与自信……总之，有连续性的资料证实他们两个都是有心理不成熟，而造成神经症性的男女关系，是无法建立并维持健康男女关系（或夫妻关系）的一对男女。原则上说来，治疗者对求医的一对男女是合或离的大问题，不保证也不提供建议。可是针对这对男女，有充分的资料与理由去鼓励他们趁早分离，不用拖泥带水地继续维持没有希望的男女关系。

可是问题是如何帮助不能死心的男人去接受女方既定的分离决定。意思是说，如何坦白告诉男方："既然女的不要你了，你还不能死心（要依赖在女的身上)?"这是很难直接说明的事情。因此，治疗者就很巧妙地使用蜜蜂还想向枯萎的花去采蜜的寓言故事，用间接性、婉转性、不伤害（情感）的方式来表达对男人的劝告。这就是利用老少皆知或可理解的故事来做婉转解释与提议，是回避病人感到尴尬而可意会到其要点的巧妙技巧。当然，值得一提的是，首先治疗者本身要能彻底了解病情，并决定要辅导的方向，然后策划采用何种途径与技巧去进行建议。恰当地选用寓言故事，便是其中的一种技巧，有其特殊的效果。

当然，对于上述的病情解析，不必要（也不适合）向来访者做解释与指点，去进行分析性的辅导。而是采用透过寓言故事的方式而进行指点，在短期内寻求支持与辅导性的治疗。

案例二 为外甥女的恋爱问题担心的姨妈

【病情报告】

来访者，女性，独自一人来到治疗室，向治疗师叙述个人的困惑和问题。她38岁，虽然年轻，已经是某大学的在职副教授，一家三口，家庭幸福，丈夫是某机关的干部，女儿已经13岁，初中一年级学生，一家人生活无忧。可是最近两周来，无明显原因地出现紧张害怕，不愿意一个人独自待在房间，睡觉时如果房间没有人（比如丈夫出差)，就不能入睡，要开着灯看书，到很晚的时候才可以睡着。因此，很烦恼，曾在当地某医院就诊，医生建议她吃安眠药，来访者说害怕吃药上瘾或者对大脑有不良刺激，因此，就没有接受药物治疗。这时治疗师进一步询问来访者生活中有没有什么烦恼或者担心的事情，来访者说出了以下一些问题。她说：自己是外省的，和丈夫是大学同学，大学期间相爱，毕业后随丈夫分配到现在的单位。娘家姊妹三个，上面有两个姐姐，他们都和父母生活在一个城市。一年前大姐家的独生女考大学，来到了来访者生活的城市。她说当时大姐之所以让女儿来到这里上大学，就是想为了让女儿能在小姨（即来访者）身边，好让小姨对她有个照顾。接着来访者又说了外甥女的一些情况。她说，外甥女长得很漂亮，身材高挑，皮肤白皙，性格开朗，到大学后很愿意参加各种社团活动。可是就在最近一个学期，来访者觉得外甥女来自己家的次数越来越少了。以前每次来的时候，来访者总是（以小姨的身份）旁敲侧击地告诫她要好好学习，不要过多和男同学交往。来访者说她十分担心外甥女在学校找男朋友，影响学习事小，万一发生什么不好的事情，难以向姐姐交代。并且前一段时间，因为这方面的话题还和外甥女发生了争执，因此，外甥女就不愿意来自己家了。这种情况使得来访者十分困惑和焦虑，管吧，外甥女不但不听自己的，而且还发生不愉快；不管吧，又觉得对不起姐姐。因此十分苦恼，自己也不知道最近的恐惧害怕是否和这些问题有关系。

【治疗经过】

治疗师详细听取了来访者的陈述和说明后，问来访者一个人在家的时候害怕什么。开始来访者说不知道，后来慢慢说好像是害怕家里发生什么意外的事情。治疗师问是什么意外的事情？能不能具体描述或者说明？来访者说不清楚，只是有些感受，比如会不会发生煤气爆炸，会不会家里有强盗进来等类似的场景。还说，最近特别不愿意看一些恐怖或有暴力镜头的电视节目。治疗师分析来访者的担心和害怕与对外甥女的事情有一定联系。治疗师进一步问来访者，对外甥女最多的担心是什么？她说对外甥女的担心是她会不会交上很坏的男朋友，还说万一遇上坏人，她又不能够辨别清楚，上当受骗了怎么办。治疗师进一步问来访者，对外甥女最担心遇上的坏人会是什么样子呢，这时来访者似乎意识到什么，就说好像自己脑子里很怕外甥女交上男朋友，并且把握不好自己，会不会和男朋友发生婚前性行为。这时候治疗师问来访者，她在大学的时候和男朋友恋爱的情况。来访者回忆说他们是大学二年级的时候开始交往的。治疗师问当时她的父母是否知道，她说当时不知道，也不敢给父母说，怕他们担心，可是，来访者说她自己认为个人的眼光还是不错，并且那个男同学确实对自己很关心。后来大学快毕业的时候，才和家长说明，家里人也十分同意，所以就结婚了。治疗师问她婚姻是否幸福，她说是很幸福。这时候治疗师就给她讲了**“深林里蜥蜴的故事”**（见前。）治疗师问来访者故事中的寓意是什么？来访者回答说：主要说明我们应该适应环境而不应该改变环境。那么治疗师问来访者在大学里学生是否有谈恋爱的，来访者说有，还很多。治疗师问是不是谈恋爱的同学都会出现问题或者影响学习呢？来访者回答说那倒不一定，说有的同学学习还很好，处理问题也很老练。治疗师进一步让来访者结合自己外甥女的情况看看问题的所在。这时来访者好像有所领悟，说或许是对外甥女过于关心造成的。治疗师告诉她，如果是对外甥女关心的话，就应该帮助她学会怎样和男同学友好相处，而不应该是劝诫她拒绝和别人相处。来访者认为治疗师说得十分有理。治疗师建议，应该理解和关心外甥女，帮助她分析与周围男同学的关系，这样就会和她建立良好的关系，而且也不会发生什么问题。来访者还问治疗师，自己的害怕是不是和对外甥女的担心有关，治疗师说很可能就是问题在生活中的投射。或许随着外甥女问题的解决，自己的情绪好转了，担心害怕也就会消失了。来访者表示非常理解和感谢，说回去后自己慢慢改变，有机会和外甥女好好谈一次，治疗师祝她成功幸福。

【总结讨论】

此案例是由于对亲人的过于担心导致的情绪问题，案例中的来访者因为害怕外甥女在大学期间谈恋爱，引发自己的情绪问题和对自身安全的过度担心。其实，当今社会大学生处在17～22岁，正值青春发育期的中后期，同时也是完成学业走向社会的转型时期，在这一阶段一方面是生物性的发育，内分泌系统功能旺盛，性的需求和欲望较强；另一方面，家庭和社会的要求与责任，需要控制情欲，完成学业，这两者之间的矛盾冲突构成青年学生的性烦恼。这些与性有关的问题一直以来被中国传统思想所回避，但是随着物质生活水平的提高和对外开放的不断开展，使得一方面青年学生的性成熟比过去要早。他们所接受性知识的途径已经不是过去的口传或自我摸索了。另一方面，面对传统文化和现代价值观念的冲突，对婚前性行为的接受，他们可能会出现迷茫、好奇等感受。恋爱过程中出现的各种情感纠葛也是大学生咨询过程中常见的问题。解决问题的方法不是要让他们回避自己的问题，而是帮助他们如何适应环境，如何在这个过程中把握自己。治疗的过程中引入“深林里蜥蜴的故事”，来帮助来访者分析自己解决问题的方式、方法，进一步让来访者转变认知，改进方法，解决和外甥女的关系问题，进一步保持自己良好的情绪和心态。

从病情解析的角度说来，可以了解作为小姨的来访者，过分对自己的外甥女认同而也过分的操心。而且从精神医学深层次来分析，可以推测，由于外甥女特别的漂亮，作小姨的不但过分认同（好似是自己的情况似的而操心），而且还潜意识的对（比自己年轻且漂亮）外甥女发生嫉妒的心理（会被许多男人追求）。在这样的情况下，一方面担心外甥女会被“坏男人”伤害，但另一方面（基于原本性的嫉妒心，以及跟外甥女吵架后发生的仇恨与攻击心）希望外甥女会被男人伤害。而在这样矛盾心理之下，觉得自己不该有那样的想法，而感到不安，把自己转变成为受害者，时时焦虑不安，发生焦虑症。甚至晚上自己不敢睡，担心可能有“坏人”（强盗）会闯进来伤害她自己（可以说是自我心理的投射而产生不安）。如此就可有全面性的说明。

可是从治疗的策略上说来，在短期的心理治疗里，不可向病人做过分的分析，探询她潜意识层次里的矛盾与焦虑。而只做支持性的辅导，运用寓言故事来提醒本人需要去了解现代的趋势，并改变对年轻男女恋爱与交往的看法，减除过分与多余的焦虑。

案例三 一个为失去男朋友而苦恼的女士

【案例报告】

来访者独自一个人进入治疗室，坐下后自述主要的问题是心情不好，睡眠障碍。治疗师问什么原因引起的情绪问题，来访者接着叙述了自己的有关情况。她自出生后由于自己是第三个女孩而被亲生父母送给自己的养父母，在养父母家里长到12岁的时候知道了自己的身世。养父母对自己很好，但是5年前养父生病去世，养母目前也有风湿病，生活比较困难，自己养父母家里还有一个弟弟，弟弟已经成家，单独生活，自己年龄已经27岁了还没有成家，主要的原因是没有人帮助自己找对象，同时自己个人性格内向，又有神经衰弱的毛病，常年看病服药。来访者曾在4年前找到亲生父母，要求他们给自己一定的经济补助（亲生父母家里经济状况比较好）但遭到拒绝。最近情绪不好是因为自己前一段时间里，认识了一个男孩，该男孩对来访者十分关心和爱护，说是将来准备娶她为妻，可是此男孩对她自己越好，她越是拿不定主意，认为他是不是在欺骗她。就这样两个人坚持来往了两三个月，因为来访者一直不讲明立场，男孩远离她而去。等男孩走后，来访者认为他是个好人，有些后悔自己不该把他看成是坏人。因此感到痛苦和难过，说是遇到一个好人不容易，就这样被自己错过了有些后悔。可是，最近又有一个人给她介绍男朋友，男朋友各方面条件一般，不过他家里条件还比较好，男孩也知道她有神经衰弱的毛病，还说如果是和他结婚，他可以帮助她把病看好。来访者又觉得他是不是不怀好意，因此，又想拒绝，可是又怕拒绝错了，要是他也是个好人的话，错过了机会，因此而烦恼来咨询。

【治疗经过】

治疗师在听取来访者的陈述后，问来访者怎样判断一个人的好与坏，来访者说要他为人善良，能够善待自己的养母，并且没有坏的行为等。治疗师说这些条件怎么才能知道呢，来访者说不知道。治疗师分析说，有些问题不是在婚前可以看出来或者感受到的，只有等到结婚后才能够知道，但是即使结婚了，随着双方的共同生活，有些问题也会不断变化。来访者问治疗师怎样判断该男子是不是好人。治疗师告诉来访者说是没有一个客观的标准，可以通过与人的接触和交往了解，也可以通过他周围的人进行了解等方法。这时治疗师给来访者讲了“不让机会错过”的故事（见前）。故事讲完后，治疗师请来访者谈谈自己的感受，来访者说自己知道应该抓住机会，不能让机会一个一个错过了，可是就是一下子拿不定主意，或者说是下不了决心。治疗师建议可以请自己的亲人或朋友做一个参考，然后自己最终做出决定，但是一旦做了决定就不要再犹豫不决了，只有这样才有可能抓住机会。

【总结讨论】

此案例是一个神经衰弱患者遇到的婚姻对象选择的痛苦。来访者因没有抓住第一个男朋友而感到后悔，可是，当第二个男朋友出现的时候，又同样出现犹豫不决的心理状态。治疗师的帮助主要是让她体会机会的重要，通过故事使她领悟人生有些机会是有限的，只要你不善于抓住机会，机会就会在你身边溜走。随着岁月的流逝，自己的条件也在发生变化，因为她已经是27岁的大龄青年了，如果不能够把握机会的话，随着年龄的增加，婚姻的选择标准和对象也会在不断改变。当然是否最后同意结婚或者建立恋爱关系，要看她最后对当事人的了解才能决定，只要她认识到了问题的根本，就学会了抓住机遇和保持良好的心态了。

从病情解析的角度说来，可能由于患者本身在幼小时被亲生父母送给养父母，被养父母收养，经历这样被“遗弃”与更换重要养育者的经验，对人的基本信赖发生了问题，也产生了所谓神经衰弱的性格。到了成人后，跟异性对象结交时，受其影响而继续表现不能信任对象的心理趋向，可以说是基本的问题。再加上（养）父母可能没有帮助她去学习如何判断与选择异性朋友，缺乏对异性对象的选择与判断的能力与经验，更增加她对男朋友的选择犹豫不决。因此，在心理治疗上，就需要根据这些解析与了解并协助她如何判断异性朋友是否合适，是否可信任的问题。至于如何鼓励她去争取机会而不要错过，是另外一个层次的辅导，可说是继发性问题的处理，依靠寓言故事而发挥其辅导效果。

第四节　心理治疗中如何应用寓言故事

在心理咨询与治疗的过程中，正确运用寓言故事可以启发来访者的智慧，增加治疗的兴趣，改善治疗关系，缓解治疗过程中的紧张气氛等，往往可以收到良好的效果。在实际运用过程中却需要注意以下几方面的问题。

一、对象的选择

心理治疗过程中，来访者的文化背景、知识水平、性格特征以及家庭、社会关系和社会角色都是千变万化的，要针对不同的具体情况，有针对性地开展治疗，必须结合来访者的实际情况进行治疗。例如，在运用寓言故事的时候，首先要判断来访者对寓言故事的理解和接受情况，如果说来访者不能正确理解和接受故事的寓意，就会闹出笑话或者产生不了预期的效果；如果来访者是十分严谨和封闭的个性，如果治疗的时候不恰当使用寓言，会使来访者发生误会，他们有时候会感到治疗操作的迷茫和困惑，甚至不知道自己该向哪个方向反应。另外还要考虑来访者的社会身份、性别、年龄等因素，只有把握好了这些因素，才可能收到预期的效果。

二、抓住问题的核心

在心理治疗中合理地运用寓言故事，还要注意不能够为了运用故事而运用故事，要抓住治疗时机和来访者问题的核心，不能一开始就给来访者讲故事。要先分析来访者的问题，在把问题澄清的基础上，给予寓言故事的插入和引用。只有把来访者的问题充分了解后，才能抓住问题的核心，有的放矢地开展工作。

三、抓住应用时机

在运用寓言故事的时候，要善于抓住治疗的时机，根据来访者的情绪变化和对问题的理解情况，进行干预。如果来访者对问题的理解和认识比较充分，还可以进一步地深入和引导，让他们真正通过寓言故事学会发现问题和解决问题。

四、注意避免空洞地讲故事

来访者接受心理治疗的目的是为了解决个人的内心痛苦，而不是为了简单地听故事。治疗过程中讲寓言故事，只是一个技巧；寓言故事只不过是个工具，帮助治疗者向来访者叙说与说明所患的问题及其更改的方向与要领。如果治疗师简单地为来访者讲述一些空洞的故事，或者故事的寓意和内涵与来访者的问题和困惑没有任何联系，这样会使得来访者认为治疗师在浪费时间。还有就是避免讲故事的过程中，讽刺、挖苦或者讥笑来访者的问题和困惑，不能够对来访者进行人格的伤害，只有这样才能够把寓言故事在心理治疗中很好地加以运用，起到治疗效果。

第九章　传统思想与当代心理治疗

第一节　文化的本性与配合文化的心理治疗

所谓“文化”，在本书开头（第一章）已经阐述过，指的是：“一群人所共同遵循的特殊性生活方式与价值观念，表现于其生活上的各种形式与内容，包括思想、观念、信仰、行为、习惯与风俗等，以别于其他人群”。从其性质方面说来，文化经由世代传递，有其延续性，有其传统性，但也随社会本身的变化及时代的变迁，或者与外来文化的接触而时时缓慢或急速演变。（Tseng，2001）。通常说来，一个社会里所表现的文化，范围很广，但以传统性的思维及民俗观念比较容易去把握文化系统里所注重的价值观念，也比较容易讨论。

谈起文化，我们要了解其有各种特性：

第一，首先要说明的是各种文化要素之间是相互关联、复合在一起的。也就是说，任何一种观念或文化都不是孤立的，是在一定的社会文化生态环境中，长时间形成的。但是各种文化因素所倡导的价值观念，有的是相一致和统一的，但有的是相互不同，甚至冲突或抵触的。比如在构建社会和谐的要求方面，儒家和道家都主张“和”为贵，只是两者采用的思考和策略不完全相同。儒家主张通过接受社会道德规范来进行调节和约束，如：“非礼勿视，非礼勿行，非礼勿言”；而道家则主张回避和超脱的心态，来保持自身的和谐和与他人的矛盾，主张“为而不争，顺其自然”。

第二，我们可以说，各种民族所遵循的文化系统具有其民族性。即任何一种文化系统，都是一个民族长期积累下来的产物，充分代表其民族特性；同时又相对地发挥稳定该民族存在的作用。

第三，文化具有超越生理和个性的共享性。生活在同一个社会里，可以享受同一文化系统。人们通过后天的学习得到和创造文化产品。

第四，文化对人的心理和情绪具有支撑和稳定作用。即提供思考与行为的准绳。因此，当一个人脱离自己的文化环境，接触到另一种文化模式时，可以产生文化导致的精神混乱和心理上的压力，也就是所谓的文化休克，面对适应文化的心理课题。

总之，人的一生是需要不断地进行社会化的过程，而这个过程就是接受、学习文化系统的过程，被称是“涵化作用”。社会和文化就像一枚硬币的两面，是相互作用的。一方面人要在社会中生存，就必须学习与社会相适应的文化，否则，人就无法适应社会，创造自己的价值。另一方面，人在社会生活中，必须接受社会文化的约束和监督，否则，脱离开了一定的社会文化就会出现心理的失衡。换句话说，在个人的层次说来，文化提供个人行为的准绳，而在群体的层次说来，文化可以构建民族心理，塑造民族性格，形成民族传统。

人的心理具有生物性和社会性双重属性。生物性的一面就是人的本性，在中国传统思想中，经典的描述就是“食色，性也。”人有了食欲和性欲，便会不自主产生“好食”与“好色”，其目的在于保持个体生存与种族延续（杨德森，2008）。人的心理的社会性与文化传统和社会的规范密切相关，不同的种族和文化有不同的要求和规范，这种规范表现在三个层次（汪风炎，郑红，2004）。第一层次表现在对人们可观察的外在物品的影响上，如不同文化里人们的服饰、习俗、语言等各不相同。第二层次表现在对人们的行为方式的影响上，不同文化下人们的行为方式有差异。第三层次表现在文化对人们的价值观与潜在假设的影响上，这种影响是无意识的，不过却是最高层次的，它决定着人们的知觉、思维过程、情感以及行为方式。

文化对心理的影响功能表现在：对心理问题本身有个特定的界定；即决定何种心理与行为是属于常规或违常。比如：在中国的社会文化背景下的同性恋，被认定是病态的，同性恋者常以隐蔽的情况存在；可是在西方有的国家目前通常是被认定这正常的现象，同性恋者还可以合法的组织和团体，公开表示他们是同性恋者。社会文化的另外一个作用就是直接影响了人们的认知活动和行为方式。一个人的认知活动与他所处的社会文化背景密不可分，因此，在进行心理治疗或心理辅导的时候，应该关注。

第二节 如何适当运用传统思想开展适合文化的心理治疗

为了推行适合文化的心理治疗，在实际应用时，要注意从三个层次去进行与把握。即：技术上的调整、学理上的修正和哲学上的考虑（曾文星 2002）。

所谓技术上的调整，指的是如何配合社会文化的习惯与要求而采取适当地治疗技术与措施。包括根据来访者具体的年龄、性别、职业、家庭角色、社会地位等去适当地开展治疗，以便在社会文化所允许和接受的前提下建立良好的医患关系，使用适当的语言方式沟通（包括采用格言、俗语、寓言故事等），帮助来访者认识自己的问题，领悟自己痛苦的根源，进一步采用一定的方式和方法解除心理痛苦，建立新的自我。

学理上的修正就是在心理辅导过程中，所运用的学理进行适当地修改，甚至补充。有关人格的学说、适应刺激或挫折的学说、病理反应的假设等都需要透过文化的层次去进行必要的修改。并且还应同时注意，如何采用社会文化所能接受和理解的语言方式去说明辅导上所需要的学说，以适合来访者的心理和文化背景。比如精神分析理论中关于“性”的解释，在我国实际应用时需要结合国情作不同年龄和性别的调整，要根据来访者实际的问题和接受程度开展治疗工作。特别是在分析一个人成长过程对性格的影响时，要考虑来访者的接受能力。如果处理不好，有时候会使来访者把本来是帮助治疗的解释，看做是心理问题产生的原因，而归咎于成长中家长的处理不当，进一步加重心理负担，甚至产生家庭矛盾。所以说，对于精神病理的各种学理性解释，在运用于不同的社会和文化环境时，是不是合适，需要如何修正，都是在开展心理治疗的时候需要认真考虑的问题。

哲学上的考虑就是在开展心理辅导过程中，要考虑来访者的社会文化背景，特别考虑当地社会人们对某种行为或观念所持有的哲学与人生态度，对人类、社会及人生所抱有的看法，以及对正常、健康、成熟的定义和观念，由于社会文化的不同而可能不同，而显著影响着病人求治的趋向，同时也会左右病人求医的行为。譬如：在中国由于受传统思想和观念的影响，人们不会或者不愿意表达自己的情感和内心痛苦，多数时候把内心的痛苦看做是不可告人的隐私，所以，人们会自觉或不自觉地把内心痛苦和感受转化为躯体症状，而愿意到综合医院临床各科去接受医生的躯体性检查和诊断。还有一些偏僻的地区或文化程度较低的人群，常常把心理痛苦和感受披上神秘的色彩，愿意接受巫医神婆的摆布和治疗。也有的干脆接受唯心主义哲学的观念，认为自己所面临的一切和感受都是上天注定的，自己就是一个完全按照上天安排的宿主。所以，病人根本不接受任何的心理辅导，却愿意忍受各种心理痛苦，甚至采取自杀行为，觉得自己的命运完全是上天安排好的，是人力不可抗拒的。因此对于任何民族和文化背景的病人做治疗时，宜做哲学层次的再讨论与调整才对。

总之，通过传统思维与民俗观念的探讨与研究，可以帮助我们在哲学观念上的层次去讨论，进行适合文化的心理治疗。

第三节 传统思想运用于心理治疗上的局限

传统思想在心理治疗过程中可以帮助来访者认识问题和解决矛盾。但是有其一定的局限性，只有正确把握和领悟这些局限性，才能够更好地为临床心理咨询与治疗服务。我们知道中国传统思想与民俗观念是中国几千年文化历史的积淀，这些文化因素中蕴含着许多与现代心理学研究成果相比毫不逊色的心理学思想。但是，从现代心理学发展的历史上说来，心理学是在西方哲学基础上逐步建立和完善起来的科学体系，因此，东方的传统思想和民俗观念在心理治疗过程中，只能是一种衬托和依附的作用，可运用其东方的特点而去发挥，但不能故意夸大其治疗价值或疗效。需要在现代心理治疗方法基础上进行融合。

传统思想在心理治疗上的局限性主要从以下几个方面加以注意和认识：

首先，任何一种哲学理念或民俗的观念都有其产生的历史背景和社会基础，是在人们生活和社会实践过程中逐渐系统化形成的。因此，有其一定的局限性和历史性。在心理辅导过程中要认识到现代思潮对传统观念的冲击和影响（下节详细另叙）。

其次，中国传统思想和民俗观念中有许多心理学的理念和可借鉴的观念，但是，都不像现代心理学的流派和观点，具有一定的系统性和可操作性。因为在中国传统文化中，未曾有心理学专门的学科，历史上也没有专门的心理学家，而与心理学有关内容与观念多数是散在地被包含在传统思想之中。在治疗的过程中，很容易受治疗师本人的主观性观念和对问题的理解的影响。所以，在应用这些观念进行治疗来访者的时候，需要治疗师不断地学习和积累经验。必要的时候，也需要像西方心理学的治疗训练模式一样，不断地接受同行的督导或讨论。有时候，需要不同专业的人员参加，从各个方面对问题进行理解和认识，只有这样才不会走弯路，才能收到理想的效果。

第三，传统思想和民俗观念具有一定的时代性，这表现在不同时代的人，对社会的认识和自身的价值观念在不断地发生变化。治疗师本身也是在一定社会文化条件下成长的，所以治疗师本身和来访者之间的沟通也需要文化的支撑和理解，特别是当治疗师和来访者之间的年龄相差较大的时候，治疗师要注意这方面的作用和影响，不能够盲目地或者一厢情愿地用一些传统的观念或者思想用在来访者身上，那样可能会拉开治疗师和来访者之间的思想距离，甚至破坏治疗的依从性。

第四，在实际辅导的时候，有时治疗师建议采用的传统思想或者民俗观念，可能和来访者自身固有的观念发生矛盾和冲突。比如，面对一个正在追求上进、谋划着如何去发掘自己的潜力、争取机会去实现个人价值的青年学生，如果你用道家超脱的思想和观念和来访者讨论他在求学、择业、恋爱等过程中面对的心理困惑，却建议他们退让、超脱的时候，他们会觉得不现实和不可能的。因为现实的条件与要求无法使他们达到这些超脱的心理境界。可是，如果把道家思想和观念用在中老年人的辅导过程中，他们会很容易结合自己的经历和感受，体会和接受这些观念和思想，而且觉得这些观念和思想正是自己心理免受伤害的一条安全退路。

综上所述，传统思想和民俗观念用于心理治疗的时候，有一定的局限性。在实际操作的过程中，要在系统心理治疗理论和方法的基础上加以正确运用，才能收到理想的效果。否则，如果只是一味地把这些观念强加给来访者，让来访者不情愿去接受的话，可能不会收到良好的效果，甚至有时候会产生喧宾夺主的效果，这些局限性在应用时要加以注意和避免。

第四节　当代思潮对传统思想的冲击和对心理治疗的影响

人类进入21世纪，科学技术和社会文化相应地进入了一个全球化的世纪。全球化浪潮的迅速兴起，将对人类社会产生深远的影响。人类在全球范围内被联系、组织成为一个有机系统，世界系统的各个组成部分相互依存、相互影响。社会文化思潮也随着这种变化而发生着改变，这种改变使我们要有文化全球化的思想准备。即：确立全球意识，具备世界眼光，善于从全球各个角度去观察思考我们的文化问题，正确处理好当代思潮与传统思想之间的关系。把握我们与他们之间的相互变化，了解社会和人们的价值观念和心理状态的影响和作用。社会转型时期的重要特点，就是新旧社会体制和社会规范并存交错，人们的价值观念和信仰处于不断的变化之中，因此会带来社会秩序在某种程度上的无序化，以及社会管理和整合力的相对软化，这些都会给人们的思想和行为规范带来某些迷失。从而给人的心理和社会带来某种不稳定。这种不稳定表现在随着社会的变革和转型，生活节奏加快，环境发生较大改变，人际关系紧张等。使得人们的心理处于高度的兴奋和敏感状态，有时候会显得十分脆弱，产生诸如焦虑、郁闷、抑郁、烦躁、恐惧、悲观等心理症状，如果不注意正确地疏导就可能会引发社会失范行为，影响社会和家庭的稳定。

虽然研究与分析传统思想是很重要的一个过程，可是相对地我们应该提醒社会是在不断的变化与改革中进行现代化。因此，我们不能以固执的心态，全面吸收、没批判地去强调古代传统的思维。而是要时时地研究那些传统的想法与见解，对那些与目前现代化的社会与世界潮流不相适应的，有必要做适当的修改。因此，要有批判性地、伸缩性地、适当性地去采用传统性的思维用于现代的心理治疗。

譬如：传统思想里注重强调上下的关系，对权威者的绝对服从，可是目前社会潮流朝向于要尊重个人，充分发挥人的主体性，主张个性张扬与独立，人与人之间的相互依附关系在逐渐减弱。中国传统社会里，对君主和权威的迷信和盲目服从的状况被逐渐淡化和削弱，开始重视民主的观念。社会人际关系也不再像以前那样完全由社会的无意识控制着，人们开始追求个性解放。随着社会的工业化、都市化、机器化进程，我们的个人生活方式与社会的形态也在快速变化中。如何随着现代化而进行适合现代的思考与生活，是人人必须面对的心理课题。因此，如何撷取传统文化中的精华，配合现代的需要，是现代人的挑战与课题，而进行心理治疗也就要在这个架构上去进行。

第五节　传统思想对本土化心理治疗的发展：对将来的展望

从文化精神医学学理的观点来说，要发展适合文化的心理治疗有各种方向可以进行。半个世纪以来，文化人类学家就研究各种土族民族的心理疗法，而文化精神医学家也探讨“土著性心理辅导”与现代心理治疗的异同，来发掘如何提供与民俗有关的心理辅导，可以说是一个途径。另外一个方向，就是根据“跨文化心理治疗”的情况（即患者跟治疗者有显著文化差异时），来分析文化因素会如何影响心理治疗的操作与过程；包括患者与治疗师间的关系，沟通的要领，治疗的目标等，这也是一个办法。研究有些社会里所创造的，具有特殊性的、富于文化色彩的本土化心理治疗，如日本的森田疗法、内观疗法，美国的咨询者中心的疗法，也是一个方式。可是，如何研究本国的传统思想并应用于心理治疗临床实践，是最根本与很重要的途径（Tseng，2001）。

由于心理治疗的重点是治疗者在向被治疗的病人传达与介绍比较健康的观念与做法，而治疗者所提供的健康的看法与适当的处理模式往往是治疗者本身的文化系统的表现与投射。因此，要研究治疗者本身的思想系统与价值观念，特别是治疗者所受的传统性的思维与历史性的价值观念。如何去研究与探讨传统思想对患者思维的影响，以及如何影响治疗者的想法与价值观念，是重要的课题，也是推行心理治疗本土化的一个关键。

如何提高心理治疗的效果，一直是专业人士关注的目标和焦点。本书从中国传统思想与民俗观念的角度讨论了在心理治疗时的重要性和使用价值。但是，我们仍然觉得，要想真正做到把这些思想和观念在心理治疗中成功运用，治疗师首先还是应该在心理治疗基本方法和策略上下工夫，把握心理治疗基本原则的基础上，不断加强这些思想的辅导训练和总结经验。在必要的时候，组织有关的人员和来访者一起进行讨论和交流，只有这样，才能不断把心理治疗真正开展起来，才能使中国的心理治疗走向本土化和成熟化的阶段，并在不远的将来向世界介绍，为各国学者所借鉴，真正发挥其应有的作用。

主要参考文献

1. 曾文星 编著. 文化与心理治疗. 北京：北京大学医学出版社. 2002. 5－11.
2. 曾文星 主编. 华人的心理与治疗. 北京：北京医科大学、中国协和医科大学联合出版社. 1997. 2－16.
3. 许又新 主编. 心理咨询与治疗原理与实践. 北京：北京大学医学出版社. 2007. 3－15.
4. 许又新 孔子和老子的思想：在心理治疗中应用的可能性. 见曾文星 主编. 华人的心理与治疗. 北京：北京医科大学、中国协和医科大学联合出版社. 1997. 355－369.
5. 严和骏 中国人的心理治疗：从传统观念谈心理治疗的发展. 见曾文星 主编. 华人的心理与治疗. 北京：北京医科大学、中国协和医科大学联合出版社. 1997. 321－331.
6. 陈蒲清 注译. 四书注译. 广州：广东省出版集团花城出版社. 1998.
7. 黄国胜著. 佛教与心理治疗. 北京：宗教文化出版社 2002，2－26.
8. 慧缘 著. 慧缘佛医学. 兰州：甘肃文化出版社. 2003. 5－94.
9. 赵传栋 著. 中国古代心理健康思想概论. 北京：学苑出版社. 2004，1－42.
10. 王米渠 编著. 中医心理学. 天津：天津科学技术出版社. 1985，15－38.
11. 徐声汉. 中医的心身观念与心理治疗的启示. 见曾文星 主编. 华人的心理与治疗. 北京：北京医科大学、中国协和医科大学联合出版社. 1997，332－354.
12. 童筱 主编. 格言诗语. 呼和浩特：内蒙古科学技术出版社，2004，3－236.
13. 邱崇丙 编著. 俗话说得好. 北京：中国社会出版社，2003.
14. 魏浩云 编. 俗语. 吉林：吉林摄影出版社，2005.
15. 左夫编著. 我思我在. 北京：金城出版社，2003.
16. 张健鹏，胡足青 主编. 心里的锁——小故事中的大智慧. 北京：当代世界出版社，2000.
17. 左夫 编著. 空着的心. 北京：金城出版社，2001.

18. 吴兆基 编译. 中华寓言故事. 北京：京华出版社，2002.
19. 曾文星 徐静 合著. 心理治疗：学说与研究. 北京：北京大学医学出版社，2005.
20. 冯波 著. 中西哲学文化比较研究. 北京：北京广播学院出版社. 2003，8－22.
21. 何云峰 李静 冯显诚 著. 中国人的心态历程. 北京：科学出版社. 2003，5－12.
22. 杨德森 著. 中国人心理解读一精神痛苦的根源与精神超脱治疗. 上海：上海科学技术出版社. 2008，12－26.
23. 汪风炎 郑红 著. 中国文化心理学. 广州：暨南大学出版社，2004.
24. Tseng，W. S. (1995). Psychotherapy for the Chinese：Cultural adjustment. In L. Y. Cheng，H. Baxter，& F. Cheung (Eds.). *Psychotherapy for the Chinese*：*II*.. Hong Kong：Department of Psychiatry，The Chinese University of Hong Kong. 1－22.
25. Tseng，W. S. (2001). *Handbook of cultural psychiatry*. San Diego：Academic Press. 23－38.
26. Tseng，W. S. & Streltzer，J. (2001). *Culture and psychotherapy*. Washington DC：American Psychiatric Press. 3－12.
27. Tseng W. S. (1973). The Concept of Personality in Confucian Thought. Psychiatry，36，191－202.
28. Yan H. Q. (2005). Confucian thought：Implication for psychotherapy. In W. S. Tseng，S. C. Chang，& M. Nishizono (Eds.) (2005). Asian culture and psychotherapy：Implications for East and West. Honolulu：University of Hawaii Press.
29. Yan H. Q. (2008). Confucian thought and its implication for Chinese in therapy. World Cultural Psychiatry Research Review，3 (1)：8－12.